AF318799

LA
SANTÉ PUBLIQUE

(LÉGISLATION SANITAIRE DE LA FRANCE)

PAR

HENRI MONOD

Conseiller d'État
Directeur de l'Assistance et de l'Hygiène publiques
Membre de l'Académie de médecine

PARIS

LIBRAIRIE HACHETTE ET Ce

79, BOULEVARD SAINT-GERMAIN, 79

1904

COULOMMIERS

Imprimerie Paul BRODARD

LA SANTÉ PUBLIQUE

COULOMMIERS
Imprimerie Paul BRODARD.

LA
SANTÉ PUBLIQUE

(LÉGISLATION SANITAIRE DE LA FRANCE)

PAR

HENRI MONOD

Conseiller d'État
Directeur de l'Assistance et de l'Hygiène publiques
Membre de l'Académie de médecine

———✦———

PARIS

LIBRAIRIE HACHETTE ET Cᵉ

79, BOULEVARD SAINT-GERMAIN, 79

—

1904

AVANT-PROPOS

Deux conférences à *l'École des hautes études sociales* les
4 et 11 mai 1903, deux articles dans la *Revue de Paris* des
1er et 15 juin 1903, telles sont les origines de ce livre.
On ne s'apercevra que trop qu'il n'est pas venu d'un jet.
Mais ici la forme importe peu. Le dessein de l'auteur, en
exposant notre législation sanitaire, a été de répandre la
connaissance des vérités scientifiques sur lesquelles cette
législation est fondée, et surtout de rendre chaque lecteur
attentif à la responsabilité qui découle pour lui de cette
connaissance. Ce n'est pas impunément qu'on s'instruit.
Un homme qui secoue un tapis au-dessus d'une rue
populeuse peut ne pécher que par ignorance; mais *s'il sait*
que sur ce tapis se sont desséchés les crachats d'un tuberculeux; *s'il sait* que ces poussières qu'il fait pleuvoir
contiennent, par milliers, le bacille de la tuberculose,
que ces bacilles vont pénétrer dans les voies respiratoires
des passants, parmi lesquels il y en aura presque certainement qui sont prédisposés à la terrible maladie, cet homme est un malfaiteur au même titre que s'il empoisonnait
les fontaines publiques.

LA SANTÉ PUBLIQUE

LA SANTÉ PUBLIQUE

LÉGISLATION SANITAIRE DE LA FRANCE

La santé publique est peut-être le domaine où le fait social de notre dépendance mutuelle, de la solidarité humaine, se manifeste avec le plus d'évidence. A chaque instant, chacun de nous, sans qu'il s'en doute, influe sur la santé, sur la vie d'êtres humains qu'il ne connaît pas, qu'il ne connaîtra jamais ; des êtres que nous ne connaîtrons jamais, ou qui sont depuis longtemps disparus, influent à chaque instant sur notre santé, sur la santé de ceux que nous aimons, sur les conditions essentielles de notre bonheur. Ce n'est donc pas assez de déclarer, après un *Prime Minister* anglais [1], que « le souci de la santé publique est le premier devoir d'un homme d'État ». Ce n'est pas même assez de dire que ce souci est un devoir pour le citoyen, car la solidarité sanitaire ne connaît pas de frontières. Peut-être, au moment où j'écris, quelque faute contre l'hygiène, qui fera un jour des victimes en Europe, s'accomplit-elle sur les bords du Gange ou dans un des ports de l'Inde ; peut-être un autre acte, celui-là dans l'ordre scientifique, qui sauvera des milliers et des millions d'hommes d'un mal aujourd'hui

1. Disraeli.

triomphant, s'accomplit il, au moment où j'écris, dans quelque lointain laboratoire étranger. Toute l'humanité peut souffrir des méfaits hygiéniques; des conquêtes de l'hygiène, toute l'humanité profite. Le souci de la santé publique, avec l'accomplissement des obligations que sa protection impose, est donc un devoir pour tout honnête homme.

Depuis le 15 février 1903 est devenue exécutoire une loi qui est datée du 15 février 1902 et dont le titre est : *Loi relative à la protection de la santé publique.*

Je me propose d'examiner si, en matière de santé publique, l'intervention de la loi est légitime; quelle était la législation sanitaire de la France avant la loi de 1902, et pourquoi une loi nouvelle s'est trouvée nécessaire; enfin, quels sont les principaux éléments de cette loi nouvelle.

CHAPITRE I

LÉGITIMITÉ DE LA LÉGISLATION SANITAIRE

La collectivité est-elle en droit d'intervenir, c'est-à-dire de limiter la liberté individuelle, en vue de préserver la santé publique?

Nous admettons que l'État ne doit entreprendre sur la libre action des particuliers que pour servir des intérêts généraux, importants, certains, et qui ne peuvent être servis que par lui. Notre prétention est que la santé publique constitue un de ces intérêts généraux et qu'il réunit les conditions exigées pour justifier, pour nécessiter l'intervention de l'État.

Depuis environ un demi-siècle, surtout depuis les découvertes de Pasteur, les pays civilisés ont multiplié les lois protectrices de la santé. Ces lois sont plus ou moins rigoureuses, mais partout l'on tend vers une plus grande rigueur, et dans ce mouvement de défense sociale se produit ce fait, à première vue inattendu, que les pays qui ont le plus le sens et la pratique de la liberté individuelle sont ceux où l'on se montre le plus disposé à la limiter en cette matière au nom de l'intérêt collectif.

Plus, en effet, les citoyens ont l'habitude et l'amour de la liberté, plus aussi ils ont le sentiment de l'intérêt général, ce que nous appelons l'*esprit public*, ce que Montesquieu appelait la *vertu* [1], et qu'il considérait comme essentiel à la vie des répu-

---

1. On continue à se méprendre souvent sur le sens de la parole de Montesquieu. Celui-ci, cependant, avait pris soin d'expliquer sa pensée :

bliques. Or, si nulle part la solidarité ne joue un rôle plus actif qu'en matière sanitaire, si nulle part il n'est plus nécessaire de prévenir pour n'avoir pas à réprimer, nulle part aussi ne sont plus communes l'ignorance et l'insouciance individuelles, dont les conséquences socialement funestes ne peuvent être conjurées que par des mesures générales bien prises.

Deux objections sont présentées, l'une au nom de la décentralisation, l'autre au nom de la liberté.

Est il nécessaire, nous dit-on, de faire appel à la loi, c'est-à-dire à la coercition? Si l'action individuelle est insuffisante, ne saurait-on se contenter de celle des pouvoirs locaux? Éclairez ceux-ci sur leurs devoirs en même temps que sur leurs intérêts véritables; poursuivez leur éducation sanitaire, et laissez-les faire. En substituant l'action de l'État à la leur, vous empiétez sur leurs prérogatives légitimes, déterminées par la nature des choses; vous remontez le courant libéral auquel sont dues les lois de 1871 sur les conseils généraux et de 1884 sur les conseils municipaux; vous fournissez un fâcheux encouragement à la tendance française de tout attendre de l'État.

Je crois au contraire que la loi de 1902, laquelle ne limite pas, mais étend, les attributions des pouvoirs locaux, développera la vie locale en créant entre les diverses collectivités une émulation salutaire [1].

Il faut d'ailleurs se bien entendre sur la portée de ce mot :

« Ce que j'appelle *vertu* dans la république n'est point une vertu morale, ni une vertu chrétienne : c'est la vertu politique, c'est l'amour de la patrie et de l'égalité. Ceux qui n'ont pas compris ceci m'ont fait dire des choses absurdes, et qui seraient révoltantes dans tous les pays du monde, parce que dans tous les pays du monde on veut de la morale.... L'homme de bien dont il est question dans le livre III n'est pas l'homme de bien chrétien, mais l'homme de bien politique, qui a la vertu politique dont j'ai parlé. C'est l'homme qui aime les lois de son pays et qui agit par amour des lois de son pays. » (*L'esprit des lois. Avertissement au lecteur.*) — La *vertu* de Montesquieu est donc bien ce que nous appelons aujourd'hui l'*esprit public*.

1. C'est ce qui s'est produit par l'exécution de la loi du 15 juillet 1893, laquelle a organisé l'assistance médicale (Voir *L'assistance médicale obligatoire en France*, par Henri Monod : Premières applications de la loi, année 1895, 1 vol. in-8°, Melun, imprimerie administrative, 1897 ; — Deuxième année, 1896, 1 vol. in-8°, *ibid.*, 1898 ; — Années 1897, 1898, 1899, 1 vol. in-8°, *ibid.*, 1903).

décentralisation. Lorsque l'on nous dit que l'hygiène, comme l'assistance publique, appartient aux pouvoirs locaux, que cette attribution « est déterminée par la nature des choses », j'en demeure d'accord. Si donc, en invoquant la décentralisation, on veut dire que ce sont les départements qui doivent, par l'organe des conseils généraux élus, organiser les services de protection de la santé publique, que ce sont les communes qui doivent, par leurs maires, par leurs conseils municipaux, veiller de près à l'exécution de la loi, je n'objecte rien. Mais si, en se réclamant de la décentralisation, on revendique pour le pouvoir local le droit de ne *pas* organiser le service, de ne *pas* protéger la santé publique, c'est-à dire de ne pas remplir une des tâches en vue desquelles il existe, c'est une autre affaire. Il n'y a plus ici ni centralisation ni décentralisation ; il y a le manquement à un devoir positif. Ce manquement au devoir ne nuit pas seulement à ceux que le pouvoir local représente, mais crée un danger pour les autres citoyens, car il n'est pas vrai de dire que la salubrité d'une localité n'inté resse que cette localité. Le territoire tout entier est menacé par l'insalubrité d'une quelconque de ses parties. Le pouvoir central, qui représente l'universalité des citoyens, a qualité pour s'assurer que l'intérêt de tous n'est pas compromis par l'ignorance, par l'incurie ou par l'avarice de quelques-uns. Il doit le faire avec prudence, dans un sentiment de respect sincère pour les pouvoirs locaux, en bornant ses exigences au minimum nécessaire, mais il doit le faire. Si le pouvoir local refuse de satisfaire à ce minimum d'exigences, il faut que le pouvoir central puisse le contraindre à agir, ou prendre lui-même l'action en main. Une loi qui s'inspire de cet esprit, qui donne aux pouvoirs locaux ces attributions nouvelles et au pouvoir central cette autorité limitée, est, non pas contraire, mais conforme aux vrais principes de la décentralisation [1].

1. La formule décentralisatrice de la célèbre école de Nancy : « Ce qui est national à l'État, ce qui est régional à la région, ce qui est communal à la commune », est excellente, bien qu'un peu simpliste, les choses ne se divisant pas avec cette précision. Les questions d'hygiène publique, par exemple, présentent un intérêt communal, un intérêt régional, un intérêt national. Mais des trois l'intérêt communal est le plus direct, et

Il n'est pas moins facile de démontrer qu'une loi qui protège la santé publique, si elle est sagement conçue, est conforme, et non pas contraire, aux vrais principes de la liberté. Je voudrais bien le faire avouer à nos adversaires, car il semble impossible que notre différend sur ce point ne vienne pas d'un malentendu. « Voulez-vous donc me sauver malgré moi? demande l'individu. Ce serait une tyrannie insupportable. » L'hygiène publique répond : « Je n'ai nullement cette prétention. Si je restreins votre liberté dans un intérêt sanitaire, ce n'est pas vous que je défends contre vous-même, ce sont tous les autres que je défends contre vous. — Mais, reprend l'individu, n'a-t-il pas de tout temps fallu défendre la collectivité? D'où vient que ces restrictions sont nouvelles? Comment, c'est maintenant, alors que les lumières de l'enseignement sont plus répandues, qu'en conséquence il y a plus de chance pour que les citoyens se défendent efficacement eux-mêmes, c'est au début du XXᵉ siècle que vous nous imposez ces entraves! — Le principe en vertu duquel je vous les impose, réplique l'hygiène, est vieux comme le monde; les conséquences que j'en tire aujourd'hui se justifient, parce que la science a démontré la nécessité de ces applications nouvelles d'un principe ancien. De Gérando a écrit — et sur ce point il est d'accord avec Domat[1], avec Turgot[2], avec Stuart Mill[3], avec Labou-

c'est pourquoi la loi d'hygiène doit être, pratiquement, une loi de décentralisation. J'ajoute que si l'on appliquait la formule de Nancy, si l'on renvoyait à l'État ce qui a un caractère incontestablement national, si l'on déchargeait ainsi les départements des dépenses qui concernent l'installation des tribunaux et des casernes, la gendarmerie, la construction des prisons, l'exercice du suffrage, lesquelles sont par essence des dépenses d'État, les ressources ne manqueraient pas pour les dépenses qui sont par essence des dépenses locales, comme celles d'hygiène et d'assistance publiques.

1. Domat : « L'ordre qui lie les hommes en société ne les oblige pas seulement à ne nuire en rien par eux-mêmes à qui que ce soit, mais il oblige chacun à tenir tout ce qu'il possède en un tel état que personne n'en reçoive ni mal, ni dommage. » (*Les lois civiles dans leur ordre naturel,* liv. II, t. VIII, sect. 2, Pr.)

2. Turgot : « La liberté d'agir sans nuire à autrui ne peut être restreinte que par des lois tyranniques. »

3. Stuart Mill : « Le fait seul de vivre en société impose à chacun une certaine ligne de conduite envers autrui. Cette conduite consiste : 1° à ne pas nuire à ceux des intérêts d'autrui qui doivent être considérés

laye[1], avec la presque unanimité des écrivains politiques, avec la Déclaration des droits de l'homme[2] : « La liberté civile est le pouvoir de faire ce que l'on veut dans l'état social *sans nuire à autrui.* » Voilà le principe : nous l'acceptons sans réserve. Tant que la salubrité n'a paru servir qu'un intérêt personnel ou du moins ne s'étendant pas au delà de la famille, on a laissé aux citoyens des libertés dont l'abus semblait ne nuire qu'à eux-mêmes. « Si je veux être battue! » dit Martine. Mais il est arrivé que la science a mis en évidence, avec une précision et une sûreté croissantes, les lois de la solidarité sanitaire. Dès lors, des devoirs nouveaux ont apparu. Ce qui était permis quand on le jugeait inoffensif ne doit plus l'être dès qu'on le sait nuisible. On sait que l'insalubrité d'une maison ne menace pas seulement ceux qui l'habitent, que cette maison est toute désignée pour devenir, à la première occasion, le foyer d'une épidémie qui rayonnera au dehors : il ne doit donc plus être permis de posséder une maison insalubre. Pour vous épargner des frais de vidange, vous répandez, par un puits absorbant, des matières nocives dans le sol; les eaux qui traversent ce sol en sont empoisonnées et vont porter au loin la fièvre typhoïde et la mort : avez-vous fait un usage légitime de votre liberté, et ne sera-t-elle pas très juste, la loi qui vous interdira, sous des peines sévères, de souiller les eaux courantes? Est-ce user d'une liberté avouable que de jeter dans le commerce, sans précaution quelconque, des vêtements, des linges portant les germes d'une maladie contagieuse? La liberté de n'en être pas infecté vaut bien celle de les répandre : la liberté de vivre doit avoir le pas sur la liberté de tuer. Empoisonner, tuer, ce n'est pas user de la liberté, c'est la violer;

comme des droits; 2° à prendre chacun sa part des travaux et des sacrifices nécessaires pour défendre la société ou ses membres contre tout dommage. La société a le droit absolu d'imposer ces obligations à ceux qui voudraient s'en exempter. » (*La Liberté*, traduction de Dupont-White, 2° édition, p. 229.)

1. Laboulaye : « Dans une société civilisée, l'État ne peut intervenir dans la vie de l'individu que pour l'empêcher de nuire à autrui. » (*L'État et ses limites,* p. 54.)

2. *Déclaration des droits de l'homme* du 26 août 1789, art. 4 : « La liberté consiste à pouvoir faire tout ce qui ne nuit pas à autrui. »

quand la loi s'oppose à un tel acte, elle n'entreprend pas sur la liberté, elle la sauvegarde.

Ces deux objections écartées, nous restons en présence de ce grand intérêt national, la préservation de la santé publique, et nous concluons sur ce point que la coercition légale, dans la limite où elle est démontrée nécessaire à la protection de la santé du plus grand nombre, non seulement est légitime, mais s'impose aux sociétés comme un de leurs devoirs essentiels.

Il est un pays où, plus que partout ailleurs, les prérogatives locales, la liberté individuelle, l'inviolabilité du domicile ont toujours été défendues avec une extrême âpreté : l'Angleterre. C'est aussi le pays qui fournit le meilleur modèle d'une organisation sanitaire, où l'on a poursuivi avec le plus de rigueur et le plus de succès l'insalubrité des logements. En 1777, dans un mouvement d'éloquence resté célèbre, William Pitt s'écriait devant la Chambre des communes : « La maison du citoyen anglais défie toutes les forces de l'État. Ce peut n'être qu'une masure ; elle peut être délabrée ; le toit peut s'être effondré ; le vent peut y entrer ; la pluie peut y entrer ; mais le roi d'Angleterre ne peut pas y entrer. » Ce que le roi d'Angleterre ne pouvait pas au xviii° siècle, l'hygiène publique, au nom de l'intérêt de tous, supérieur à la puissance et à la majesté royales, l'accomplit sans difficulté au xx°. Elle fait plus qu'entrer dans la maison ; elle en interdit l'habitation ; s'il est nécessaire, elle la détruit.

Deux hommes d'État, qui ont tous deux gouverné leur pays ; l'un en Angleterre, l'autre en France, ont parlé en termes excellents de la protection de la santé publique.

Disraëli a dit : « La santé publique est le fondement où reposent le bonheur du peuple et la puissance de l'État. Ayez le plus beau des royaumes : donnez-lui des citoyens intelligents et laborieux, des manufactures prospères, une agriculture productive ; que les arts y fleurissent ; que les architectes y couvrent le sol de temples et de palais ; pour défendre tous ces biens, ayez encore la force, des armes de précision, des flottes de torpilleurs, — si la population reste stationnaire, si chaque année elle diminue en stature et en vigueur, la nation devra périr. C'est pourquoi j'estime que le souci de la santé publique est le premier devoir d'un homme d'État[1]. »

M. Léon Bourgeois a exposé la même doctrine, la développant avec la précision française et y ajoutant une note de compassion bien française aussi : « Les mesures sanitaires, pourvu qu'elles soient d'une efficacité certaine au point de vue scientifique, sont indiscutables au point de vue juridique et économique. Elles sont conformes à la justice, car elles ne sont appliquées à un citoyen qu'autant qu'elles sont nécessaires pour défendre contre lui la santé et la vie des autres citoyens. Elles sont conformes aux principes de la démocratie républicaine, car elles profitent avant tout aux petits, aux faibles, aux malheureux. Elles répondent enfin aux nécessités du patriotisme, car elles ont pour but et pour effet de conserver et d'accroître ce capital humain dont la moindre parcelle ne peut être perdue sans une atteinte à la sécurité nationale et à la grandeur de la patrie[2]. »

1. Cité par Sir Edwin Chadwick, au Congrès de Paris en 1873 : *On the requisite attributions of a Minister of Health*. London and Paris, 1878, p. 6.
2. Discours prononcé à la première séance tenue par le Comité consultatif d'hygiène publique de France au ministère de l'Intérieur, le 11 janvier 1889.

CHAPITRE II

LÉGISLATION SANITAIRE DE LA FRANCE
AVANT 1902

Quelle était, avant la loi de 1902, la législation sanitaire de la France? Pourquoi une loi nouvelle était-elle nécessaire?

Nous devons distinguer ici les maladies exotiques, dites pestilentielles, des maladies autochtones.

§ 1.

Lois contre les maladies exotiques.

Contre les maladies qui nous viennent du dehors, la lutte est facilitée par le fait qu'elles ne peuvent entrer chez nous que par un nombre limité de portes.

Cependant, la défense n'a pas toujours été efficace, et les noms sinistres de ces maladies évoquent les plus lugubres souvenirs. C'est la peste, la fièvre jaune, le choléra. Ces maladies, liées pour leur transmission aux mouvements humains, choisissent comme ceux-ci les voies les plus rapides, lesquelles sont encore, pour les provenances de l'Orient, les voies maritimes.

La loi qui nous arme contre elles est vieille de plus de quatre-vingts ans; elle est du 3 mars 1822; elle sert encore;

elle sert plus utilement que jamais [1]. Pourtant les moyens de défense ont dû varier depuis 1822? Ils n'ont pas seulement varié, ils se sont transformés. Mais la loi de 1822 a été faite avec une telle sagesse qu'elle s'adapte d'elle-même aux états successifs de la science. Voilà certes une originalité législative.

Les jurisconsultes et les administrateurs, hommes éminents, d'une haute compétence, qui ont rédigé ce texte, ont sans doute été d'abord désireux de formuler avec précision les commandements de la loi. Mais ils auront compulsé les anciennes ordonnances; ils auront reconnu combien de vicissitudes avaient subi, de siècle en siècle, les conseils donnés par les praticiens. Pourquoi l'année 1822 eût-elle marqué un point d'arrêt? Ils n'ont pas voulu enchaîner la défense du territoire à des formules qu'une loi nouvelle aurait seule pu changer. Ils ont donc inscrit dans la loi, non des prohibitions ou des prescriptions positives, mais le droit pour le gouvernement de prendre en cas de péril les dispositions nécessitées par les circonstances. Dictature! objectera-t-on. Dictature! a-t-on objecté dès lors. Oui, dictature. Dictature autorisée par la loi de 1822, comme nous la verrons plus loin autorisée par la loi de 1902 contre les maladies autochtones; dictature temporaire, mais nécessaire, justifiée par la sauvegarde de l'intérêt général le moins contestable. *Salus populi suprema lex. Salus* signifie d'abord *santé*.

Tout en donnant au gouvernement ce blanc-seing, la loi de 1822 a organisé, par le système des patentes et de l'arraisonnement des navires, la défense de nos ports contre les provenances des pays habituellement, ou temporairement, contaminés. Là encore, les textes ont été écrits en termes assez larges pour qu'en tout temps il ait été possible d'accommoder la défense aux progrès de la science sanitaire. Pour l'exécution de la loi, sept décrets ont été édictés : le premier est daté du 7 août 1822; le dernier, le règlement de police sanitaire qui nous régit aujourd'hui, est du 4 janvier 1896 [2]. Ils sont

1. Voir, Annexe I, le texte de cette loi.
2. Voir, Annexe II, le texte de ce règlement et du rapport qui l'a précédé.

très différents les uns des autres; aucun n'a nécessité une modification à la loi.

Si la loi de 1822 n'a pas empêché les invasions cholériques de 1832, de 1849, de 1854; de 1865, de 1884, ce n'est pas à elle qu'il faut s'en prendre. On ne connaissait pas alors les conditions pratiques de la lutte. On n'avait qu'un moyen de défense : les quarantaines. A une conférence sanitaire internationale qui se tint à Vienne en 1874, la question suivante fut posée : « Connait on des procédés de désinfection grâce auxquels le principe générateur du choléra peut sûrement être détruit? » La conférence répondit : *Non*. La réponse n'a pas été la même à Venise, ni à Dresde. Elle ne sera pas la même à la Conférence sanitaire internationale qui va sans doute se réunir à Paris. Ici, il faut insister, car la substitution de la désinfection aux quarantaines constitue un fait important; c'est assurément une des conséquences les plus précieuses des découvertes de Pasteur.

Les quarantaines ont rendu des services. Comme on l'a dit en termes expressifs : « Les cimetières des lazarets de Marseille et de Pauillac renferment les restes d'un grand nombre de personnes mortes dans ces établissements de la fièvre jaune et du choléra, sans que ces maladies aient franchi les murs du lazaret. » Je compte quatorze années, de 1721 à 1825 [1], où, des pestiférés ayant été recueillis au lazaret de Marseille, le mal n'a pas pénétré dans la ville. Lorsque l'on ne savait pas que des micro organismes sont les causes de ces maladies exotiques, qu'en conséquence l'on ne recherchait pas les moyens d'empêcher la pullulation et la propagation des germes pathogènes, on n'avait, en face des provenances suspectes, d'autre ressource que d'en interdire l'entrée pendant le temps que l'expérience semblait indiquer comme suffisant pour que le danger fût conjuré. De là les quarantaines. C'était un remède empirique, sans aucun caractère scientifique; mais l'on n'en avait pas d'autre.

Le règlement du 4 janvier 1896, comme l'a très bien expliqué

---

1. 1721, 1723, 1726, 1731, 1735, 1741, 1760, 1768, 1784, 1785, 1786, 1796, 1819, 1825.

M. le professeur Proust, inspecteur général des services sanitaires, substitue à la quarantaine obligatoire la désinfection obligatoire et l'isolement facultatif[1]. Depuis que ce règlement a été édicté, l'on peut dire que les quarantaines ont vécu. Je m'honore d'avoir travaillé de tout mon pouvoir à leur disparition. Si la quarantaine a parfois mérité la reconnaissance publique, elle n'a pas empêché les grandes épidémies de choléra. Le procédé d'ailleurs était cruel, car, en parquant des passagers bien portants avec des malades ou dans le voisinage immédiat des malades, il les forçait à rester exposés à des dangers auxquels le débarquement les eût soustraits. Il était périlleux, car il risquait de créer artificiellement un foyer épidémique d'une intensité telle qu'aucune barrière ne l'arrêterait : les exemples ne sont pas rares où les lazarets ont été les agents de la multiplication et de la propagation du mal. Il était désastreux pour le commerce, pour lequel, de plus en plus, la suppression des entraves et la rapidité des communications sont des nécessités vitales. Et surtout il était insuffisant, car jusqu'à ces derniers temps il ne s'appliquait qu'aux personnes et, n'étant pas complété par la désinfection, il laissait pénétrer librement des objets contaminés.

La désinfection, qui tue les microbes, est un moyen certain, scientifique, de s'opposer à la diffusion des germes pathogènes. A elle seule, faite rigoureusement, elle suffit, puisqu'elle détruit la cause du mal à mesure qu'elle se produit. Sans elle, toutes les autres précautions peuvent se montrer inutiles. Les faits sont d'accord avec cette démonstration théorique. J'en citerai trois.

Le 3 septembre 1865, le navire la *Virginie* quitte Marseille en route pour la Guadeloupe. Bien que le choléra régnât alors en Provence, aucune précaution n'est prise au départ. Pendant la traversée, aucun incident; la santé est excellente. La *Virginie* aborde à Pointe-à-Pitre. Le 22 octobre, pendant le déchargement, à côté du lieu où il s'opère, un cas de choléra éclate. Puis presque immédiatement un autre, plusieurs autres. L'épidémie

---

1. Proust, *Encyclopédie d'hygiène*, t. VIII, p. 399.

s'étend et fait 10 000 victimes. N'est-il pas raisonnable de penser que l'épidémie n'eût pas eu lieu si, soit au départ de Marseille, soit en cours de route, soit à l'arrivée à Pointe-à-Pitre, tous les effets qui étaient à bord avaient été désinfectés ?

A 7 kilomètres de Fécamp, auprès de la plage, dans une faille de la falaise, se groupent les 1 600 habitants de la petite ville d'Yport. Au mois de septembre 1884, un navire terre-neuvien, le *Louise-Marie*, arrivait à Cette avec un chargement de morues. Plusieurs marins contractèrent le choléra. Un d'eux, un marin d'Yport, soigné à l'hôpital, guérit. Il repart sans que ses effets aient été désinfectés. Il traverse la France, arrive à Yport le 28 septembre. Le 4 octobre, sa belle-sœur porte à la fontaine publique et y lave les vêtements du marin. Le même jour, elle est prise ; en quelques heures, elle succombe. D'autres cas se déclarent. Résultat : 42 malades, 18 morts [1]. Qui doutera que ces maladies et ces morts eussent été évitées, si les vêtements du marin eussent été désinfectés avant son départ de l'hôpital de Cette ?

Depuis le mois de juin 1884, le choléra ravageait l'Italie. La Sicile se défendait par des quarantaines, énergiquement. Le 23 août. un vapeur, le *Salunto*, arrive à Palerme. Il avait quitté Marseille, où sévissait la maladie, avait subi la quarantaine au lazaret italien, l'Asinara, et en était ressorti en libre pratique. Pas un cas suspect à bord. Les marins sont débarqués. Le 5 septembre, on présente à l'hôpital de Palerme une petite fille chez laquelle le médecin croit reconnaître les symptômes du choléra ; elle meurt dans la nuit. Sa mère prend la maladie et guérit. Mais l'on ne parvient pas à arrêter la marche du mal, qui causa 3 459 décès [2]. On s'informe pourtant, et l'on apprend que l'enfant morte à l'hôpital voyait tous les jours une petite fille de six ans, sa parente ; que cette petite fille était morte le 3 septembre après une maladie de douze heures ; qu'elle demeurait *vicolo Giliberti* ; que dans ce *vicolo Giliberti* demeurait aussi un marin du *Salunto* nommé Ferri ; qu'à Marseille, Ferri avait

<hr>

1. Dr Gibert, L'épidémie d'Yport, *Revue scientifique*, 6 décembre 1884.
2. G. B. Morana, *Il colera in Italia negli anni 1884 e 1885*, Roma, 1885, p. 162.

acheté, en cachette et à bas prix, des vêtements et des linges; qu'ils les avait mêlés à ses propres effets; qu'il avait, en débarquant, donné ce ballot à sa femme pour le laver; que, le lendemain, sa femme, puis lui-même, avaient eu des vomissements et de la diarrhée; qu'effrayé, il avait avec sa famille quitté le *vicolo Giliberti*; mais qu'auparavant sa femme avait lavé les objets rapportés de Marseille dans cette ruelle où ensuite la petite fille était tombée malade et était morte.

Étendez par la pensée à tous les cas possibles la leçon qui ressort de ces faits. Vous reconnaîtrez que la désinfection sera toujours la meilleure des garanties, et une garantie complète, à la condition qu'elle soit effectuée où elle doit l'être, à l'hôpital comme dans la maison privée, au chevet du malade aussi bien qu'aux frontières du pays, pour la cargaison des navires non moins que pour le linge des passagers et de l'équipage, et effectuée comme elle doit l'être, c'est-à-dire, pour emprunter la forte expression du docteur Sonderegger, dans les *Instructions du Conseil fédéral suisse sur le choléra*, en traitant tout objet dangereux ou suspect « aussi scrupuleusement, aussi consciencieusement que nous traitons la poudre à canon ou la dynamite ».

La substitution de la désinfection aux quarantaines a rendu vie à la loi de 1822 qui était tombée en désuétude depuis 1849. De 1849 à 1885, le choléra reparut plus d'une fois en Europe, mais, contre lui, le gouvernement ne recourut plus à la loi de 1822. C'était pourtant le cas, puisque l'on avait, dans l'arsenal des textes, une arme aussi forte, de la saisir à pleines mains et de défendre le pays. On ne l'osa pas. La maladie étendait ses ravages; par milliers ses victimes encombraient les cimetières [1], et la loi, — la loi vivante, puisque nous l'appliquons aujourd'hui, — la loi efficace, puisqu'elle suffit à nous protéger aujourd'hui, — la loi dormait.

Même en juillet 1884, alors que le choléra venait de faire son apparition à Toulon et à Marseille, qu'il était encore temps peut-être de garantir les autres parties du territoire, qu'à une proposition de M. Paul Bert le ministre du Commerce répondait

---

1. Plus de 140 000 victimes en 1854-55; plus de 15 000 en 1865-66.

qu'il était suffisamment armé par la loi de 1822 [1], même alors le gouvernement reculait devant l'application de cette loi. Il craignait sans doute de n'être pas suivi par la magistrature. Il se rappelait les occasions où des tribunaux, en dépit de l'évidence des faits, avaient refusé de prononcer les peines édictées par la loi du 3 mars [2].

Une tentative timide, dans le sens d'un retour à la loi de 1822, fut faite en 1885. En vertu de cette loi, deux décrets successifs [3] interdirent l'importation d'Espagne des « objets de literie, tels que matelas, couvertures, etc. », ainsi que des « fruits et légumes poussant dans le sol ou à niveau du sol », et un troisième [4] enjoignit « à toutes personnes logeant des voyageurs venant d'Espagne de le déclarer à la mairie », et d'y déclarer de même « tout cas suspect survenu dans leur maison ».

Mais c'est en janvier 1886 que la loi de 1822 reprit toute sa vigueur par l'application qui en fut faite dans le département du Finistère, où je venais d'arriver en qualité de préfet. Une épidémie de choléra y sévissait depuis le mois d'octobre. Elle était sur son déclin, mais l'on craignait très généralement qu'elle reprit à la fin de l'hiver une nouvelle vigueur. A Quimper et à Douarnenez, les premiers jours de l'année avaient déjà fourni 26 décès. Il importait d'agir immédiatement, avec vigueur, de vaincre l'apathie et le fatalisme bretons, d'obliger les maires à seconder l'action du pouvoir central.

Agir, fort bien ; mais comment ?

Dans la grande majorité des cas, les administrateurs, lorsqu'une épidémie éclate, ne savent pas ce qu'il faut faire, du moins ils ne le savaient pas alors. Leurs études antérieures les ont rarement préparés à ces éventualités. Sans doute, ils ont des instructions ministérielles détaillées ; mais elles ont bien des chances de rester à l'état d'abstractions jusqu'au jour où, leur étant oralement expliquées par des hommes de l'art, étant mises

1. Chambre des députés, séance du 21 juillet 1884.
2. Voir les espèces dans *Législation sur la police sanitaire*, par Henri Meyer, vice-président du tribunal civil du Havre, Paris, 1885.
3. 15 juin, 2 juillet 1885.
4. 7 juillet 1885.

en pratique devant eux, elles prennent vie et deviennent alors le guide le plus utile.

Quand je vis que l'épidémie, sans être très meurtrière, ne cessait cependant pas ; quand je me rendis compte de cette ignorance où j'étais des mesures à prendre, j'eus la vision de la maladie traînant jusqu'au printemps, revenant avec les chaleurs ; recommençant alors sa lugubre moisson ; je fus effrayé de ma responsabilité et j'appelai à l'aide.

Le 29 janvier, un décret, rendu en exécution de la loi du 3 mars 1822, déléguait M. le Dr Charrin pour « prendre toutes les mesures nécessaires en vue d'arrêter la marche de l'épidémie cholérique » [1]. La loi et le décret furent, comme la loi l'exige, affichés dans les communes intéressées, avec des instructions en français et en breton. Les prescriptions du délégué gouvernemental : fermeture de puits publics ou privés ; obligation de nettoyer les maisons et les cours, de désinfecter les déjections des malades et leurs vêtements, de brûler la literie ; réquisition d'usines ; interdiction de loger des marins dans des maisons

1. Voici le texte intégral de cet important document, qui a été le point de départ d'une ère nouvelle dans la défense sanitaire de la France et dans l'application de la loi de 1822 :

« Le Président de la République Française,

« Sur la proposition du ministre du Commerce et de l'Industrie,

« Vu l'article 1er de la loi du 3 mars 1822 qui confère au gouvernement le droit de prendre les mesures extraordinaires que l'invasion ou la crainte d'une maladie pestilentielle rendrait nécessaires sur les frontières de terre ou dans l'intérieur,

« Vu l'avis du Comité de direction des services de l'hygiène ;

« Décrète :

« Article premier. — M. le Dr Charrin, ancien interne des hôpitaux, chef du laboratoire de pathologie générale de la Faculté de médecine de Paris, est délégué dans le département du Finistère et dans les départements voisins pour prendre, sous l'autorité du ministre du Commerce et de l'Industrie, toutes les mesures nécessaires en vue d'arrêter la marche de l'épidémie cholérique.

« Article 2. — Le ministre du Commerce et de l'Industrie est chargé de l'exécution du présent décret.

« Fait à Paris le 29 janvier 1886.

« *Signé* : Jules GRÉVY.

« Par le Président de la République :

« *Le ministre du Commerce et de l'Industrie.*

« *Signé* : Édouard Lockroy. »

particulières ; transport des malades sous la tente, toutes ces prescriptions du délégué gouvernemental furent énergiquement imposées, et immédiatement obéies. Le choléra fut mis en déroute [1].

En 1890, le choléra sévissait en Espagne ; la loi de 1822 fut appliquée largement, et le territoire fut préservé [2].

Depuis lors, la loi de 1822 et le règlement sanitaire de 1896 ont permis de défendre la France contre la peste qu'en 1835 l'on croyait à jamais disparue, dont M. Proust pouvait très légitimement écrire en 1897 qu'elle avait « cessé de préoccuper l'Europe » et qui, insuffisamment combattue dans les Indes anglaises, nous a causé ces dernières années des alarmes si vives. Elle semble s'être installée en Égypte ; il y a eu des cas de peste en Portugal, en Italie, en Écosse, en Angleterre : il n'y en a pas eu un seul sur le territoire français [3].

Le règlement de 1896 [4] a créé une institution nouvelle, destinée, espérons-nous, à un brillant développement, celle des médecins sanitaires maritimes. Les navires à vapeur affectés au service postal ou au transport d'au moins cent voyageurs pour un trajet de plus de quarante huit heures sont désormais tenus d'avoir à bord un médecin, et les compagnies de navigation sont obligées de choisir ces médecins sur une liste dressée, après examen, par le ministre de l'Intérieur (art. 16). En cas de violation des règlements ou de manquement grave à ses devoirs, le médecin sanitaire maritime peut, par décision ministérielle, être rayé de cette liste (art. 20). Le commerce a intérêt à ce que cette institution fonctionne dans des conditions satisfaisantes, car il subira d'autant moins d'entraves de la part de

---

1. Voir les détails de cette campagne dans mon livre : *Le Choléra*, Paris, Delagrave, 1892, première partie, chap. III. Cet ouvrage a paru aussi dans le *Recueil des travaux du Comité consultatif d'hygiène de France*, supplément au tome XX.

2. Voir, Annexe III, les rapports des D" Charrin et Netter résumant la défense sanitaire à la frontière d'Espagne.

3. Ceci était vrai quand je l'écrivais. Depuis lors, des rats pesteux, dont l'origine est restée inconnue, ont transmis la maladie à quelques personnes à Marseille (septembre 1903). Les mesures les plus énergiques ont été immédiatement prises, et ce commencement d'épidémie a été etouffé sur place. Le nombre des décès a été de six.

4. Titre III, art. 15 à 29.

l'administration sanitaire que les médecins embarqués offriront plus de garanties de compétence et d'indépendance.

L'examen imposé par le décret de 1896 a réglé la question de la compétence. Celle de l'indépendance reste à régler. Elle est des plus difficiles. Une solution, qui paraît simple à ceux qui ne sont pas au courant des choses maritimes, serait que les médecins maritimes fussent nommés par l'État, appointés et retraités par lui. A cette solution, les compagnies de navigation ont jusqu'ici opposé qu'elle porterait à l'unité du commandement une atteinte grave, bien plus grave, à raison de la situation sociale des médecins, que celle qui résulte de l'indépendance relative des employés des postes. C'est cependant là qu'il faudra nécessairement en venir, si les compagnies ne font pas la preuve indiscutable qu'elles laissent à leurs médecins la liberté complète de remplir les obligations imposées par le règlement sanitaire. L'administration multiplie les efforts dans ce sens[1]. Le médecin du bord est appelé à jouer un rôle des plus importants; mais ce rôle ne deviendra effectif et efficace qu'en raison de l'action personnelle du titulaire. Ce n'est en effet que par son autorité morale, son caractère et son expérience que le médecin conquerra la situation qu'il doit avoir à bord.

Les compagnies doivent de leur côté se rendre compte que plus l'action du médecin embarqué inspirera confiance à l'administration, plus seront réduits les retards que la protection de la santé publique impose aux transactions commerciales.

Il est donc de l'intérêt commun que les médecins sanitaires maritimes soient à la hauteur de leur tâche, et que cette tâche ne soit pas entravée par le commandement. Il est de l'intérêt commun que le recrutement de ce personnel aille en s'améliorant.

Tel qu'il est composé, le corps actuel des médecins sanitaires a été diversement apprécié. Voici comment les juge M. le Dr Vallin, dans un rapport présenté à l'Académie de

<hr>

1. Voir, Annexe IV, A et B, les deux circulaires des 15 et 20 octobre 1901. J'ai exposé les termes du problème dans l'ouvrage cité plus haut, *La Choléra*, pp. 622 et 623.

médecine : « Le recrutement de ces médecins est inégal et trop peu homogène. A côté du plus grand nombre qui sont zélés, instruits, consciencieux, conciliants et vigilants, ayant de la mesure et du tact, préoccupés avant tout de l'intérêt du service sanitaire, entrant résolument dans la carrière pour s'y élever d'échelon en échelon, on rencontre les groupes suivants : de jeunes docteurs, souvent très distingués (Yersin), à l'esprit curieux. avides de s'instruire et de prendre de la maturité, qui, après avoir fait quelques voyages dans la Méditerranée, l'Atlantanque ou l'Indo-Chine, se décident pour une autre direction ; des nécessiteux déclassés et mécontents, peu nombreux, il est vrai, ne parlant que de leurs droits, jamais de leurs devoirs, accusant tout le monde et compromettant le corps auquel ils appartiennent, mais qu'ils ne représentent nullement ; enfin, quelques médecins qui portent le titre de médecin sanitaire maritime parce qu'ils ont subi l'examen peu difficile qui le confère, mais resolus à ne jamais naviguer [1]. »

Le tableau est un peu poussé au noir. Il suffit que dans un corps il y ait quelques brouillons ou quelques intrigants pour susciter des appréciations sévères. Ici la vérité est que, ainsi que le déclare d'ailleurs M. Vallin, « le plus grand nombre » appartiennent à la première des catégories qu'il énumère et s'acquittent consciencieusement de leurs devoirs.

Ce n'est pas dans cette première catégorie qu'il faut chercher ceux qui font le plus de bruit, et qui, sous couvert de l'intérêt général, défendent âprement des intérêts très personnels. Mais ceux-là sont négligeables. Il serait sans doute désirable qu'on pût donner à tous plus d'indépendance et surtout un avenir plus assuré ; en attendant, la plupart savent, même dans les conditions défectueuses actuelles, concilier l'observation des prescriptions légales avec ce qu'ils doivent aux compagnies qui les emploient, et vivre d'accord, pour le plus grand bien du service, à la fois avec les capitaines des navires et avec les autorités sanitaires dans les ports.

1. Un décret du 13 décembre 1901 a donné satisfaction à cette très juste observation de M. le Dr Vallin : on le trouvera reproduit à l'Annexe IV, c.

Des dispositions étant ainsi prises pour garantir l'aptitude professionnelle des médecins embarqués, il importait d'en prendre aussi pour que la nomination des agents sanitaires ne fût pas abandonnée au hasard. Cela a été fait [1].

Ces agents sanitaires, particulièrement les directeurs de la santé, ont parfois une tâche bien pénible. Plus a été réduite la période d'observation dans les lazarets, plus elle semble être supportée malaisément. Les lazarets ont, par la force des choses, une installation assez rudimentaire. Le plus fréquenté d'entre eux, celui du Frioul, à Marseille, n'est pas utilisé (en moyenne) dix jours par an. Dans ces conditions, on comprend que lorsque, tout d'un coup, il doit abriter un nombre considérable de passagers habitués à tous les conforts, ces passagers le trouvent insuffisamment outillé, et en personnel, et en matériel. Souvent ils se résignent, se rendant compte que ce n'est pas la bonne volonté qui manque, et qu'ils sont victimes de la force des choses. Parfois ils se révoltent et s'en prennent au directeur, qui n'en peut mais. Au cours des deux dernières années, il s'est rencontré que parmi ces passagers étaient des médecins, lesquels se sont montrés moins patients que les autres, ont mené grand bruit de leur mésaventure, et ont eu le crédit de porter leurs doléances jusqu'à l'Académie de médecine [2]. Le grand public ne s'est pas ému. Il a appris sans trouble excessif qu'au lazaret, pendant quatre à cinq jours, quelques passagers distingués n'avaient pas eu toutes leurs aises. Ce qui l'intéresse, le grand public, c'est que la France soit efficacement défendue contre les maladies pestilentielles, et il ne paraît même pas fâché que cela se fasse avec le moins de dépense possible. Cependant, l'administration ne néglige aucun effort pour que nos lazarets soient, dans la limite des crédits votés par le parlement, moins incommodes.

On a reproché à la loi de 1822 des rigueurs excessives, et ces rigueurs ont été, fort justement, atténuées par la loi de 1902.

1. Voir, Annexe V, le décret du 9 novembre 1901 et le rapport qui le précède.

2. Voir, à la fin du volume, l'Annexe VI (Le Lazaret du Frioul : Affaires du *Sénégal* et de l'*Oroya*).

Mais, en vérité, les intérêts compromis par les infractions aux règlements sanitaires sont si graves qu'en pareille matière la rigueur se justifie.

Que l'on se rappelle ce qui s'est passé pour la grande épidémie de choléra de 1865. On en connaît très exactement la genèse. Des pèlerins musulmans apportent le choléra dans le Hedjaz, à la Mecque. Un navire anglais, le *Sydney*, équipé pour porter de 500 à 600 pèlerins, en embarque 2 000. Il y a des cholériques à bord; une dizaine de passagers meurent du choléra pendant la traversée. Le capitaine fait jeter les cadavres à la mer, et, le 19 mai, arrivé à Suez, il déclare que les décès sont dus à des maladies ordinaires, non contagieuses. Sur cette déclaration, la libre pratique est accordée. Le 21, le choléra éclate à Suez; le capitaine et sa femme sont parmi les morts. Le 23, un cas de choléra est observé dans un convoi se rendant de Suez à Alexandrie. De 12 à 15000 pèlerins, venant d'un foyer cholérique, portant le choléra avec eux, traversent l'Égypte par le chemin de fer. Ils touchent Alexandrie. Le 2 juin. un cas de choléra y éclate; le 5 juin, deux autres; en trois mois, le choléra fait 60 000 victimes. La panique s'empare des étrangers : ils s'enfuient à travers le monde. Alors c'est une explosion. L'Égypte, par des paquebots dont aucune prescription n'entrave la marche, lance dans toutes les directions des tentacules empoisonnés; celui-ci porte le mal à Beyrouth, celui-là à Chypre, un autre en Crète, un autre à Ancône d'où il redescend sur Naples, un autre à Marseille, un autre à Barcelone, un autre à Malte et à Gibraltar. De chacun de ces points, il pénètre dans l'intérieur des terres; par centaines de mille, il fauche les existences; il atteint l'Angleterre, où il cause 14 000 décès. L'Europe est remplie de souffrances, de ruines et de larmes, qui toutes ont une source unique : la déclaration fausse qu'a faite le 19 mai 1865 le capitaine du *Sydney*. Si ce malheureux n'eût payé sa faute de sa vie, quel châtiment eût semblé trop rigoureux pour le punir de son mensonge?

Non, je n'ai pas le courage de reprocher à la loi de 1822 d'avoir mis à trop haut prix la vie humaine, et j'espère que pour cette loi mon lecteur nourrira désormais des sentiments de bienveillance, j'ai presque écrit de gratitude, car chacun est en droit de supposer qu'il lui doit la vie.

Telle apparaît, dans ses grandes lignes, notre législation sanitaire contre les maladies exotiques.

§ 2.

Lois contre les maladies autochtones.

Quelle est, avant 1902, notre législation sanitaire contre les maladies autochtones?

Ici l'intérêt, s'il frappe moins les imaginations, est bien plus considérable. Il ne s'agit plus d'un fléau intermittent, accidentel, épuisant promptement ses énergies. Il s'agit de maladies qui chaque année, à chacun de nos foyers, prélèvent un lourd tribut de mortalité. Que fait-on pour les réprimer? Que fait-on pour les prévenir? Quelle est notre législation sanitaire générale?

Je ne parle que de législation sanitaire *générale*. Il n'est pas dans mon intention d'exposer les textes spéciaux, lois ou règlements, qui ont par quelque côté un caractère hygiénique, comme ceux qui punissent la mise en vente de denrées alimentaires falsifiées ou corrompues [1], ou ceux qui fixent les conditions d'ouverture des établissements insalubres, incommodes ou dangereux [2], ou celle, si bienfaisante, qui étend la protection de l'État sur tout enfant mis en nourrice hors du domicile de ses parents [3], ou ceux enfin, destinés sans doute à se développer dans des proportions impossibles à prévoir, qui règlent les garanties exigées pour la sauvegarde de la santé des hommes, des femmes et des enfants employés dans l'industrie [4].

Ces spécialités écartées, quelle est, à la veille de la loi de 1902, et en dehors de celle de 1822, la législation sanitaire de la France?

---

1. Lois des 16-24 août 1790, 19-22 juillet 1791, 18 juillet 1837, 27 mars 1851.
2. Décrets des 15 octobre 1810 et 3 mai 1886.
3. Loi du 23 décembre 1874.
4. Lois des 12 juin 1893, 9 avril 1898, 30 mars 1900.

En droit, elle se réduit à deux textes; en fait, elle se réduit à peu près à rien.

Le premier de ces textes est la loi du 13 avril 1850 « *relative à l'assainissement des logements insalubres* ». Assainir les logements insalubres, il est impossible de rien imaginer qui réponde mieux aux exigences de la santé publique. Les intentions des législateurs de 1850 étaient sans conteste excellentes. Mais ils ont manqué de hardiesse et de logique; retenus par un respect excessif de la propriété et des franchises locales, probablement aussi par la crainte d'augmenter l'autorité du pouvoir central, ils ont fait une œuvre stérile. Un homme de grand sens et de grand cœur, dont la France entoure aujourd'hui la vieillesse de vénération et de reconnaissance, Théophile Roussel, avait vu la vérité. Il représentait la Lozère à l'Assemblée législative, comme il la représente encore au Sénat[1]. Il annonçait dès lors l'échec fatal de la loi :

Les conseils municipaux sont libres d'exécuter la loi ou de ne pas l'exécuter. Pour que vous soyez assurés que l'amélioration que tout le monde admet comme nécessaire, indispensable, urgente, sera réalisée, il faut qu'un conseil municipal ait jugé utile, convenable de s'en occuper; rien ne l'y forcera. Avec une telle loi, que faites-vous? Assurément vous ne faites rien. Si vous ne donnez pas à la loi un caractère impératif, soyez assurés que dans la plupart des communes, personne ne saisira le conseil municipal; la question ne sera même pas discutée. Tout le monde sait quelle est l'apathie des municipalités; avec la faculté pour elles de faire ou de ne rien faire, il y a pleine certitude que rien ne sera fait.

Théophile Roussel avait mis le doigt sur le défaut capital de la loi. Elle ne pouvait être utilement appliquée que par des agents d'exécution à la fois compétents et indépendants, et elle avait remis ses destinées entre les mains des conseils municipaux, qui n'ont en pareille matière ni compétence, ni indépendance. Comment avait-on pu espérer que ces conseils, pour servir les intérêts d'une hygiène publique sur laquelle ils avaient les notions les plus vagues, allaient, sans y être con-

1. Ceci était imprimé lorsque Théophile Roussel est mort, le 27 septembre 1903.

traints, imposer ennuis et dépenses à des électeurs sur les revanches possibles desquels ils avaient des données très positives? Comment avait on pu rêver qu'un tel phénomène, si extraordinaire, si invraisemblale, deviendrait la règle dans les 36 000 communes de France? Car les campagnards ne doivent pas être oubliés. Sans doute, il est nécessaire de désencombrer le logement de l'ouvrier des villes, de donner à ce logement de l'air, de la lumière, de l'eau, des moyens rapides et salubres d'évacuation; mais il est utile aussi d'assainir l'habitation rurale, la maison basse, presque sans ouvertures, si souvent construite en contre-bas de la route dont elle subit toutes les impuretés. La loi pour « l'assainissement des logements insalubres » ne fit rien de tout cela. Elle ne fut pas exécutée. Les commissions qu'elle avait instituées fonctionnèrent tant bien que mal, plutôt mal que bien, dans une dizaine de villes [1]. Partout ailleurs on s'abstint même de les nommer [2]. Vainement au Sénat, lors de la discussion de la loi de 1902, essaya-t-on de faire revivre celle de 1850 : c'était un cadavre trop vieux pour être galvanisé.

Notre second texte est dans la loi du 5 avril 1884 « *sur l'organisation municipale* ». Cette loi déclare que la police municipale, qui a pour objet d'assurer le bon ordre, la sûreté et la salubrité, comprend notamment le soin de prévenir par des précautions convenables et celui de faire cesser les maladies épidémiques [3].

1. Quatre à cinq en 1883 (Rapport de M. Maze, député, au nom d'une commission chargée d'examiner une proposition de M. Nadaud sur l'assainissement des logements insalubres. Cité par le Dr A.-J. Martin, *Recueil des travaux du Comité consultatif d'hygiène publique de France*, t. XIV, p. 83.) A Paris, la commission des logements insalubres a rendu de réels services. Mais Paris a toujours donné l'exemple en matière d'hygiène publique, et on ne saurait tirer argument de ce qui s'y passe pour l'étendre à l'ensemble du pays.

2. Le 4 février 1897, au Sénat, M. Cordelet a raconté qu'étant maire du Mans il a tenté de constituer une commission des logements insalubres :

« Je l'ai constituée sans trop de peine, mais elle n'a jamais eu d'existence réelle; elle n'a jamais pu fonctionner.

« *M. Barbey*. — C'est partout comme cela.

« *M. Cordelet*. — Elle a été arrêtée par toutes sortes de considérations que vous devinez bien. En réalité je n'en ai rien obtenu et il n'a été rien fait. » (*Journal officiel*, 5 février 1897, p. 90.)

3. Voir le texte des articles de la loi de 1884 à l'Annexe VII, note sur l'article 1er de la loi du 15 février 1902, p. 198.

Voilà encore un excellent programme. Mais ce n'est qu'un programme. La loi ne donne au maire aucun pouvoir effectif, ni pour assurer la salubrité, ni pour combattre les épidémies. Cela est aisé à démontrer.

Les décisions qu'aurait à prendre le maire sont, ou bien des mesures collectives, intéressant tout ou partie de la commune, ou bien des injonctions faites à des particuliers.

Pour les mesures collectives, tout dépendra, comme pour l'exécution de la loi de 1850, de la bonne volonté des conseils municipaux. Il n'y a pas en effet une d'elles dont l'exécution ne coûte quelque chose. Or, si c'est au maire de prononcer la prescription, c'est au conseil municipal qu'il appartient de voter la dépense. Toutes les chances sont pour que le conseil, dont l'éducation hygiénique est insuffisante, soit plus sensible au mal, certain et immédiat, de la dépense, qu'au bénéfice, futur et éventuel, de la préservation sanitaire. Si donc rien n'oblige les conseillers municipaux à voter cette dépense, ils ne la voteront pas, et le maire dépend d'eux, comme eux-mêmes dépendent des contribuables.

Au cours de l'épidémie de 1884, le choléra éclate dans un bourg du littoral normand. Le maire, très zélé, demande du secours. Le médecin des épidémies, un de mes amis, arrive, et il se présente muni d'une lettre de l'inspecteur général des services sanitaires et d'une dépêche ministérielle l'autorisant à ordonner les mesures qu'il jugerait nécessaires. Sa première prescription est d'isoler immédiatement les malades. Il n'y a pas d'hôpital dans cette bourgade; mais il y a un casino, inutilisé; il n'est ouvert qu'en été, et l'on est en novembre; le temps ne manquera pas, le mal vaincu, pour désinfecter le local. « Il faut occuper le casino », dit le médecin. Le maire, docile, prend un arrêté de réquisition. Là-dessus, le préfet survient. S'il y a plus tard des indemnités à payer, qui les paiera? demande-t-il. Le conseil municipal en a-t-il délibéré? » Le maire dut avouer que le conseil municipal n'avait pas été réuni, et qu'il était fort peu présumable qu'il consentît à s'engager dans les aléas qu'il faudrait bien lui faire envisager. « La dépense, reprit le préfet, n'est obligatoire ni pour le département ni pour la commune.

S'il y a des indemnités à payer, si elles sont considérables, quelle sera votre situation à vous, maire, qui aurez requis; à vous, médecin des épidémies, qui aurez exigé cette réquisition; à moi, préfet, qui l'aurai sanctionnée? » L'arrêté municipal fut déchiré; des contagions, des morts, se produisirent, que l'isolement des malades eût évitées.

Si le maire est ainsi désarmé en temps d'épidémie, que sera ce en temps normal? Je suppose, ce qui est presque toujours vrai, un maire ayant le sentiment de ses devoirs; je le suppose même ardent pour le bien; je le suppose encore intelligent, instruit, au courant des exigences légitimes de l'hygiène… (je sors peut être un peu, ici, de la généralité des cas)… que peut il? Il ne peut, sans l'assentiment de son conseil municipal, ni donner de l'eau pure à sa commune qui boit une eau suspecte et où la fièvre typhoïde est endémique, ni engager les dépenses nécessaires pour enlever les matières usées qui stagnent sur le sol, l'imprègnent et l'empoisonnent. Que signifient alors ses attributions de police municipale? Que signifie l'obligation que lui fait la loi de « prévenir par des précautions convenables les épidémies »? Quelles précautions devrait-il prendre autres que celles qu'il n'a pas le moyen de prendre?

Son pouvoir sera-t-il plus efficace quand les mesures qu'il aura prescrites, au lieu d'avoir un caractère collectif, devront être exécutées par des particuliers?

La jurisprudence défendra énergiquement les intérêts du propriétaire contre ceux de l'hygiène publique. Si le maire ordonne à un propriétaire, dont l'immeuble est occupé par des locataires nombreux, de fournir de l'eau à ces locataires, la jurisprudence répondra : « Vous avez excédé vos pouvoirs. La présence de l'eau n'est pas une condition essentielle de la salubrité de l'habitation [1]. » Si le propriétaire possède un puits sans écoulement qui infecte le voisinage, autour duquel sévit la fièvre typhoïde, et que le maire lui ordonne de combler ce

---

1. Porte atteinte au droit de propriété l'arrêté qui enjoint au propriétaire d'amener l'eau dans une maison particulière. Ce n'est pas là un moyen intéressant la salubrité publique, mais seulement le bien-être et la commodité des locataires. (Paris, 7 février 1885.)

puits, la jurisprudence répondra : « Vous avez excédé vos pouvoirs. Vous pouviez prescrire au propriétaire de faire cesser l'insalubrité de son puits; vous ne pouviez pas lui prescrire de le combler[1]. » Ici vraiment la subtilité passe les bornes. Voici une flaque d'eau insalubre; le maire peut ordonner la disparition de l'insalubrité, mais il ne peut pas ordonner la disparition de la flaque. Il est vrai que l'insalubrité, ne provenant que de l'existence de la flaque, ne peut disparaître que par la suppression de la flaque : il n'importe; il fallait laisser le propriétaire faire cette belle découverte, et si ce propriétaire tient à sa flaque, s'il résiste à l'injonction du maire, s'il est poursuivi pour contravention, il sera acquitté et le maire sera convaincu d'arbitraire! N'est il pas cependant évident qu'en imposant au maire le devoir de veiller à la salubrité, la loi lui reconnaissait du même coup le droit de prescrire les actes propres à garantir cette salubrité? Donner et retenir ne vaut, dit un vieux brocard; c'est retirer d'une main ce qu'on livre de l'autre que de dire au maire qu'il prendra des mesures sanitaires, et de mettre l'exécution de ces mesures à la merci de toutes les expériences que voudront tenter l'ignorance, la fantaisie ou la mauvaise foi des particuliers. Mais jusqu'ici la jurisprudence s'est montrée beaucoup plus soucieuse de défendre la propriété, qui est le lot d'un petit nombre, que de protéger la santé publique, à laquelle la société tout entière, et particulièrement les pauvres et les faibles, sont intéressés. La vieille définition de la propriété : *Jus utendi et abutendi* est exacte à la rigueur : le droit du propriétaire à l'usage et à l'abus opprime le droit de tous à la vie[2].

Ainsi notre maire hygiéniste, oiseau rare, devra se recon-

1. La disposition de l'arrêté qui prescrit la suppression du puits absorbant comme moyen d'en faire disparaître les émanations constitue une atteinte au droit de propriété et un abus de pouvoir. La loi de 1884 a chargé les maires de prévenir par des précautions convenables les maladies épidémiques, mais ne les a pas autorisés à déterminer la nature des travaux à effectuer. (Cassation, 25 juillet 1835.)

2. « Il s'agit de savoir — a dit M. Waldeck-Rousseau au Sénat le 11 décembre 1900, au cours de la discussion du projet de loi pour la protection de la santé publique — si la liberté illimitée du propriétaire doit ou non prévaloir sur l'intérêt et les droits de l'universalité des citoyens. »

naître impuissant. Les travaux nécessaires à la sauvegarde de la santé publique, il ne pourra les imposer, ni à la commune, ni aux particuliers. La loi lui a bien ordonné de défendre la salubrité; seulement, en vue de cette défense, elle n'a mis entre ses mains qu'une arme sans force et sans portée : *telum imbelle sine ictu.*

Mais le préfet? mais les conseils d'hygiène? mais les médecins des épidémies? mais l'État?

J'ai déjà dit que la loi a rattaché l'hygiène à la police municipale. Pour combattre les maladies transmissibles, pour travailler à l'assainissement du pays, le préfet n'a pas de pouvoirs propres. Les conseils d'hygiène. sans autorité, sans budget, se sont découragés; dans nombre de départements ils ne se réunissent plus. Les médecins des épidémies sont désireux de bien faire, mais ils ne peuvent que signaler les faits, recommander les dispositions à prendre, et la plupart du temps aucune suite pratique n'est donnée à leurs conseils. L'État, lui aussi, ne peut procéder que par voie de conseils : ses seuls pouvoirs effectifs en matière sanitaire sont les pouvoirs intermittents, éphémères, que lui donne la loi de 1822.

Concluons qu'en France, dans la patrie de Pasteur, il n'existait pas avant la loi de 1902 de législation sanitaire générale.

Cependant les circonstances démographiques sont telles dans notre pays qu'il n'en est peut-être aucun où une législation protectrice de la santé soit plus désirable, plus justifiée, plus urgente.

On parle couramment de la dépopulation de la France. En employant ce terme, on veut dire que la population française croît beaucoup plus lentement que celle des autres pays. C'est en effet par comparaison que se classent les peuples. Une nation recule si elle reste stationnaire, tandis que des nations voisines et rivales avancent; elle recule encore, même avançant, si elle avance moins que ses voisines et rivales. Pour mesurer la force d'expansion d'une race, il ne faut pas considérer le taux de sa natalité tout seul, ni celui de sa mortalité tout seul, mais bien l'écart existant entre l'un et l'autre. Il n'importe pas grandement, au point de vue uniquement démographique, qu'une nation ait une mortalité élevée, si chez elle la natalité est beaucoup plus élevée encore, et elle n'a' pas grandement à craindre une réduction de la natalité à laquelle correspond une réduction égale ou supérieure de la mortalité[1].

Quelle est à cet égard la situation de la France?

Je reproduis ci-dessous les courbes de la natalité et de la mortalité en France de 1872 à 1901. L'on observera que celle de la natalité fait une chute rapide, sans que celle de la mortalité s'abaisse d'autant, de sorte que les deux courbes se rapprochent jusqu'à se confondre. Cinq années même (en 1890, 1891, 1892, 1895, 1900) la mortalité a été supérieure à la natalité.

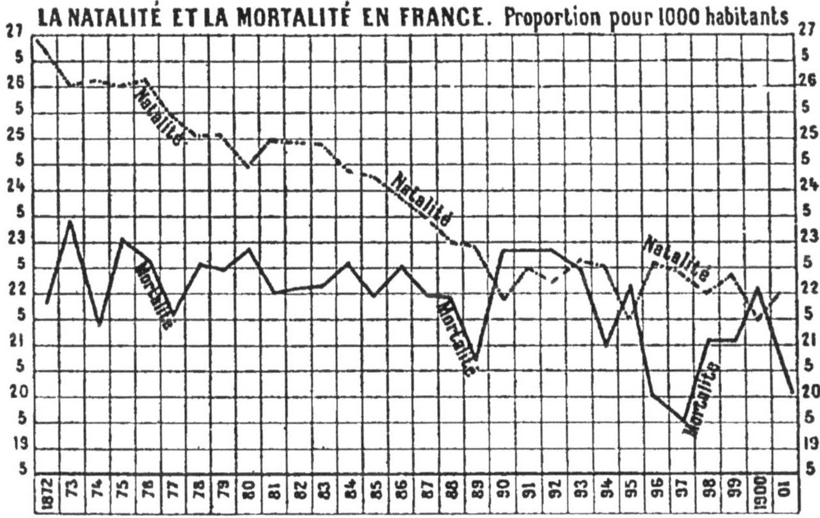

Sans doute, l'abaissement de la natalité n'est pas un phénomène spécial à la France. On l'observe dans la majorité des

1. En Hongrie, pendant une période de vingt-cinq ans, de 1875 à 1900, la moyenne de la mortalité annuelle a atteint le chiffre énorme de 32,7 pour mille habitants, mais le taux moyen de la natalité a été de 42,9. L'écart entre ces deux nombres, lequel chiffre l'augmentation de la population, est de 10,2 par mille habitants et par an. Inversement, pendant la même période, en Angleterre, la moyenne du taux de la natalité s'est abaissée à 31,1; mais le taux moyen de la mortalité n'a été que de 19,1, ce qui laisse, en faveur de l'augmentation de la population, un écart de 12 par mille habitants et par an. En Norvège, même période, natalité : 30,1; mortalité : 15,8.

pays d'Europe. Mais dans les autres pays, dans ceux surtout qui nous intéressent le plus, la réduction de la natalité est compensée par une réduction de la mortalité, de sorte que l'écart entre le taux de l'une et le taux de l'autre reste sensiblement le même. La race conserve la même force d'expansion, et la mortalité comme la morbidité étant moindres, elle l'exerce dans des conditions meilleures.

J'ai relevé l'écart entre la natalité et la mortalité pendant la dernière période décennale, de 1891 à 1900, dans cinq pays d'Europe : l'Allemagne, l'Angleterre, l'Autriche, l'Italie et la France. Cet écart est figuré dans le graphique ci-dessous

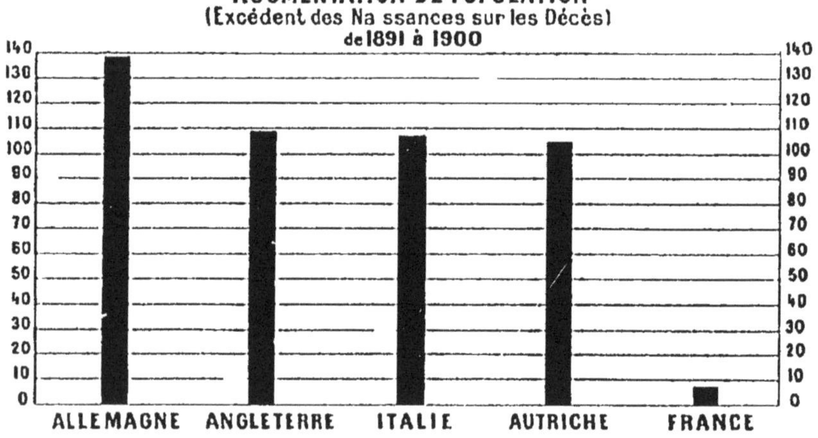

Au cours de ces dix ans, l'augmentation de population a été, pour chaque millier d'habitants :

En Allemagne, de 138,6;

En Angleterre, de 116,7;

En Italie, de 107,6;

En Autriche, de 103,7;

En France, de 6,5.

Ces choses sont dures à entendre. Elles sont dures à dire. Mais, puisqu'elles sont, il faut qu'elles soient connues. Il faut oser les regarder en face. La politique de l'autruche n'a jamais sauvé personne.

Il faudrait cependant les taire, si le mal était sans remède. Mais il y a un remède; il y a un moyen d'augmenter cet écart entre la natalité et la mortalité françaises; c'est de réduire la mortalité : à cela chacun peut travailler; chacun doit considérer cette tâche comme une sorte d'apostolat.

Découvrir les causes de l'abaissement de la natalité et les moyens de supprimer ou d'affaiblir ces causes n'est pas un problème aisé. Des hommes éminents, réunis en commission au ministère de l'Intérieur, s'emploient à le résoudre. Le résoudront-ils? En tout cas, leurs recherches seront longues; les bases en sont incertaines; l'observation ne fournit à cet égard que des données discutables.

Il en est tout autrement de la réduction de la mortalité. C'est une règle jusqu'ici sans exception qu'une législation et une administration sanitaires ont pour effet presque immédiat un abaissement du taux de la mortalité. Et cet abaissement s'accuse d'autant plus que la loi sanitaire est appliquée avec plus d'exactitude, disons le mot, avec plus de rigueur. L'exemple de l'Angleterre à cet égard est frappant. Que de choses instructives et curieuses il y aurait à raconter sur l'assainissement de ce pays, sur la manière méthodique, pratique, presque mercantile dont cette entreprise a été conduite! Pour s'assainir, l'Angleterre a dépensé des milliards, mais elle a chiffré la valeur économique de la vie d'un anglais, et elle estime que l'épargne des vies humaines qu'elle a réalisée a largement compensé les dépenses qu'elle a faites : depuis longtemps, dit-elle, elle est rentrée dans son argent[1]. Je présente à la page suivante la courbe de la mortalité en Angleterre de 1848 à 1900. Une ligne verticale la divise en deux parties : à gauche est la partie antérieure, à droite la partie postérieure à la loi sanitaire. Le progrès saute aux yeux.

Le même résultat s'est produit en Allemagne, en Italie, en Belgique, dans l'Amérique du Nord, dans presque tous les états civilisés.

Si dans notre pays nous réussissions à abaisser la mortalité de trois par mille habitants — diminution moindre que celle que l'hygiène publique a obtenue à Paris, — nous éviterions

---

1. Ceux qui seraient curieux de détails à ce sujet les trouveront dans mon étude, *les Mesures sanitaires en Angleterre depuis 1875 et leurs résultats*. Paris, Masson, 1891.

120 000 décès par an. On compte au moins dix maladies pour une mort. On épargnerait donc chaque année au peuple de France 1 200 000 maladies et 120 000 morts. Supputez, si vous pouvez, ce que de tels chiffres, dans leur impassibilité, représentent de souffrances physiques, de douleurs morales, de séparations cruelles, de ruines matérielles. Et l'on pourrait éviter tout cela ! Vraiment, ne valait-il pas la peine de le tenter ? N'était-ce pas un devoir absolu, pressant, de donner à la France une loi sanitaire tendant à lui procurer un semblable bienfait ?

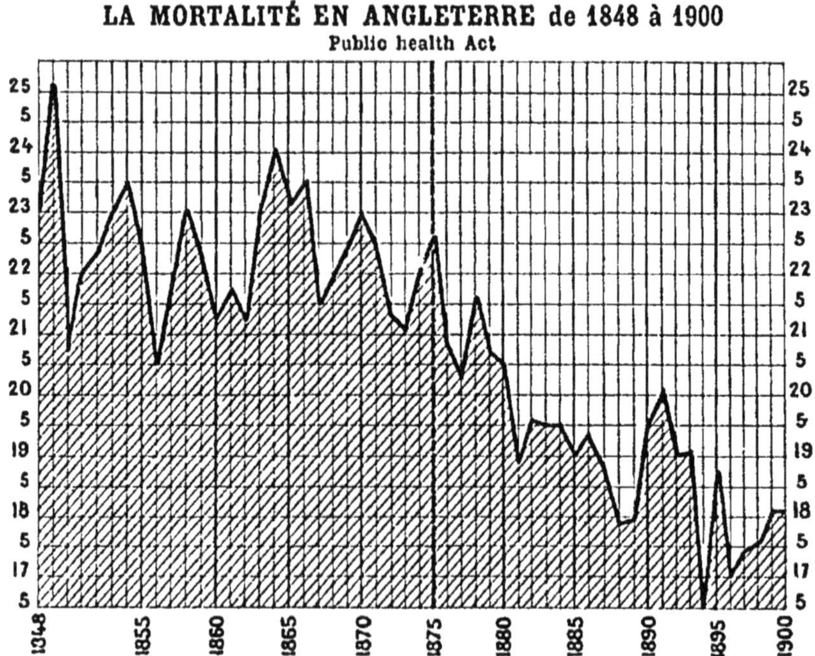

Nous avons reconnu, au début de cette étude, qu'une législation sanitaire est légitime. Nous venons de constater qu'en France une telle législation est nécessaire. Il nous reste à voir ce qu'elle est, d'après la loi du 15 février 1902.

CHAPITRE III

LOI DU 15 FÉVRIER 1902.

La gestation de la loi du 15 février 1902 a été laborieuse. On trouve la première manifestation du mouvement qui l'a produite dans un rapport soumis en 1872 au congrès de l'*Association française pour l'avancement des sciences*. L'auteur était le Dr Armaingaud, auquel la France d'abord, bien d'autres pays ensuite, sont redevables de la Ligue contre la tuberculose. Il a fallu trente années pour que les idées exposées en 1872 par M. Armaingaud prissent la forme d'une loi.

La direction de l'hygiène fut transférée au ministère de l'Intérieur le 1er janvier 1889. Le projet de loi pour la protection de la santé publique fut déposé à la Chambre des députés le 31 octobre 1891, et voté par elle le 13 juillet 1892. Il fut discuté par le Sénat une première fois en 1897, une seconde fois en 1900, une troisième fois en 1902.

La loi du 15 février 1902 est une loi, non d'oppression, mais, comme son titre l'indique, de protection. Sans doute cette protection ne peut pas être obtenue sans imposer aux citoyens certaines gênes; mais ces gênes ont été réduites au minimum; elles sont moindres que dans d'autres pays.

Nous n'avons pas à exposer en détail la théorie microbienne, ni les découvertes de Pasteur sur les ferments. Une école ancienne, et qui était encore en grand crédit il y a quarante ans, soutenait la doctrine de la génération spontanée. Suivant cette doctrine, la nature est capable de créer elle-même la vie organique; des êtres vivants peuvent exister sans avoir été produits par des êtres vivants de la même espèce. Avec quelques ballons de verre, avec quelques bouchons de ouate, Pasteur fit justice de cette doctrine. Il démontra que, dans les milieux stériles, où l'on prétendait que la vie se développait d'elle-même, elle ne se développait qu'autant que des germes microscopiques y avaient été apportés par l'air; que lorsque ces milieux stériles avaient été mis à l'abri de tout contact avec l'air, aucune fermentation, aucune manifestation de vie ne se produisait. Cette preuve faite, le génie et le cœur de Pasteur en entrevirent immédiatement les conséquences bienfaisantes pour l'humanité. Dès le 5 novembre 1860, redescendant de la Mer de glace, où il était allé faire ses expériences, il écrivait : « *Ce qu'il y aurait de plus désirable* serait de conduire assez loin ces études pour préparer les voies à une recherche sérieuse de l'origine de diverses maladies[1]. » Deux ans plus tard, ayant été nommé membre de l'Institut, et conduit à cette occasion par J.-B. Dumas aux Tuileries, il disait en rentrant : « J'ai assuré l'empereur que *toute mon ambition* était d'arriver à la connaissance des causes des maladies putrides et contagieuses[2]. » De là sont sortis les progrès de la chirurgie et de la médecine modernes; la pratique de l'antisepsie; la découverte des bacilles, causes déterminantes de telle ou telle maladie; puis la recherche des moyens propres à empêcher ces bacilles de se propager. Puisque de telle maladie la cause déterminante était un germe, c'est-à-dire « le premier rudiment de tout être organisé[3] », il fallait étudier les mœurs de ce microbe, l'isoler, apprendre dans quels milieux il vit et pullule, dans quels il languit, s'affaiblit et meurt. La science a fait la preuve qu'il existe des moyens de destruction directe de ces germes nuisibles. Elle a également fait la preuve que dans certains milieux ces germes se détruisent d'eux-mêmes, ne se reproduisent pas. Ainsi deux éléments sont indispensables à la

1. Vallery-Radot, *La vie de Pasteur*, p. 116.
2. *Ibid.*, p. 124.
3. Littré.

genèse d'une maladie transmissible : *la graine* et *le terrain*.
Lors même que le terrain est favorable à l'éclosion de cette
maladie elle n'éclora pas si le germe n'est pas introduit dans le
terrain ; lors même que le germe est introduit dans le terrain,
il restera stérile si le terrain est réfractaire à l'éclosion de cette
maladie. Combattre la graine et améliorer le terrain ; détruire
les germes nocifs, les germes pathogènes, c'est-à-dire généra-
teurs de maladies, au fur et à mesure qu'ils se produisent ;
rendre le terrain, c'est-à-dire les milieux où nous vivons, réfrac-
taires à la reproduction de ces germes, tel est le double objet
de l'hygiène publique. Tel sera le double aspect de notre étude
de la loi de 1902 [1]. Nous rechercherons d'abord quels moyens
elle a prévus pour empêcher la propagation des germes pathogènes ; en second lieu, comment elle a pourvu à l'amélioration
du terrain, en d'autres termes, à l'assainissement des milieux.

§ 1.

La graine.

S'il existe des maladies transmissibles, si les modes de leur
transmission et les moyens de l'empêcher sont connus, c'est
un devoir étroit d'employer ces moyens pour empêcher cette
transmission. Et si cette transmission est effectivement empêchée, la conséquence dernière de cette destruction des germes
nuisibles est la suppression des maladies elles mêmes. Comme
je l'ai montré, les seules maladies qui, avant les temps actuels,
aient motivé l'intervention de l'État, étaient les maladies pestilentielles ; mais ce ne sont pas celles-là seulement, ce sont
toutes les maladies contagieuses dont, depuis Pasteur, il est
permis d'affirmer avec le D᷾ Jules Rochard, qu'elles « sont appelées à disparaître » [2]. La même prédiction avait été faite à la

---

1. L'on trouvera à l'Annexe VII, le texte complet de la loi. Je ne lais-
serai pas cependant de reproduire en note les articles au fur et à mesure
que j'en parlerai ; il en résultera plus de clarté.
2. Jules Rochard, *Traité d'Hygiène sociale*, Paris, 1888, p. 440.

fin du xviii° siècle par un grand homme, Condorcet. En 1794, à la veille de sa mort, il écrivait : « Les progrès de la médecine préservatrice » — ce que nous appelons aujourd'hui l'hygiène — « devenus plus efficaces par ceux de la raison » — voilà pour la science — « et de l'ordre social » — voilà pour la loi — « doivent faire disparaître à la longue les maladies transmissibles et contagieuses [1]. » *Transmissibles :* le mot y est. Cette citation mettra d'accord ceux qui s'en disputent la paternité : elle appartient à Condorcet. Celui-ci, cent ans avant Rochard, disait comme lui : les maladies transmissibles disparaîtront. Quelle perspective pour l'humanité! Et ce n'est pas l'imagination qui la lui ouvre, c'est la science.

Ne nous laissons donc pas émouvoir par les prophètes de malheur. Certaines gens, faussant le sens et la portée d'une parole de Jésus, font de la misère une institution divine et vont répétant : Vous aurez toujours des pauvres. Nous n'acceptons pas cette condamnation de l'humanité, et nous combattons la misère avec la conviction qu'un jour elle n'existera plus. De même nous n'acceptons pas le pronostic de ceux qui disent : Vous aurez toujours des épidémies [2]. Avec Condorcet, avec Rochard, avec Pasteur, nous croyons que les maladies évitables seront évitées, que poursuivies, traquées par les découvertes de la science et par les pratiques de l'hygiène, elles seront un jour définitivement vaincues.

Qui, d'après la loi de 1902, a qualité pour dire quelles sont ces maladies à la diffusion desquelles l'administration sanitaire a le devoir de s'opposer?

La loi de 1902 (article 4) [3] reconnaît cette qualité au Comité consultatif d'hygiène publique de France et à l'Académie de médecine. Ces deux corps savants ont donc délibéré sur ce

---

1. Condorcet, *Esquisse des progrès de l'esprit humain* (X° époque).

2. « Les épidémies se développeront tant que l'humanité existera. » D' Alcide Treille, séance du Sénat du 20 décembre 1900.

3. Art. 4. — La liste des maladies auxquelles sont applicables les dispositions de la présente loi sera dressée, dans les six mois qui en suivront la promulgation, par un décret du Président de la République, rendu sur le rapport du ministre de l'Intérieur, après avis de l'Académie de médecine et du Comité consultatif d'hygiène publique de France. Elle pourra être revisée dans la même forme.

point et, sous la date du 10 février 1903, ont été promulgués :
1° un décret « portant désignation des maladies auxquelles sont
applicables, en vertu de l'article 4, les dispositions de la loi du
15 février 1902 »; 2° un arrêté ministériel « relatif au mode
de déclaration » de ces maladies. Il y en a vingt-deux : treize
dont la déclaration est obligatoire, et parmi lesquelles, en
dehors de la peste, de la fièvre jaune et du choléra, je citerai la
fièvre typhoïde, la variole, la scarlatine, la rougeole, la diphtérie;
neuf dont la déclaration à l'autorité sanitaire n'est que facultative, en tête desquelles se place la tuberculose pulmonaire [1].

Le Comité consultatif et l'Académie de médecine ont été d'accord pour ne pas inscrire la tuberculose sur la liste des maladies à déclaration obligatoire. Cette décision a soulevé les plus
vives critiques, et au premier examen il est certain qu'elle
étonne.

Les motifs qui l'ont dictée ont été exposés avec vigueur par
M. le Dr Josias dans son rapport à l'Académie de médecine. Il a
soutenu d'abord que cette déclaration soulèverait dans les
familles plus de répugnance qu'aucune autre, et que le médecin,
devenant, par la force des choses, le complice de ses clients,
ferait, pour éviter la déclaration, des erreurs volontaires de diagnostic. Cet argument, fondé sur un préjugé qui est à la vérité
très répandu, mais dont l'application de la loi finirait par
triompher, ne saurait, semble-t-il, prévaloir contre l'intérêt
social. Il est plus malaisé de réfuter M. Josias quand il se
retranche sur le terrain pratique. Ses raisons peuvent se
résumer comme suit. Les conséquences de la déclaration de la
tuberculose pourront être extrêmement nuisibles au malade,
parce que la déclaration sera pour lui une sorte de mise à
l'index; que la désinfection opérée fréquemment à son domicile
le désignera comme un danger public; qu'il ne trouvera plus
du travail en commun; que quelquefois même, devant les
craintes des voisins, il ne trouvera plus à se loger. La misère
et la détresse morale viendront s'ajouter à sa maladie et l'aggra-

---

1. Voir à l'Annexe IX, ce décret, cet arrêté et les deux circulaires des
5 et 12 juin 1903.

veront. Si c'était pour procurer aux autres contre lui une protection efficace il faudrait accepter ces conséquences pénibles. Mais est-ce possible? Il ne s'agit plus ici d'une affection aiguë, à terme court, comme la fièvre typhoïde, ou la scarlatine. Là, « en quelques semaines, la maladie a terminé son évolution », et les désinfections nécessaires ont pu être effectuées sans beaucoup de peine. Mais « la tuberculose est une affection à marche lente, durant quatre ou cinq ans en moyenne, pouvant se prolonger dix, quinze, vingt ans ». Comme on ne pourra pas enfermer les douze cent mille tuberculeux de France[1] dans des sanatoriums, s'appliquera-t on à les suivre dans les menus faits de leur vie journalière? à les empêcher de cracher ou à les contraindre de se servir d'un crachoir de poche? à assurer la désinfection de leurs crachoirs, et, périodiquement, à des intervalles très courts, la désinfection de leurs logements? Il faudrait faire tout cela pour que la santé publique fût véritablement protégée contre eux. Or, cela est impraticable.

Cependant je ne puis m'empêcher de croire que le jour viendra où la tuberculose sera obligatoirement déclarée. En attendant, aucun effort ne doit être négligé pour que le nombre de ceux qui auront, ce jour-là, à souffrir de cette déclaration soit aussi restreint que possible. C'est par la salubrité des villes et des villages, par l'assainissement des habitations, par des

---

1. On compte de 10 à 12 maladies pour une mort. Le chiffre de 1 200 000 tuberculeux semblera donc faible à ceux qui croient qu'il se produit annuellement en France 150 000 décès par tuberculose.

Il est d'ailleurs probable que ce chiffre de 150 000 est exagéré. Pour l'obtenir, il a fallu, après avoir réuni les décès par toutes les sortes de tuberculose, y ajouter tous les décès par bronchite chronique, et supposer que dans les communes rurales, pour lesquelles les renseignements faisaient défaut, la proportion de la mortalité par tuberculose est la même que dans les petites villes. On risque, par cette exagération, de se préparer, pour le jour où la statistique des causes de mort sera généralisée, un triomphe trop facile. En Angleterre, avant l'exécution des mesures d'hygiène publique qui eurent pour résultat une diminution si importante (près de 35 p. 100 de 1879 à 1900) de la mortalité tuberculeuse, l'estimation du nombre annuel des décès ayant pour cause cette maladie était de 50 à 58 000 (Dr Thorne-Thorne, *The Progress of Preventive Medecine during the Victorian Era*, p. 47). Si les Anglais l'avaient alors évaluée à 120 000, ce qui eût répondu à peu près à l'évaluation de 150 000 en France, leurs statistiques actuelles seraient encore bien plus brillantes : seulement, elles seraient fausses.

mesures de police qui interdiront de contaminer la voie
publique, par le développement de sociétés coopératives qui
faciliteront aux pauvres gens une alimentation saine et peu
coûteuse, par des lois protectrices qui s'opposeront au surme-
nage des travailleurs, que des entraves seront mises à la
marche, jusqu'ici fort peu contrariée, de la tuberculose. Sans
déclaration obligatoire, par la seule puissance de l'assainissement, surtout par le désencombrement des logements, l'Angleterre a fait baisser de plus de 40 p. 100 la mortalité par
phtisie. Pourquoi n'en ferions-nous pas autant? Commençons
par là.

Est-ce à dire qu'il ne faille rien entreprendre pour l'hospitalisation des tuberculeux? Telle n'est pas notre pensée. Mais, au
point de vue de l'hygiène publique, l'hospitalisation est surtout
un moyen d'isolement, une arme de défense sociale. Si donc il est
impossible d'hospitaliser tous les phtisiques, que l'on s'efforce
d'isoler d'abord ceux qui constituent le danger le plus grave,
ceux qui crachent le plus, les quasi incurables[1]. Les sanatoriums de cure, très dispendieux à construire[2], très dispendieux
à faire fonctionner[3], et dont les résultats ne sont favorables
qu'autant que les malades qu'on y envoie ont été triés avec un
soin extrême[4], ne seront jamais qu'en nombre restreint. Les

1. Des instructions concernant le traitement dans les hôpitaux publics
des malades atteints de tuberculose pulmonaire ont été adressées par
M. Waldeck-Rousseau aux préfets le 15 juin 1901.

2. On assure que dans celui de Beelitz, en Allemagne, le prix du lit a
été de quinze mille marks. En France, on évite ces excès; néanmoins, les
exigences médicales dans les sanatoriums de cure sont telles, que
chaque lit, dans la construction, revient à sept mille et même à huit
mille francs.

3. Trois mille francs par lit et par an, a-t-on déclaré en lançant dans
le Figaro la souscription en faveur de la création d'un fonds pour le
fonctionnement des sanatoriums. L'entretien d'un lit demande donc un
capital de 100 000 francs. La souscription a produit 1 500 000 francs. C'est
l'entretien assuré de 15 lits.

4. Voir, à ce sujet, le rapport si minutieux, si décisif, du Dr G. Kuss
sur les resultats obtenus au sanatorium d'Angicourt en 1901. Il n'existe
à Angicourt, pour les tuberculeux parisiens, que 148 lits. Or, « l'entrée du
sanatorium n'a pas été refusée à un seul bon malade faute de place; même
en comblant les vides avec des malades médiocres, dont un certain nombre
devenaient mauvais en quelques semaines, *le sanatorium n'a pas pu être
tout a fait rempli* » (p. 8). Il résulte clairement de ce rapport que les tuberculeux hospitalisés dans un sanatorium ne guérissent, et encore dans une

tuberculeux curables qui ne pourront être hospitalisés devront recevoir conseils et soins dans des dispensaires de prophylaxie, tels que celui qu'à Lille M. le docteur Calmette a installé avec tant d'intelligence et dirige avec tant de succès. Lorsque, grâce à cet ensemble de mesures, le nombre des victimes de la tuberculose pulmonaire aura été réduit, quand on aura fait la preuve que la propagation de cette terrible maladie peut être combattue, on ne trouvera sans doute plus d'obstacle à en rendre la déclaration obligatoire.

Il ne faut du reste pas oublier qu'aux termes de la loi la déclaration de la tuberculose, et celle de quelques autres maladies, est facultative. Or, lorsque le malade use de cette faculté de déclarer sa maladie, la désinfection, avec les moyens dont

---

assez faible proportion, que s'ils sont recueillis tout au début de leur maladie. Les Allemands, pour prouver les vertus des sanatoriums, ont produit des statistiques triomphantes : mais le Dr Armaingaud, dans son opuscule : *De la décroissance de la mortalité par tuberculose en Allemagne : ses causes réelles* (Paris 1903), en a fait justice. Il a démontré que la diminution en Prusse de la mortalité tuberculeuse est due à des mesures générales d'hygiène publique, et ne peut pas être mise a l'actif des sanatoriums. Les partisans de ces établissements sont eux-mêmes incertains lorsqu'il s'agit d'en chiffrer les résultats. M. le Dr Brouardel, qui s'est constitué en France le chaleureux défenseur du système allemand, oscille entre des nombres très différents, quand il évalue la proportion des guérisons. Suivant lui, cette proportion serait de 67 p. 100 : (« Sur 100 malades soignés au sanatorium allemand et l'ayant quitté depuis au moins trois ans, les deux tiers — 67 environ — peuvent être considérés comme radicalement guéris ». *Contre la tuberculose*, livret scolaire par P. Brouardel, Paris, Delagrave, 1903, p. 39); — ou de 37 p. 100 : (« 37 p. 100 des tuberculeux, traités au début de la maladie dans les sanatoriums allemands, ont été définitivement guéris ». P. Brouardel. Conférence faite à Besançon, publiée par la *Revue d'hygiène*, août 1903); — ou de 15 p. 100 : (« Qu'on nous montre, s'est-il écrié, en prenant, le 3 septembre 1903, devant la 6e section du *Congrès d'hygiène* de Bruxelles, la défense des sanatoriums allemands, qu'on nous montre un autre système donnant 15 p. 100 de guérisons tuberculeuses! ») Tantôt M. Brouardel déclare que « les deux tiers des malades sortent après trois mois de séjour *remis en pleine capacité professionnelle* » (*Figaro*, 15 décembre 1902); tantôt il envisage les guérisons « dans le sens accepté par les compagnies d'assurances, c'est-à-dire rendant le malade apte à faire *le tiers* du travail effectué par un ouvrier absolument sain ». (P. Brouardel, *La presse médicale*, 9 mai 1903, p. 358, col. 3.). Dans cette dernière hypothèse, comme un ouvrier sain ne gagne d'habitude que le nécessaire, les tuberculeux sortis *guéris* des sanatoriums sont pour les deux tiers de leur subsistance à la charge de la collectivité. Et notez que si, pendant le temps assez court dont leur vie est prolongée, leur puissance de travail est considérablement diminuée, leur puissance de procréation ne l'est pas.

l'administration sanitaire dispose, devient obligatoire pour cette administration. A mesure donc que l'éducation du public se fera, à mesure que l'on comprendra mieux que la tuberculose est une maladie comme une autre, qui, comme une autre, peut être efficacement combattue et dont, comme pour une autre, la transmission peut être évitée, les familles prendront de plus en plus l'habitude de s'adresser à l'autorité sanitaire pour être aidées dans cette lutte; les voisins cesseront de s'effarer devant des désinfections périodiques, se rendant compte que si ces précautions dénoncent un péril elles fournissent en même temps les meilleurs armes pour s'en garantir. Ce progrès des mœurs avancera, lui aussi, le temps où la déclaration de la tuberculose pourra être rendue obligatoire par la loi.

J'ai dû m'arrêter un instant sur ce sujet qui préoccupe si vivement l'opinion dans le monde entier[1]. Je reviens à l'analyse de la loi.

La liste est donc faite des maladies transmissibles, de celles auxquelles sont applicables les dispositions légales. Un jeune homme tombe malade; le médecin de la famille reconnaît la fièvre typhoïde; la fièvre typhoïde est inscrite sur la liste; que va-t-il se passer?

En premier lieu, la maladie doit être déclarée, à la fois au maire et au sous-prefet, par le médecin (article 5)[2].

La loi de 1902 n'a pas modifié sur ce point l'obligation qu'imposait au médecin la loi sur l'exercice de la médecine[3]. Espérons que les médecins modifieront la manière dont ils s'en acquittent. S'ils ne le faisaient pas, et si l'autorité judiciaire continuait à user à leur égard de l'indulgence dont ils ont

---

1. Pour la lutte contre la tuberculose, qui n'est pas mon sujet présent, j'engage mes lecteurs à se reporter à l'article publié par le M. professeur Grancher dans le *Bulletin médical* du 7 mars 1903, et à celui publié par M. le D' Albert Robin dans la *Revue de Paris* du 15 juillet 1903.

2. Art. 5. — La déclaration à l'autorité publique de tout cas de l'une des maladies visées à l'article 4 est obligatoire pour tout docteur en médecine, officier de santé ou sage-femme qui en constate l'existence. Un arrêté du ministre de l'Intérieur, après avis de l'Académie de médecine et du Comité consultatif d'hygiène publique de France, fixe le mode de la déclaration.

3. Loi du 12 décembre 1892.

jusqu'ici bénéficié, les destinées de la loi de 1902 seraient fort compromises.

Pour ne pas faire la déclaration que la loi leur prescrit, quelles raisons donnent certains médecins?

Quelques-uns, de moins en moins nombreux, objectent qu'ils sont liés par le secret professionnel. Je ne puis me décider à prendre cette objection au sérieux. Quoi! la fièvre typhoïde, la scarlatine, la rougeole, seraient des maladies engageant le secret professionnel médical!.Ce que le médecin dit par bavardage, au premier venu, sa conscience lui interdirait de le révéler, dans l'intérêt général, à l'autorité sanitaire! A-t-il jamais élevé cette objection quand il a dû délivrer un certificat pour faire interner un malade dans un asile d'aliénés? Et d'où lui vient donc cette obligation de secret? De la loi, de l'article 378 du code pénal. La loi qui lui ordonne de déclarer la maladie transmissible n'a-t-elle pas la même force, ou plutôt cette loi spéciale ne le dégage-t-elle pas, pour les cas spéciaux qu'elle vise, de l'obligation générale du secret?

La question a d'ailleurs été tranchée par la plus haute autorité judiciaire.

Dans une petite ville du centre de la France, un médecin, ayant observé quelques cas de diphtérie dans sa clientèle, crut devoir se conformer à la loi et déclara les cas à la mairie. Le secrétaire de la mairie reçut la déclaration, et ne trouva rien de mieux que d'aller en causer avec un conseiller municipal de ses amis. M. le conseiller, indigné qu'on osât constater dans sa ville des maladies infectieuses, adressa au journal de la localité une lettre véhémente contre le médecin. Le médecin ne se laissa pas intimider. Il attaqua devant les tribunaux le journal et le secrétaire. L'affaire alla jusqu'à la Cour de cassation, et la Cour décida que le secrétaire de mairie devait être condamné comme ayant violé, lui, le secret professionnel. Le médecin, qui avait poursuivi l'affaire par sentiment du devoir civique, comme il avait obéi à ce même devoir au début en déclarant la maladie, rendit ainsi à l'hygiène publique un signalé service. C'est la Cour suprême qui a jugé qu'en déclarant les maladies contagieuses, comme la loi le lui prescrit, le médecin ne fait que confier un fait médical à une autorité qui est tenue au secret comme lui-même; il ne viole pas le secret, il le partage; il est tenu de le partager.

La seconde objection que faisaient les médecins était plus grave, et jusqu'au vote de la loi de 1902 il était difficile d'y répondre.

Nous sommes tout prêts, disaient-ils, à aider l'administration sanitaire. Mais encore faut-il que cette administration existe, et qu'elle agisse. Or, la plupart du temps, lorsque nous déclarons une maladie infectieuse, quelle suite est donnée à notre avis? Aucune, puisque aucun service sanitaire ne fonctionne.

La loi de 1902 a précisément pour but de prescrire les actes de préservation sociale qui devront suivre la déclaration du médecin. Mais, avant de les aborder, je dois signaler une restriction assez grave apportée par le Sénat au projet du gouvernement. Le projet prévoyait que, à défaut du médecin, la déclaration devrait être faite par d'autres personnes, par le chef de famille, par l'hôtelier, le logeur, etc. Il en est ainsi dans un grand nombre de législations étrangères [1]. Même, en France, des arrêtés municipaux avaient imposé la déclaration à d'autres qu'aux médecins [2]. Le Sénat n'a voulu la rendre obligatoire que pour eux. Il a trouvé qu'il était inhumain de

---

1. *Angleterre :* Sont responsables de la déclaration, l'habitant de la maison, le chef de famille, ou, à son défaut, les plus proches parents, ou, à défaut de ceux-ci, la personne chargée de soigner le malade, ou enfin le principal locataire; d'un autre côté, le médecin doit faire la déclaration.

État de New-York : Toute personne connaissant dans la ville un individu atteint de maladie contagieuse doit en faire la déclaration et indépendamment, bien entendu, de l'obligation imposée au médecin sous des peines très sévères.

Hongrie : L'obligation de la déclaration est imposée aux médecins, aux ecclésiastiques, aux instituteurs, et à tous ceux qui auront connaissance de cas....

En Italie, il en est comme en France; la déclaration n'est imposée qu'aux médecins.

2. *Lyon :* Arrêté municipal du 28 mai 1889 : « Les parents ou autres personnes ayant garde de malades atteints d'affections infectieuses sont tenus d'en faire la déclaration à la mairie de.... »

Grenoble : Arrêté municipal du 22 avril 1890 : « Les parents, logeurs ou autres personnes ayant garde... » (même texte).

Nice : Arrêté municipal du 17 juin 1892. Même texte, avec cette particularité que parmi les maladies dont il prescrit la déclaration obligatoire, le maire de Nice a inscrit la phtisie.

forcer un père de famille à déclarer la maladie de son enfant. Il est permis de penser qu'il est beaucoup plus inhumain de diminuer les garanties que la déclaration obligatoire offre à l'ensemble de la population. S'il n'y a pas de médecin, la déclaration ne sera donc pas faite. Est-ce une hypothèse gratuite? N'y a-t-il pas des régions entières où le secours médical est très rare? N'ai-je pas administré un département, en Bretagne, où la majorité des habitants naissent, vivent et meurent sans avoir jamais vu un médecin? Là même où un médecin est présent, la déclaration qu'il doit faire aurait été bien plus assurée, si elle avait été, à son défaut, imposée à sa famille. Celle-ci est souvent contraire à la déclaration. « En la faisant, dit-elle à son médecin, vous allez nuire à mon commerce, à mon crédit; je vous interdis de la faire; si vous persistez, je saurai bien trouver un autre docteur qui ne la fera pas. » Et le médecin se trouve pris entre son intérêt et son devoir. Il en est différemment là où le médecin peut répondre : « Un autre serait, tout comme moi, obligé de la faire, cette déclaration. Et si votre médecin ne la fait pas, c'est à vous-même que la loi l'impose. » Le changement apporté sur ce point au projet du gouvernement semble regrettable et il est à craindre que dans la pratique il ait des conséquences très fâcheuses.

La déclaration a donc une extrême importance : c'est le point de départ de toutes les mesures prises pour empêcher la diffusion de la graine empoisonnée. Mais poursuivons.

On sait à la mairie et à la sous-préfecture qu'un cas de fièvre typhoïde existe dans telle commune. Que va faire le maire? Que va faire le sous-préfet?

Il faut distinguer ici entre les grandes villes, celles qui ont plus de 20 000 habitants, qui ont obligatoirement, d'après la loi, un bureau d'hygiène, et les autres. Dans les premières, c'est le maire, par le bureau d'hygiène, qui agira; dans les autres, à moins que la municipalité ait sagement créé pour son usage propre un service d'hygiène, ce sera le sous-préfet par le médecin des épidémies. Les mesures que prendront le bureau d'hygiène et le médecin des épidémies seront d'ailleurs les mêmes; ils s'efforceront d'assurer : 1° l'isolement du malade; 2° la désinfection de tous les objets qui risquent d'être souillés par lui.

Formuler ces moyens de défense, c'est les justifier. Il tombe sous le sens que plus le malade sera isolé, plus l'on tiendra éloignées de lui les personnes autres que celles dont les soins lui sont nécessaires, plus on détruira les germes pathogènes qui sont à la fois la cause et l'effet de sa maladie, plus aussi l'on diminuera les occasions et les chances de transmission du mal.

L'idéal, au point de vue de la défense sanitaire, serait que le malade fût transporté dans un local spécial où tout serait organisé en vue de cette défense. En France, où les liens de la famille sont si forts, où le préjugé contre l'hôpital est encore si vivace, ce transfert est rare. Il n'a pas paru en tout cas pouvoir être imposé. Il peut l'être en Angleterre. Il y a quelques années, un professeur agrégé de la faculté de médecine de Paris se maria. Le nouveau ménage se rendit en Angleterre. Presque au débarqué, madame contracte la scarlatine. On vient la prendre à son hôtel pour la conduire, bon gré mal gré, dans un hôpital de scarlatineux. « Ne puis-je pas accompagner ma femme? gémit l'infortuné docteur. — Vraiment oui, lui dit-on, mais une fois entré dans l'hôpital, vous n'en pourrez sortir qu'après la guérison. » Ainsi fut fait, et ce fut à l'hôpital des scarlatineux que les jeunes époux coulèrent les jours de leur lune de miel.

Il s'agissait ici de voyageurs, n'ayant pas dans le pays de domicile fixe : n'est-il pas bien raisonnable que dans ces conditions ils soient tenus de se rendre à l'hôpital spécialement affecté à la maladie contagieuse dont ils sont atteints? Leur intérêt propre le commande non moins que l'intérêt général. En France, aucun texte législatif ou réglementaire n'a jusqu'ici permis une telle contrainte. Si les maires le veulent, l'arrêté sanitaire municipal permettra de l'imposer. En effet, l'article 55 du règlement modèle A (reproduit à l'Annexe VIII) est ainsi conçu : « Tout individu atteint d'une des maladies prévues aux articles qui précèdent, sera isolé de telle sorte qu'il ne puisse propager cette maladie par lui-même ou par ceux qui sont appelés à le soigner. L'isolement sera pratiqué *soit à domicile*, soit dans un local spécialement aménagé à cet effet, soit à l'hôpital. » Dans le cas qui nous occupe, l'isolement ne pouvant avoir lieu dans un domicile qui n'existe pas, le malade, en exécution du règlement, devrait être conduit au pavillon préparé pour sa maladie ou même à l'hôpital, si un tel pavillon n'existait pas. Mais il est à prévoir que la municipalité n'aura cette exigence à l'égard des passagers atteints d'une maladie contagieuse que si elle a créé un moyen spécial de traiter cette maladie.

Dans les communes peu importantes, le maire agira prudemment en se prémunissant de moyens simples, peu coûteux, pour réaliser, en cas d'épidémie, un isolement collectif des malades. Les tentes mobiles peuvent à cet égard rendre des services. Quand j'étais préfet du Finistère, il y a dix-sept ans, le choléra éclata dans une petite commune qui n'était séparée que par un pont de l'importante ville de Douarnenez. Je fis venir une grande tente à double paroi; cette tente fut transformée en hôpital; les cholériques y furent isolés; la désinfection fut rigoureusement effectuée, et le mal fut étouffé sur place.

Chaque maire est obligé par l'article 1er de la loi de prendre un arrêté réglementant la police sanitaire [1]. Deux modèles de ces arrêtés, l'un pour les villes, l'autre pour les campagnes, ont été adressés aux préfets par le ministre de l'Intérieur [2]. C'est ce règlement sanitaire municipal qui prescrira les mesures d'isolement.

C'est la loi elle-même (art. 7) [3] qui ordonne la seconde précaution à prendre, la plus importante, la désinfection.

---

1. ARTICLE PREMIER. — Dans toute commune, le maire est tenu, afin de protéger la santé publique, de déterminer après avis du conseil municipal et sous forme d'arrêtés municipaux portant règlement sanitaire :

1° Les précautions à prendre, en exécution de l'article 97 de la loi du 5 avril 1884, pour prevenir ou faire cesser les maladies transmissibles visées à l'article 4 de la présente loi, spécialement les mesures de desinfection ou même de destruction des objets à l'usage des malades ou qui ont été souillés par eux, et généralement des objets quelconques pouvant servir de véhicule à la contagion;

2° Les prescriptions destinées à assurer la salubrité des maisons et de leurs dépendances, des voies privées, closes ou non à leurs extrémités, des logements loués en garni et des autres agglomérations, quelle qu'en soit la nature, notamment les prescriptions relatives à l'alimentation en eau potable ou à l'évacuation des matières usées.

2. Voir ces modèles de règlement, avec la circulaire du 30 mai 1903, à l'Annexe VIII.

3. ART. 7. — La désinfection est obligatoire pour tous les cas des mala-

Que devra-t on désinfecter? Tout ce qui a pu être souillé par le malade : les linges, les vêtements qu'il aura touchés, le local qu'il a habité, le véhicule qui l'aura porté à l'hôpital. Il y a quelques années, avant la grande découverte du D' Rou.·, une dame de nos amies se trouvait dans un fiacre avec son petit garçon. L'enfant ramassa un papier sale et le tendit à sa mère. Celle ci lut avec épouvante ces mots : « Enfant à conduire immédiatement au pavillon des enfants diphtériques. » Elle fit arrêter la voiture, et rentra chez elle toute tremblante. Aucune précaution ne réussit à la sauver du malheur; quelques jours après son fils prenait la diphtérie et mourait [1]. La désinfection des voitures publiques est une des questions qui devront préoccuper les maires dans la rédaction de leurs arrêtés sanitaires. Des indications à cet égard leur sont fournies dans l'article 57 du règlement modèle applicable aux villes.

Comment devra-t-on désinfecter? Les moyens de désinfection seront réglés par les agents du service sanitaire, d'accord avec le médecin de la famille. Tantôt le bain des objets dans des substances stérilisantes, quelquefois même simplement dans l'eau bouillante, suffira; tantôt il faudra les faire passer dans des étuves où les germes seront détruits par la chaleur.

dies prévues à l'article 4; les procédés de désinfection devront être approuvés par le ministre de l'Intérieur, après avis du Comité consultatif d'hygiène publique de France.

« Les mesures de désinfection sont mises à exécution, dans les villes de 20 000 habitants et au-dessus par les soins de l'autorité municipale, suivant des arrêtés du maire approuvés par le préfet, et dans les communes de moins de 20 000 habitants par les soins d'un service départemental.

« Les dispositions de la loi du 21 juillet 1856 et des décrets et arrêtés ultérieurs, pris conformément aux dispositions de ladite loi, sont applicables aux appareils de désinfection.

« Un règlement d'administration publique, rendu après avis du Comité consultatif d'hygiène publique de France, déterminera les conditions que ces appareils doivent remplir au point de vue de l'efficacité des opérations à y effectuer. »

1. Voici deux articles de l'acte sanitaire d'Écosse (15 août 1867, art. 48 et 49) : « Sous peine d'une amende de 125 francs, il est interdit à toute personne atteinte d'une maladie infectieuse d'entrer, sans prévenir, dans une voiture publique. La même amende est subie par quiconque, ayant un tel malade sous sa dépendance, aura permis que ce malade soit une cause de contagion publique, par quiconque l'aura, sciemment, laissé monter dans une voiture publique, par quiconque aura, sciemment et sans désinfection préalable, donne, vendu, ou prêté des objets lui ayant appartenu. »

Dans certains départements, dans certaines communes, ces étuves seront mobiles, et iront porter la désinfection à domicile; dans d'autres, elles seront fixes, et il faudra régler alors le transport des objets, de manière qu'il ne crée pas un nouveau danger.

Comment connaitra-t-on l'efficacité des appareils de désinfection? Comment sera contrôlé le fonctionnement de ces appareils? On comprend que ceci est de toute première importance. A une œuvre qui recueillait des pauvres sans travail et que subventionnait le ministère de l'Intérieur, j'avais tâché de faire comprendre qu'une étuve destinée à désinfecter les vêtements misérables de sa clientèle lui était indispensable; que, si elle voulait continuer à mériter les encouragements officiels, elle devait assurer aux pauvres, aussi bien qu'à ceux chez lesquels elle les plaçait, les garanties de cette désinfection. En m'adressant la demande habituelle de secours, on m'annonça qu'on avait l'étuve. Je me rendis à l'établissement. Je dus insister pour qu'on me montrât le nouvel appareil. On me conduisit à une chambre très incomplètement close; au centre de la chambre, un seau; l'on m'assura qu'on y empilait les linges salis; — à côté un trépied en fonte; l'on m'assura qu'on y brûlait du soufre; — c'était l'étuve.

Un décret en date du 7 mars 1903 [1], rédigé par le Conseil d'État, décide que les appareils ne pourront servir aux désinfections ordonnées par la loi de 1902 qu'autant que leur type, après avoir été examiné par le Comité consultatif d'hygiène publique de France, aura été approuvé par le ministre de l'Intérieur.

Quant au fonctionnement de ces appareils, ce sont les municipalités ou les préfets qui ont la charge d'en régler le contrôle. Lorsque les règlements, municipaux et préfectoraux, auront été faits, les services organisés, on ne verra plus, j'espère, ce qui était tout récemment constaté dans une grande ville de France, des entrepreneurs de désinfection, ayant de bons appareils qu'ils ne mettaient pas en action, et se faisant payer très cher des désinfections qui n'avaient pas été opérées.

_____

1. Voir le texte de ce décret à la fin du volume, Annexe XI.

Il est certain que les procédés de désinfection rencontreront des résistances. L'homme ignorant nie volontiers ce qu'il ignore. Il croit que les précautions prises ne le sont que pour le molester. Il s'imagine avoir joué un bon tour à l'administration quand il est parvenu à s'y soustraire. En 1886, le choléra frappait cruellement une commune du Finistère, le Guilvinec. Un marin, habitant assez loin du centre contaminé, avait un fils, gamin de treize ans, mousse. L'enfant va au Guilvinec un dimanche pour un repas de baptême. Il rentre malade, il s'alite; le mardi, il meurt du choléra. Le maire est avisé du décès, et, obéissant aux ordres de la préfecture, il envoie le jour même chercher la literie pour la brûler. Mais le père cache le plus qu'il peut des objets ayant appartenu à son fils, et le lit même où celui-ci avait succombé. Tout fier d'avoir trompé les désinfecteurs, il se couche dans ce lit; il se couvre des couvertures qu'il a si habilement dissimulées : le lendemain, il meurt du choléra [1].

Vaincre ces résistances, faire l'éducation du public, est une question de temps. Quelquefois ce temps est très court. Il y avait assez longtemps qu'une épidémie de suette miliaire faisait des ravages dans le Poitou lorsque la nouvelle en parvint à Paris. Le président du Comité consultatif, M. Brouardel, se rendit sur les lieux. Il obtint la fabrication rapide d'étuves mobiles à désinfection. Au début, devant ce monstre inconnu, l'étuve, les paysans regimbèrent. M. Brouardel a raconté cette histoire au Sénat : « Les premiers cultivateurs chez lesquels on se présenta pour désinfecter furent assez difficiles à séduire. Mais ils changèrent d'attitude lorsqu'ils virent leurs lits de plume sortir de l'étuve plus beaux, plus gonflés qu'ils n'y étaient entrés. Nous avons eu alors grand'peine à partir des villages sans avoir fait passer à l'étuve tous les lits de plume et tous les oreillers des habitants. Si les paysans ne connaissaient pas les microbes, ils connaissaient très bien certains parasites gênants dont l'opération débarrassait ces objets. »

Si la désinfection semble insuffisante ou impossible, la

1. Henri Monod, *Le choléra, Histoire d'une épidémie*, Paris, Delagrave, 1892, in-8, p. 195.

défense sanitaire peut aller jusqu'à détruire les objets nuisibles. La destruction est expressément prévue par l'article 1er de la loi, et les indemnités auxquelles ces destructions donneront lieu sont classées parmi les dépenses obligatoires.

Quand la désinfection dans une ville est bien faite, elle a pour résultat la diminution de la mortalité. A Paris, le service

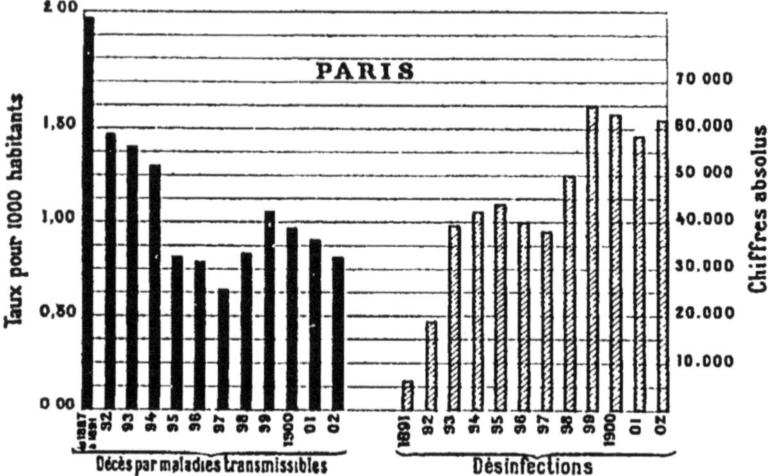

de désinfection est, depuis 1891, dirigé par le Dr A.-J. Martin, avec une compétence indiscutée et avec un succès remarquable. Je présente ci-dessus un graphique où sont figurés en noir, pour la période qui va de 1891 à 1902, d'une part, la mortalité par maladies transmissibles, d'autre part, en rouge, le nombre des désinfections opérées par le service. Il suffit d'y jeter un coup d'œil pour reconnaître que plus le nombre des désinfections augmente, plus celui des décès diminue.

Pour les autres mesures à prendre contre les maladies dont la déclaration est obligatoire, le Comité consultatif d'hygiène publique a rédigé des instructions pratiques dont on trouvera des exemples à la fin du volume (Annexe X).

Parmi les maladies transmissibles, il faut mettre à part la variole (article 6 [1]). Contre elle, le mode de défense est con-

1. « Art. 6. — La vaccination antivariolique est obligatoire au cours de la première année de la vie, ainsi que la revaccination au cours de la onzième et de la vingt et unième année. — Les parents ou tuteurs sont

sacré par l'expérience d'un siècle [1] : c'est la vaccination. Aussi a-t-on pu dire que « la variole est la honte d'un pays civilisé [2] ». Et c'est seulement en 1902 que la vaccination est devenue obligatoire en France! La loi nouvelle a, du reste, été jusqu'où elle devait aller : comme l'observation a prouvé que l'immunité, surtout dans les premières années de la vie, va s'atténuant et arrive à disparaître, la loi a rendu obligatoire, non seulement la vaccination, mais la revaccination au cours de la onzième et de la vingt et unième année. Le décret du 27 juillet 1903 règle le nouveau service [3].

La vaccination n'était obligatoire dans notre armée que depuis 1876 [4]. Elle ne l'était donc pas pendant la guerre de

tenus personnellement de l'exécution de ladite mesure. — Un règlement d'administration publique, rendu après avis de l'Académie de médecine et du Comité consultatif d'hygiène publique de France, fixera les mesures nécessitées par l'application du présent article. »

1. La pratique de la vaccination entra en France en 1800. Ce fut mon grand-père, le pasteur Jean Monod, qui l'introduisit en Danemark en 1801 (D' Bondesen, *Vaccinationens Hundredaalsjubilæum*, Copenhague, 1902).

2. D' Langlet, *Rapport présenté à la Chambre des députés sur le projet de loi pour la protection de la santé publique*, p. 6.

3. Voir ce décret à la fin du volume, Annexe XI.

4. Jules Ferry tenta de rendre la vaccination obligatoire dans les écoles primaires en 1882. Mais, dans nombre de localités, ses prescriptions se heurtèrent à la résistance des parents. L'impossibilité de la vaincre en dehors d'un texte de loi résulte nettement d'une lettre du ministre de l'Instruction publique en date du 12 mai 1898, lettre qu'il me semble intéressant de reproduire en entier :

« Monsieur le Ministre et cher Collègue,

« Vous avez bien voulu me communiquer un vœu émis par le Conseil général de la Meuse à l'effet d'obtenir que les maires soient obligés de faire revacciner tous les enfants ayant atteint l'âge de dix ans. Vous me demandez en même temps de vous faire savoir si les règlements scolaires permettent de donner satisfaction à ce vœu. »

« Une prescription a été introduite effectivement à cet égard dans le règlement scolaire des écoles primaires publiques. Elle est ainsi formulée :

« Tout enfant dont l'admission est demandée doit présenter à l'instituteur un bulletin de naissance et un certificat médical constatant qu'il a été vacciné ou qu'il a eu la petite vérole et qu'il n'est pas atteint de maladies ou d'infirmités de nature à nuire à la santé des autres élèves. Lorsque l'enfant a atteint sa dixième année, il doit, pour être admis ou maintenu dans l'école, être revacciné par les soins du médecin attaché à l'école ou délégué à cet effet par l'administration scolaire.

« L'instituteur doit conserver le bulletin de naissance et les certificats de vaccine ou de revaccination tant que l'enfant fréquente l'école.

« Mais il arrive que les pères de famille se refusent absolument à laisser revacciner leurs enfants. Si les enfants sont exclus de l'école pour ce motif,

1870-71. Elle l'était pour l'armée allemande. Une épidémie de variole se déclara dans les deux armées. Dans l'armée allemande le nombre des décès fut inférieur à 400. Dans l'armée française il fut de plus de 23 000 [1]. Si l'on fait masse de la population militaire et de la population civile, on constate que cette épidémie de variole de 1870-71 causa en France plus de 58 000 morts, le nombre des cas ayant dépassé 221 000 [2].

Il n'y a plus eu depuis lors d'épidémie aussi virulente, mais chaque année la France a payé à la mortalité par variole un tribut dont elle eût facilement pu faire l'économie. A Marseille, de 1872 à 1900, le nombre des décès par variole a dépassé 10 000 [3]. Pour l'année 1901, en France, dans les villes de plus de 5 000 habitants, ayant ensemble une population de quatorze millions d'habitants (14 109 520), le nombre des décès par variole s'est élevé à 1 031, tandis que cette même année, en Angleterre, pour une population de plus de trente-deux millions d'habitants (32 261 013), les décès par variole ont été au nombre de 85. Dans tout l'empire d'Allemagne, en 1897, il n'y a eu que 5 décès par variole. Autant dire que cette maladie a disparu du pays. Il n'est que temps qu'elle disparaisse du nôtre.

La loi de 1902 ne parle pas d'un mode de traitement nouveau, dû, lui aussi, aux découvertes de Pasteur, le traitement

ils vont suivre les cours d'une école privée, ou bien ne fréquentent plus aucune école. Il est impossible dans ce cas de traduire les pères de famille devant la commission scolaire pour infraction à la loi du 28 mars 1882, parce que la revaccination est imposée par un règlement et non pas par une loi.

« Aussi l'administration de l'instruction publique est-elle d'avis que si des pères de famille, malgré les conseils qui leur sont donnés, s'opposent formellement à l'exécution d'une mesure dont ils ont le grave tort de méconnaître l'utilité sanitaire, il convient, en l'absence d'une loi qui rende obligatoires pour tous la vaccination et la revaccination, de ne pas insister et de garder les enfants à l'école, en les signalant particulièrement à la vigilance du médecin inspecteur.

« Il est donc à souhaiter que le projet de loi dont le Parlement a été saisi par votre administration soit voté le plus tôt possible pour permettre l'application, sans résistance possible, de prescriptions aussi essentielles au maintien de la santé publique. »

« Agréez, etc.

« JULES FERRY. »

1. 23 400. D' G. Borne, *Vaccination et revaccination obligatoires*, Paris, C. Naud, 1902, p. 45.
2. 221 417 cas; 58 236 morts. *Ibid.*, p. 44.
3. *Ibid.*, p. 55.

par les sérums, parce qu'une loi spéciale, celle du 25 avril 1899,
a réglé cette question. Il importait à la santé publique que la
fabrication et la distribution des sérums ne fût pas laissée sans
contrôle à des mains inexpérimentées; il importait que la
vente de ces produits fût soustraite à des industriels sans science
et sans scrupules; il importait enfin de défendre le public contre
ces crédulités contagieuses qui parfois égarent l'opinion, et sont
suivies de déceptions si cruelles. C'est pourquoi la loi du 25 avril
1895 a prescrit que « les virus atténués, sérums thérapeutiques,
toxines modifiées et produits analogues ne peuvent être débités,
à titre gratuit ou onéreux, qu'autant qu'ils auront été, au point
de vue, soit de la fabrication, soit de la provenance, l'objet
d'une autorisation du gouvernement, rendue après avis du
Comité consultatif d'hygiène publique de France et de l'Académie de médecine [1] ».

Il semble, à première vue, que ce que nous avons exposé
devrait suffire pour la lutte contre les maladies transmissibles.
Cependant la loi a voulu prévoir encore les cas d'épidémies
graves, où l'action du maire devrait être renforcée de l'autorité du préfet (art. 3)[2]. Elle a prévu aussi (art. 8)[3] les cas
d'épidémies très graves, où les moyens de défense locaux

____

1. Voir à la fin du volume, Annexe XIV, le texte de cette loi et les documents y afférents.

2. Art. 3. — En cas d'urgence, c'est-à-dire en cas d'épidémie ou d'un
autre danger imminent pour la santé publique, le préfet peut ordonner
l'exécution immédiate, tous droits réservés, des mesures prescrites par
les règlements sanitaires prévus par l'article premier. L'urgence doit être
constatée par un arrêté du maire, et, à son défaut, par un arrêté du
préfet, que cet arrêté spécial s'applique à une ou plusieurs personnes ou
qu'il s'applique à tous les habitants de la commune. »

3. Art. 8. — Lorsqu'une épidémie menace tout ou partie du territoire
de la République ou s'y développe, et que les moyens de défense locaux
sont reconnus insuffisants, un décret du Président de la République
détermine, après avis du Comité consultatif d'hygiène publique de
France, les mesures propres à empêcher la propagation de cette épidémie.

Il règle les attributions, la composition et le ressort des autorités et
administrations chargées de l'exécution de ces mesures, et leur délègue,
pour un temps déterminé, le pouvoir de les exécuter. Les frais d'exécution de ces mesures, en personnel et en matériel, sont à la charge de
l'État.

Les décrets et actes administratifs qui prescrivent l'application de ces
mesures sont exécutoires dans les vingt-quatre heures, à partir de leur
publication au *Journal officiel*.

seraient reconnus insuffisants, et où l'intervention de l'État serait nécessaire.

Ce sont ces cas de dictature sanitaire que j'ai fait prévoir en parlant de la loi de 1822. Pour régler l'exercice de cette dictature transitoire, la loi de 1902 ne pouvait mieux faire que de s'inspirer de celle-là. Aussi lui a-t-elle fait un emprunt presque textuel.

Lorsqu'une telle nécessité se présentera, un décret déterminera, sur l'avis du Comité consultatif d'hygiène, les mesures qui devront être prises.

Il était nécessaire d'inscrire ces pouvoirs dans la loi. Contre les maladies contagieuses, toutes les armes sont bonnes. La lutte contre elles a une importance extrême, car elles frappent leurs victimes dans la fleur ou dans la force de l'âge, neuf fois sur dix avant trente ans.

§ 2.

Le terrain.

Nous abordons la partie la plus belle de l'hygiène publique, celle dont les progrès doivent rendre un jour presque toutes les prescriptions sanitaires inutiles, l'assainissement.

Le 10 août 1889, M. le professeur Proust, inspecteur général des services sanitaires, terminait un important rapport qu'il adressait au ministre de l'Intérieur par les conclusions suivantes :

I. — La méthode antiseptique et les pansements propres ont diminué dans des proportions considérables la mortalité des femmes en couche et des opérés. Il serait facile d'obtenir, par l'assainissement des localités malsaines, des résultats aussi heureux pour la prophylaxie des maladies infectieuses et contagieuses.

II. — Les succès obtenus à la suite de leur assainissement par certaines villes étrangères comme diminution de la mortalité sont établis par la statistique.

III. — C'est seulement lorsque nos villes seront assainies que l'on verra diminuer dans une proportion considérable la mortalité dans la population civile et dans l'armée.

IV. — C'est seulement alors que, nos ports présentant un terrain réfractaire à la pénétration des germes morbides exotiques, l'on pourra supprimer complètement les dernières entraves quarantenaires.

V. — Il est donc du devoir des municipalités et du gouvernement d'assainir dans le plus bref délai possible les villes, les ports et le pays tout entier.

Ces graves paroles signalaient, en effet, un devoir; mais j'ai montré que la législation ne donnait alors ni au gouvernement ni aux municipalités les pouvoirs nécessaires pour l'accomplir. La loi de 1902 les leur donne. Grâce à elle, le maire, et, à son défaut, l'autorité supérieure, pourront ordonner les mesures d'assainissement nécessaires, soit collectives, soit individuelles. Examinons ce qu'elle permet désormais de faire pour assainir, d'abord une commune, ensuite une habitation.

Dans les communes rurales, où les maisons, généralement isolées, sont quelquefois très éloignées les unes des autres, la salubrité de la commune se confondra presque avec celle des habitations. Le maire recherchera quelle eau boivent les habitants; il veillera à ce que de cette eau toutes les causes de souillure soient écartées; à ce que jamais les fumiers ne soient installés de manière qu'ils puissent la souiller; il évitera, du moins pour les maisons nouvelles, qu'elles soient construites en contre-bas des routes. La commune a-t-elle besoin, pour avoir de l'eau potable, d'acquérir une source peu importante, d'un débit de moins de deux litres par seconde ou seulement le droit à l'usage d'une source? La loi simplifie pour elle les formalités d'acquisition (article 10, §§ 4, 5) [1]. En cas de maladie

---

1. ART. 10. — Le décret déclarant d'utilité publique le captage d'une source pour le service d'une commune déterminera s'il y a lieu, en même temps que les terrains à acquérir en pleine propriété, un périmètre de protection contre la pollution de la dite source. Il est interdit d'épandre sur les terrains compris dans ce périmètre des engrais humains et d'y forer des puits sans l'autorisation du préfet. L'indemnité qui pourra être due au propriétaire de ces terrains sera déterminée suivant les formes de la loi du 3 mai 1841 sur l'expropriation pour cause d'utilité publique, comme pour les héritages acquis en pleine propriété.

Ces dispositions sont applicables aux puits ou galeries fournissant de l'eau potable empruntée à une nappe souterraine.

Le droit à l'usage d'une source d'eau potable implique, pour la commune qui la possède, le droit de curer cette source, de la couvrir et de

transmissible, toutes les précautions prescrites par la loi ou par le règlement départemental devront évidemment être prises. Mais en dehors de ces cas, le contrôle sanitaire, dans ces petites communes, se limitera à quelques prescriptions très simples.

La question est autrement compliquée dans les villes.

Une ville ne peut être considérée comme saine que si elle fournit à ses habitants, en premier lieu, de l'eau pure; en second lieu, des moyens d'enlever tous les résidus de la vie avant qu'aucune fermentation ait pu s'y produire. *Amenée d'une eau saine sans contamination possible, enlèvement des matières usées sans stagnation possible*, ce sont les deux conditions principales de la salubrité d'une grande agglomération. Un sénateur, M. Méric, a exposé en excellents termes cette théorie devant le Sénat :

Il faut, pour qu'une ville se conforme aux exigences de l'hygiène, qu'elle soit munie d'un double organisme, d'une double canalisation : une première canalisation pour l'adduction d'eau potable, comparable au réseau artériel, dans lequel circule une eau abondante et saine, apportant dans chaque ménage, dans la moindre cellule du corps social, la santé avec la propreté; une deuxième canalisation pour l'évacuation des vidanges, comparable au système veineux, dans laquelle circule la même eau, mais après qu'elle a servi à enlever les impuretés, et qui les véhicule ensuite, en les entraînant après elle, pour les transporter en un point où leur déversement ne risque plus de contaminer personne [1].

Les projets d'adduction d'eau potable doivent être soumis à l'approbation de conseils compétents. Autrefois, ils étaient tous

la garantir contre toutes les causes de pollution, mais non celui d'en dévier le cours par des tuyaux ou rigoles. Un règlement d'administration publique déterminera, s'il y a lieu, les conditions dans lesquelles le droit à l'usage pourra s'exercer.

L'acquisition de tout ou partie d'une source d'eau potable par la commune dans laquelle elle est située peut être déclarée d'utilité publique par arrêté préfectoral, quand le débit à acquérir ne dépasse pas deux litres par seconde.

Cet arrêté est pris sur la demande du conseil municipal et l'avis du conseil d'hygiène du département. Il doit être précédé de l'enquête prévue par l'ordonnance du 23 août 1835. L'indemnité d'expropriation est réglée dans les formes prescrites par l'article 16 de la loi du 21 mai 1836.

1. Sénat, Séance du 20 mai 1900, *Journal officiel* du 21 mai 1900, p. 663.

examinés par le Comité consultatif. Aujourd'hui, les travaux peuvent être autorisés par le préfet, sur l'avis conforme du conseil départemental d'hygiène, dans les communes de moins de 5000 habitants. La loi nouvelle fournit les moyens de défendre l'eau contre les causes extérieures de pollution par l'établissement d'un périmètre de protection de la source [1].

Rien n'est plus important pour l'hygiène publique que la protection des eaux potables contre toute cause de contamination. C'est désormais une vérité acquise que pour nombre de maladies transmissibles, notamment pour la fièvre typhoïde, l'eau est, non pas le seul, mais le plus ordinaire véhicule du microbe pathogène. En 1891 et en 1900, des enquêtes minutieuses ont démontré que les travaux d'amenée d'eau potable dans les communes, après approbation du Comité consultatif, avaient eu pour conséquence la quasi-suppression dans ces communes de la mortalité par fièvre typhoïde [2].

Quant aux travaux qui ont pour objet l'enlèvement des matières usées, ceux que l'on appelle plus spécialement les tra-

---

1. La production des eaux potables est réglée par l'article 10 de la loi dont le texte est ci-dessus. On trouvera à la fin du volume, Annexe XII, des documents qui feront connaître la genèse de cet article, et les simplifications administratives apportées dans l'instruction des projets d'amenée d'eau.

2. Voir *Rapports sur l'alimentation publique en eau potable devant le Comité consultatif d'hygiène publique de France, par Henri Monod. Recueil des travaux du Comité*, t. XXI, p. 143 et suiv., et t. XXX, p. 121 et suiv. Voici le dernier paragraphe du premier de ces deux rapports : « Ainsi tout démontre l'influence de l'eau d'alimentation sur la mortalité par fièvre typhoïde. Le Comité est en droit de se féliciter des services qu'il a rendus aux communes en prenant tant de soin pour étudier leurs projets d'amenée d'eau. Il regrettera de n'avoir pas eu à en étudier davantage (333 de 1885 à 1890) et pour des communes plus importantes. Que de villes, en effet, auraient besoin de méditer l'enseignement qui ressort de ce qui précède! Je ne veux en nommer aucune; je ne veux pas, ce qui serait, hélas! facile, faire, au nom de la santé publique, le procès à plusieurs de nos cités. Mais combien, où la mortalité générale est excessive et la fièvre typhoïde à l'état endémique, auraient intérêt à suivre l'exemple que leur donnent de pauvres communes rurales! Combien faudra-t-il de temps encore pour qu'elles comprennent, pour que leurs habitants comprennent, que s'il est une dépense justifiée, obligée sinon obligatoire, et en outre productive, c'est celle dont le résultat certain est de préserver de nombreuses existences humaines? » Ces réflexions, émises en 1891, n'ont, douze ans plus tard, rien perdu de leur valeur. C'est pourquoi je les reproduis. C'est pourquoi aussi il a fallu, en 1902, faire une obligation légale de ce qui n'était jusque-là qu'une obligation morale très généralement méconnue.

vaux d'assainissement, ils doivent tous, à raison de leur importance, être soumis à l'approbation du Comité consultatif d'hygiène publique de France.

Ces conditions essentielles de la salubrité de villes, les Romains les connaissaient bien. Ce n'était pas chose accessoire pour eux que la salubrité. L'empereur Auguste, ayant institué une charge de surintendant des eaux de Rome, la confia à son gendre; c'est Agrippa qu'il nomma *consularis aquarum*. Ce même Auguste, à qui le Sénat proposait de lui élever une statue, refusa, et, pour montrer où devaient aller les hommages et les vœux, il érigea à ses frais des statues aux trois divinités bienfaisantes : à la Paix, à la Concorde et à la Santé publique. Dans les lettres échangées par Trajan et Pline le Jeune [1] on voit combien la salubrité des villes, la recherche des eaux pures, la construction des aqueducs préoccupaient l'empereur et le proconsul. Souhaitons que ces préoccupations deviennent ordinaires chez nos proconsuls d'aujourd'hui.

Si une ville refuse de faire les travaux d'assainissement nécessaires, peut-on l'y contraindre? Qu'est-ce qui prouvera qu'une commune est insalubre? Il était important d'adopter ici une règle qui ne laissât prise à aucun soupçon de partialité. Si l'on a pu parler autrefois de poules bien pensantes ou mal pensantes, il ne faudrait pas qu'aujourd'hui, en République, on pût croire que l'administration sanitaire fait des distinctions politiques dans sa lutte contre l'insalubrité. Elles seraient particulièrement haïssables, puisque des vies humaines en feraient les frais, et particulièrement sottes, puisque les bénéficiaires risqueraient fort d'en être les victimes.

Il fallait donc trouver un fait positif, qui permît de présumer l'insalubrité d'une commune ou plutôt qui obligeât à la présumer. Le critérium de la salubrité d'une ville est sa mortalité. Prenant cette règle pour point de départ, la loi a décidé (art. 9) [2]

---

1. Voir la traduction de quelques-unes de ces lettres dans notre ouvrage : *L'Hygiène publique*, qui forme la deuxième section du dixième livre de *l'Encyclopédie d'hygiène* de Jules Rochard (t. VIII).

2. « Art. 9. — Lorsque pendant trois années consécutives le nombre des décès dans une commune a dépassé le chiffre de la mortalité moyenne de la France, le préfet est tenu de charger le conseil départemental d'hygiène

que, lorsque, dans une commune, le nombre des décès, *pendant trois années consécutives*, aurait dépassé le chiffre de la mortalité moyenne de la France, le préfet sera tenu de procéder à une enquête.

Ceci, croyons-nous, est tout à fait nouveau, et doit emporter l'approbation générale. Le taux moyen de la mortalité française est annuellement de 20 à 21 décès [1] par mille habitants. Dans une ville — supposons-la de 30 000 habitants — en 1902 comme en 1901, en 1901 comme en 1900, la mortalité a été de 30,5 par mille habitants. Chaque année, dans cette ville, meurent trois cents personnes qui ne mourraient pas si le taux de la mortalité y était le même que dans l'ensemble de la France. Pourquoi cette inégalité meurtrière? Se contentera-t-on de dire que dans les grandes agglomérations les chances de mort s'aggravent? La réponse serait mauvaise puisque, à Paris, le taux

de procéder, soit par lui-même, soit par la commission sanitaire de la circonscription, à une enquête sur les conditions sanitaires de la commune.

« Si cette enquête établit que l'état sanitaire de la commune nécessite des travaux d'assainissement, notamment qu'elle n'est pas pourvue d'eau potable de bonne qualité ou en quantité suffisante, ou bien que les eaux usées y restent stagnantes, le préfet, après une mise en demeure à la commune non suivie d'effet, invite le conseil départemental d'hygiène à délibérer sur l'utilité et la nature des travaux jugés nécessaires. Le maire est mis en demeure de présenter ses observations devant le conseil départemental d'hygiène.

« En cas d'avis du conseil départemental d'hygiène contraire à l'exécution des travaux ou de réclamation de la part de la commune, le préfet transmet la délibération du conseil au ministre de l'Intérieur, qui, s'il le juge à propos, soumet la question au Comité consultatif d'hygiène publique de France. Celui-ci procède à une enquête dont les résultats sont affichés dans la commune.

« Sur les avis du conseil départemental d'hygiène et du Comité consultatif d'hygiène publique, le préfet met la commune en demeure de dresser le projet et de procéder aux travaux.

« Si, dans le mois qui suit cette mise en demeure, le conseil municipal ne s'est pas engagé à y déférer, ou si, dans les trois mois, il n'a pris aucune mesure en vue de l'exécution des travaux, un décret du Président de la République, rendu en Conseil d'État, ordonne ces travaux, dont il détermine les conditions d'exécution. La dépense ne pourra être mise à la charge de la commune que par une loi.

« Le Conseil général statue, dans les conditions prévues par l'article 46 de la loi du 10 août 1871, sur la participation du département aux dépenses des travaux ci-dessus spécifiés. »

1. 1893 : 22,5; — 1894 : 21; — 1895 : 22,1; — 1896 : 20,1; — 1897 : 19,6; — 1898 : 21,2; — 1899 : 21,2; — 1900 : 22; — 1901 : 20,1; — 1902 : 19,5. Moyenne des dix ans : 20,9; des trois dernières années : 20,5.

de la mortalité est inférieur à celui de la mortalité en France. La présomption est que la ville est insalubre, non parce qu'elle est une ville, mais parce qu'elle ne s'est pas assainie comme Paris s'est assaini. Quelles sont les causes principales de cette insalubrité? Ne serait-il pas possible, peut-être facile, d'y porter remède? La loi impose à l'administration le devoir de se poser cette question, et d'y répondre. Cela n'est-il pas parfaitement juste, et quelle opposition raisonnable peut faire la commune à ce que l'on recherche les moyens d'empêcher une partie de ses habitants de mourir?

Dans une telle occurrence, le préfet n'est donc pas libre d'agir ou de ne pas agir. Il doit se tenir au courant du taux de la mortalité dans chacune des communes de son département, et, dès qu'il a la preuve que dans une de ces communes le taux de la mortalité a pendant trois ans dépassé celui de la mortalité générale, il est *tenu* de se renseigner sur l'état sanitaire de cette commune. Le conseil départemental d'hygiène, ou la commission sanitaire de circonscription, déléguera un ou plusieurs de ses membres pour procéder à une enquête : l'indication que fournit cette mortalité excessive est certes assez grave pour qu'on y aille voir. Les enquêteurs se feront représenter les documents conservés à la mairie; ils relèveront et classeront les causes de décès toutes les fois qu'ils pourront les connaître, ce qui, dans nombre de cas, leur fournira des données précieuses; ils examineront quelle eau boivent les habitants, et par quels moyens cette eau, à son point d'émergence et sur son parcours, est défendue contre les contaminations; comment les habitants se débarrassent des matières usées; quelles mesures sont prises contre la propagation des maladies transmissibles; si le règlement sanitaire est suffisant; si l'on tient la main à ce qu'il soit scrupuleusement obéi. A la suite de cette enquête, un rapport interviendra, et sera envoyé au préfet. Peut-être ce rapport se contentera-t-il de dire que le règlement sanitaire est mal appliqué; que le bureau d'hygiène fonctionne mal; qu'en cas de maladies infectieuses, la désinfection n'est pas efficace. Le préfet adressera alors des instructions au maire, et veillera à ce qu'il soit tenu compte dans la pratique des faits constatés

par l'enquête. Mais peut-être aussi, plus problablement même,
l'enquête relèvera-t-elle la nécessité de certains travaux, soit
pour donner à la commune de l'eau potable de bonne qualité,
soit pour assurer l'écoulement rapide des matières usées. Ces
travaux peuvent entraîner pour la commune des dépenses
considérables. Elle ne saurait se soustraire à l'obligation de les
exécuter. Elle n'a pas le droit d'en faire l'économie, alors qu'il
est établi que la conséquence de cette économie a été dans le
passé, et continuerait d'être s'il n'y était pourvu, la maladie
et la mort de ses habitants. Qu'elle y consente ou qu'elle n'y
consente pas, il faudra donc que les travaux reconnus indispensables soient exécutés [1]. L'article 9 de la loi, en prodiguant,
en exagérant peut-être en faveur de la commune incriminée les
moyens de défense, indique la procédure qui aboutira à cette
exécution des travaux. L'affaire pourra être portée devant le

---

1. Il y a longtemps qu'une telle contrainte peut être exercée en Angleterre. Le 25 juillet 1884, un des administrateurs du *Local Government
Board* m'adressait la lettre suivante :

« Cher monsieur, vous désirez avoir des renseignements plus complets
sur les conditions dans lesquelles la municipalité de Lincoln a été, malgré
tous ses efforts, contrainte d'entreprendre de coûteux travaux d'égout.
Voici ce qui s'est passé. La population de Lincoln est de 37 000 habitants.
Le *Local Government Board* fit connaître à la municipalité que l'état
sanitaire de la cité exigeait l'installation d'un système d'égouts. La corporation de Lincoln refusa de suivre cet avis. Elle était très probablement
soutenue dans sa résistance par la majorité des habitants, effrayés de
l'accroissement de charges qu'entraîneraient nécessairement les travaux. Cependant, quelques habitants adressèrent, en faveur de l'exécution
des travaux, une réclamation au *Local Government Board*. Le *Board*, en
vertu de l'article 299 de l'*Act* de 1875, enjoignit à la corporation d'entreprendre l'exécution d'un système d'égouts, et lui départit un délai de
quatre mois pour commencer les travaux. La corporation ne tint pas
compte de cet ordre. Le *Board* la traduisit alors devant *The Court of
Queen's Bench*, et demanda à la Cour de rendre un *mandamus* condamnant
la ville à obéir. La Cour rendit ce *mandamus*, qui est peut-être la décision judiciaire la plus péremptoire qui existe en Angleterre; si les
membres de la municipalité ne s'y étaient pas soumis, ils auraient certainement été par la Cour envoyés en prison. Ils se soumirent donc et
entreprirent l'exécution d'un système général d'égouts qui ne leur coûta
pas moins de L. 134 090 (3 350 000 fr.)

« Nous n'avons pas beaucoup de faits de cette nature, *peut-être deux
ou trois par an*, parce que la faculté donnée par l'article 299 à tout
habitant de saisir de sa réclamation le *Local Government Board* engage en
général les autorités locales à s'exécuter sans contrainte.

« Agréez, etc.

« HERBERT P. THOMAS. »

Comité consultatif. Si celui-ci déclare les travaux nécessaires, la loi exige que les résultats de son enquête soient affichés dans la commune, afin que pas un habitant n'ignore les motifs sérieux qui justifient cette atteinte à l'indépendance communale. Si la commune persiste dans sa résistance, on ira devant le Conseil d'État, on ira devant le Parlement, mais enfin la résistance injustifiée sera vaincue et les travaux sanitaires seront faits.

Cette contrainte n'est pas motivée seulement par l'utilité de défendre les habitants de la commune contre la négligence de sa municipalité : elle est en outre une conséquence de la théorie que j'ai exposée en commençant, à savoir que tout le territoire est menacé par l'insalubrité d'une quelconque de ses parties. C'est en faveur de tous que ces dispositions, dont je reconnais la nouveauté et la sévérité, sont prises contre quelques-uns; la France entière a intérêt à ce qu'aucune ville française ne soit une ville insalubre [1].

Ce fut pendant longtemps une règle admise sans conteste que la salubrité d'une agglomération est en raison inverse de sa densité. Plus une ville était peuplée, plus le taux de la mortalité devait y être élevé, car plus alors sont fréquentes les occasions de contagion, plus sont multipliées les chances d'insalubrité, plus il y a de chances pour que l'air, ce premier des aliments, soit rare, et que les logements soient encombrés. Mais les grands centres, s'ils ont ces inconvénients, ont aussi leurs avantages. Le progrès des lumières y a pour conséquence les progrès de l'assainissement, et ces progrès ont parfois une influence telle qu'ils arrivent à faire des villes les plus peuplées les villes les plus saines. Dans la plus vaste agglomération

---

1. Les travaux d'assainissement auront toujours pour conséquence la diminution de la mortalité. Marseille est une des villes de France où celle-ci est le plus élevée. Mais elle a diminué considérablement à la suite de la construction du grand égout qui emporte loin de la ville les matières usées. Cette mortalité avait été en moyenne de 27,3 pour mille habitants pendant la période quinquennale 1891-1895; elle est tombée à 24,9 pendant la période 1896 à 98, et en 1901 elle n'a plus été que 23,6. Quand Marseille aura complété son assainissement par une adduction d'eau de source, réservant celle de son admirable canal de la Durance pour le lavage et l'arrosage, cette ville, réputée naguère pour son insalubrité, deviendra une des plus saines de notre pays.

connue, Londres, la mortalité est depuis longtemps inférieure à celle de toutes les grandes capitales du monde. Paris marche d'ailleurs de très près sur ses traces. En 1900, alors que le taux de la mortalité était de 22 pour mille habitants en France et de 18,2 en Angleterre, il était de 19,4 à Londres, et de 19,6 à Paris. En 1901, il est tombé à Paris à 18,3. Il y a en France 44 villes qui ont plus de 40 000 habitants. En 1901, sur l'échelle descendante de la mortalité dans ces 44 villes, Paris, avec cette mortalité de 18,3, a le n° 42. Le n° 43 appartient à Roubaix, où le taux de la mortalité a été de 17,9, et le n° 44 à Tourcoing, où il est tombé à 16,9. Le privilège de ces deux grandes villes industrielles semble dû à ce que très généralement les ouvriers y vivent dans des maisons individuelles. Les 41 autres villes de France ayant plus de 40 000 habitants s'échelonnent, montant de 18,7 à 27,6; il y en a dix-sept où la mortalité a depassé 22. Une preuve très frappante, et tout à fait inattendue, de la salubrité de Paris, est dans la mortalité infantile. On croit généralement que l'on ne peut pas rendre un meilleur service à un petit enfant que de l'enlever à Paris. C'est possible, mais à condition que ce ne soit pas pour l'envoyer dans quelque autre grande ville. En 1901, le nombre des enfants au-dessous d'un an habitant les villes françaises et le nombre de leurs décès se chiffrent comme suit :

	Nombre d'enfants au-dessous d'un an	Décès.
Paris	36 900	6 469
Autres villes de plus de 100 000 habitants.	39 200	9 933
Villes de 30 000 à 100 000 habitants. . . .	40 500	8 426 [1]

Il résulte de ce tableau que, pour mille enfants au-dessous d'un an, la mortalité a été de 206 dans les villes de 30 000 à 100 000 habitants, de 253 dans les villes de plus de 100 000 habi-

---

[1]. Ces chiffres sont extraits de la *Statistique sanitaire des villes de France pendant l'année 1901*, publiée par le ministère de l'Intérieur. Comme une note l'explique à la page 24, les chiffres de la population considérée ont été arrondis en attendant le dépouillement complet de ceux fournis par le recensement de 1901.

tants, et de 175 seulement à Paris[2]. C'est surtout au nombre, relativement faible, des décès dus à la diarrhée infantile que

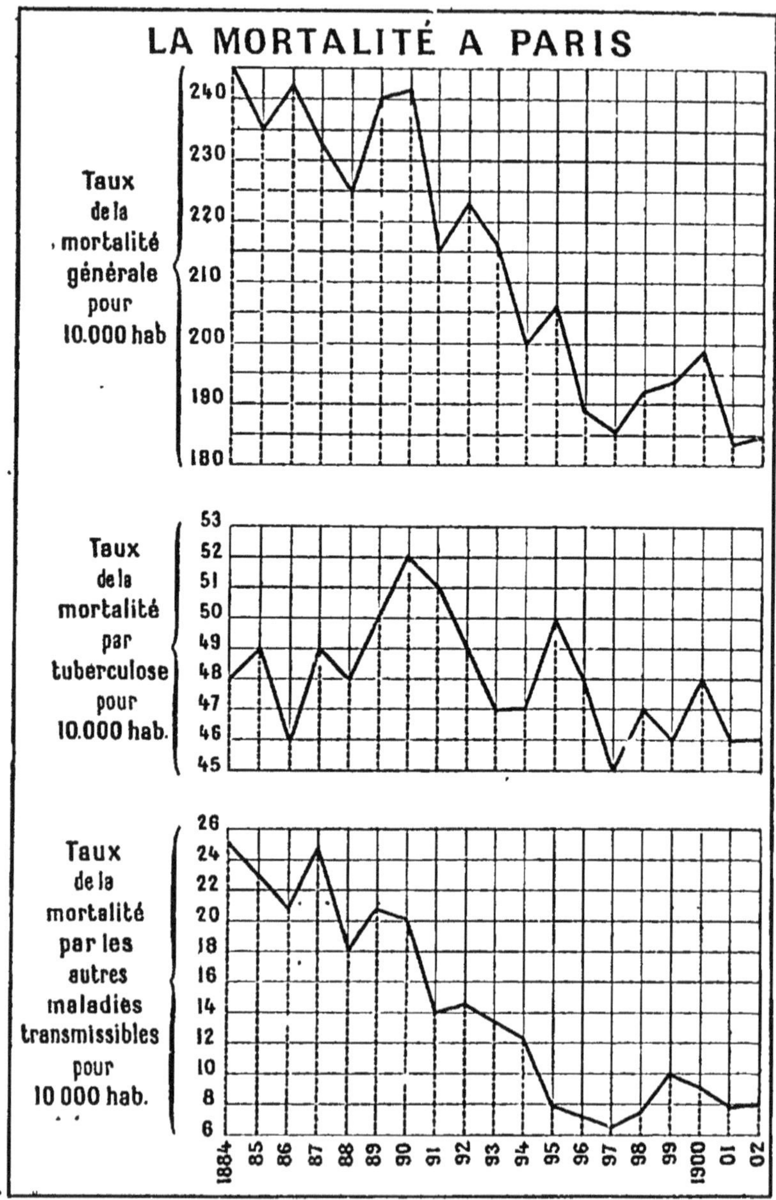

Paris est redevable de cet avantage considérable : les décès par

2. En 1900, dernière année dont nous connaissions les résultats, cette proportion a été de 160 à Londres.

diarrhée ont été dans la proportion de 75,16 p. 1 000 dans les villes de 30 000 à 100 000 habitants, de 102,60 p. 1 000 dans les ville de plus de 100 000 habitants, et, à Paris, de 53,52.

Ainsi, les résultats favorables que procure l'assainissement sont supérieurs aux conséquences fâcheuses que produit l'agglomération; ainsi, dans les petites villes, même dans les communes rurales, où n'existerait aucune préoccupation d'hygiène, la mortalité a des chances d'être plus élevée que dans les grandes villes assainies. Paris est une ville salubre parce que c'est la ville de France où, soit par l'amenée des eaux de source, soit par l'enlèvement rapide des matières usées, soit par la lutte contre les maladies contagieuses au moyen de la désinfection, les efforts les plus vigoureux ont été faits en faveur de l'hygiène.

Il est cependant une maladie sur laquelle tous ces efforts semblent être restés sans effet, c'est la tuberculose. Je présente ci-contre un graphique où, pour Paris, et pour la période qui va de 1884 à 1902, on verra trois courbes : la première est celle de la mortalité générale; la seconde celle de la mortalité par tuberculose; la troisième celle de la mortalité par maladies transmissibles. La première et la troisième fléchissent assez rapidement; la seconde, avec les fluctuations accidentelles que chaque année apporte, a une tenue générale presque constante. Les progrès hygiéniques réalisés à Paris ont eu une influence considérable pour enrayer toutes les maladies contagieuses, sauf une, la tuberculose.

Il y a au contraire un pays qui a plus qu'aucun autre enrayé la mortalité par tuberculose, c'est l'Angleterre.

Je pense que la concomitance de ces deux faits démontre la proposition suivante : l'insalubrité des logements (laquelle résulte surtout de l'encombrement) est l'adjuvant le plus actif dans la propagation de la tuberculose [1].

1. Tel est l'avis du docteur Brouardel, président du bureau international contre la tuberculose : « Le logement insalubre étant le plus puissant facteur de la propagation de la tuberculose, c'est lui qu'il faut tout d'abord viser. » (*La Presse médicale*, 9 mai 1903.) Si l'insalubrité des logements est *le plus puissant* facteur de la propagation de la tuberculose, le meilleur emploi que l'on pourra faire des sommes que l'on aura réussi à recueillir pour la lutte contre la tuberculose sera donc d'assainir les logements.

En Angleterre, comme je l'ai dit déjà, on a agi plus vigoureusement que partout ailleurs contre l'insalubrité des logements. La lutte était conduite par les pouvoirs publics, armés de la loi. C'est en vertu de la loi que le *Local Government Board* a pu ordonner la démolition de tout un quartier de Liverpool [1].

A Paris, des tentatives très louables ont été faites, sont faites encore par l'initiative privée. Mais, devant une pareille tâche, que peuvent les efforts individuels? Le nombre des maisons existant à Paris est d'environ 80 000. Sur ce nombre il y en a plus de 32 000 [2] qui sont reconnues insalubres. M. Jacques Bertillon a établi [3] que 887 000 habitants de Paris [4] — beaucoup plus du tiers de la population (363 p. 1 000) — vivent dans des logements surpeuplés, où le cube d'air respirable par personne est insuffisant. Les autorités sanitaires de la capitale ont pris la précaution, ce dont on ne saurait trop les féliciter, de dresser le cadastre sanitaire des habitations parisiennes. Grâce à elles, chaque maison de Paris a son dossier, avec ses antécédents morbides. Maintenant, armées par la loi, elles vont pouvoir compléter l'œuvre admirable qu'elles ont déjà poussée si loin, et progressivement assainir les logements des pauvres. On verra alors la courbe de la mortalité par tuberculose descendre à son tour la pente que descendront avec elle les souffrances imméritées et les deuils évitables.

Je ne reviens pas sur les principes. Nous avons reconnu que l'insalubrité d'une habitation ne menace pas seulement ceux qui l'habitent, et que par ce motif, de même que l'on n'a pas le droit de mettre le feu à sa propre demeure, ni d'y emmagasiner des provisions de dynamite, l'on n'a pas le droit de posséder

1. *De l'administration de l'hygiène publique à l'étranger et en France.* Mémoire présenté au Conseil d'hygiène du Calvados, par Henri Monod, préfet du Calvados, p. 37.

2. Nombre de maisons à Paris : 79 748. Nombre de maisons *médiocres* ou *mauvaises* au point de vue de la salubrité : 32 026. (*Livre foncier de Paris*, publication officielle de la préfecture de la Seine, 2ᵉ partie, 1902, p. 66.)

3. Dʳ Jacques Bertillon, *Mouvements de population et causes de décès selon le degré d'aisance.* Communication faite au Congrès international d'hygiène et de démographie de Paris, en 1900, p. 961.

4. Sur une population de 2 511 619 (recensement de 1896).

une maison insalubre. D'où cette conséquence que la salubrité d'une propriété est une charge naturelle de cette propriété.

Les propriétaires ne sont donc pas justifiés à se plaindre lorsqu'on les contraint à n'avoir que des maisons salubres. Il est grandement à souhaiter que la constatation de cette salubrité soit apparente, et que, ainsi que je l'ai proposé en 1884 dans le *Mémoire sur l'administration de l'hygiène publique* que j'ai présenté au Conseil d'hygiène départemental du Calvados, il soit délivré aux maisons reconnues saines une plaque qui serait appliquée à l'extérieur des habitations et qui porterait ces mots : *Bureau d'hygiène.*

Comment cette salubrité des immeubles sera-t-elle assurée?

Pour les maisons à construire, la chose est relativement facile. Une maison ne pourra être construite dans les agglomérations de plus de 20 000 habitants qu'après que son plan aura été approuvé (article 11 [1]).

La nécessité du permis de construction n'est pas nouvelle dans la législation française. C'est ainsi que nul ne peut construire ou reconstruire un bâtiment, un mur ou une clôture quelconque, dans une commune, ville, bourg ou village, le long d'une voie publique dépendant soit de la voirie urbaine ou vicinale, soit de la grande voirie, sans avoir demandé la permission de l'autorité compétente et obtenu d'elle un alignement individuel, c'est-à-dire l'indication de la limite de la voie publique (Édit de décembre 1607; arrêt du conseil du Roi du 27 février 1765; loi des 19-22 juillet 1791, titre I, art. 29).

---

1. ART. 11. — Dans les agglomérations de 20 000 habitants et au-dessus, aucune habitation ne peut être construite sans un permis du maire constatant que, dans le projet qui lui a été soumis, les conditions de salubrité prescrites par le règlement sanitaire, prévu à l'article 1er, sont observées.

A défaut par le maire de statuer dans le délai de vingt jours, à partir du dépôt à la mairie de la demande de construire, dont il sera délivré récépissé, le propriétaire pourra se considérer comme autorisé à commencer les travaux.

L'autorisation de construire peut être donnée par le préfet en cas de refus du maire.

Si l'autorisation n'a pas été demandée, ou si les prescriptions du règlement sanitaire n'ont pas été observées, il est dressé procès-verbal En cas d'inexécution de ces prescriptions, il est procédé conformément aux dispositions de l'article suivant.

De même, le décret du 26 mars 1852, relatif aux rues de Paris, qui a été étendu à un certain nombre de villes, édicte notamment que tout constructeur de maisons, avant de se mettre à l'œuvre, doit adresser à l'administration un plan et des coupes cotées des constructions qu'il projette et se soumettre aux prescriptions faites dans l'intérêt de la sûreté publique et de la salubrité.

L'article 11 de la loi de 1902 ne fait donc que généraliser pour toutes les agglomérations de 20 000 habitants des dispositions antérieures.

Il résulte de l'examen des travaux préparatoires de la loi que l'on doit entendre par agglomération toute localité dont la population atteint ou dépasse 20 000 habitants, qu'il s'agisse d'une ville, d'un bourg ou même d'une simple commune.

L'exigence du permis de construire est un moyen de s'assurer préalablement de l'observation des prescriptions du règlement sanitaire élaboré en exécution de l'article Ier et relatives soit aux conditions d'aération, d'éclairage et de construction des habitations en général, soit plus spécialement aux pièces destinées à l'habitation, aux caves, sous-sols, rez-de-chaussée et étages, à la hauteur des maisons, aux cours et courettes, etc., etc.

Le permis de construire n'est pas obligatoire dans les communes de moins de 20 000 habitants. Est-ce à dire que la construction des immeubles destinés à l'habitation doive échapper à toute réglementation, au point de vue sanitaire? La négative ne semble pas douteuse, en présence des termes du dernier paragraphe de l'article 11 : «... si les prescriptions du règlement sanitaire n'ont pas été observées, il est dressé procès-verbal... » Ce texte a une portée aussi générale que possible.

C'est donc le règlement sanitaire municipal qui, dans les communes de moins de 20 000 habitants, fixera les conditions auxquelles devront satisfaire les constructions nouvelles.

Pour les habitations existantes, reconnues insalubres, les autorités sanitaires rencontreront de très grands obstacles. Elles devront, surtout dans les petites villes et les communes rurales, apporter beaucoup de modération dans l'exercice des pouvoirs nouveaux que la loi leur confie. Mais lorsqu'il sera

établi qu'un immeuble, pour emprunter les termes de la loi,
« est dangereux pour la santé des occupants ou des voisins »,
il faudra bien qu'elles agissent. Là même, elles devront être,
très attentives à n'imposer que les améliorations strictement
nécessaires. Plus elles mettront de patience et de ménagements
dans l'œuvre d'assainissement qu'elles ont le devoir d'entreprendre et de poursuivre, plus elles auront de chances de la
voir aboutir, car plus elles auront l'assentiment et l'appui de
l'opinion.

Les articles 12[1] et suivants ont remplacé les dispositions de
la loi du 13 avril 1850 sur les logements insalubres.

---

1. Art. 12. — Lorsqu'un immeuble, bâti ou non, attenant ou non à la
voie publique, est dangereux pour la santé des occupants ou des voisins
le maire ou, à son défaut, le préfet invite la commission sanitaire prévue
par l'article 20 de la présente loi à donner son avis :

1° Sur l'utilité et la nature des travaux;

2° Sur l'interdiction d'habitation de tout ou partie de l'immeuble jusqu'à
ce que les conditions d'insalubrité aient disparu.

Le rapport du maire est déposé au secrétariat de la mairie à la disposition des intéressés.

Les propriétaires, usufruitiers ou usagers sont avisés, au moins quinze
jours d'avance, à la diligence du maire et par lettre recommandée, de la
réunion de la commission sanitaire, et ils produisent, dans ce delai, leurs
observations.

Ils doivent, s'ils en font la demande, être entendus par la commission
en personne ou par mandataires et ils sont appelés aux visites et constatations de lieux.

En cas d'avis contraire aux propositions du maire, cet avis est transmis
au préfet, qui saisit, s'il y a lieu, le conseil départemental d'hygiène.

Le préfet avise les intéressés, quinze jours au moins d'avance, par lettre
recommandée, de la réunion du conseil départemental d'hygiène et les
invite à produire les observations dans ce délai. Ils peuvent prendre
communication de l'avis de la commission sanitaire, déposé à la préfecture, et se présenter, en personne ou par mandataire, devant le conseil;
ils sont appelés aux visites et constatations de lieux.

L'avis de la commission sanitaire ou celui du conseil d'hygiène fixe le
délai dans lequel les travaux doivent être exécutés ou dans lequel l'immeuble cessera d'être habité en totalité ou en partie. Ce délai ne commence
à courir qu'à partir de l'expiration du délai de recours ouvert aux intéressés par l'article 13 ci-après ou de la notification de la décision définitive intervenue sur le recours.

Dans le cas où l'avis de la commission n'a pas été contesté par le maire,
ou, s'il a été contesté, après notification par le préfet de l'avis du conseil
départemental d'hygiène. le maire prend un arrêté ordonnant les travaux
nécessaires ou portant interdiction d'habiter, et il met le propriétaire en
demeure de s'y conformer dans le delai fixé.

L'arrêté portant interdiction d'habiter devra être revêtu de l'approbation
du préfet.

La loi de 1850 avait seulement en vue « les logements et dépendances insalubres mis en location ou occupés par d'autres que les propriétaires, l'usufruitier ou l'usager ». Il en résultait que, pour qu'un immeuble se trouvât soumis à l'application de cette loi, il fallait : 1° qu'il constituât un logement ou une dépendance de logement; 2° · qu'il fût mis en location ou occupé par d'autres que le propriétaire, l'usufruitier ou l'usager; 3° qu'il fût insalubre. De plus, l'intervention de la commission des logements insalubres était limitée aux logements qui lui étaient signalés.

Notre article 12 vise au contraire tout « immeuble, bâti ou non, attenant ou non à la voie publique ». Ce texte comprend tous les immeubles quels qu'ils soient, bâtis ou non bâtis, clos ou non clos, à quelques usages qu'ils servent, remises, écuries, étables, chenils, puits, puisards, etc., etc.

J'ai essayé de montrer au Sénat, le 9 février 1897, pourquoi la définition du logement insalubre est aujourd'hui différente de celle qu'on en donnait en 1850. « M. de Melun, disais-je, pouvait réclamer pour le propriétaire ce qu'il appelait ingénieusement « la triste liberté du suicide », mais ni lui, ni personne ne voudrait réclamer, en 1897, pour ce propriétaire, la coupable liberté de l'empoisonnement. » Je ne reviendrai pas sur ce que la science nous a appris à cet égard, et qui résulte de tout l'ensemble de ce travail.

D'après la loi de 1850, c'était le conseil municipal qui devait se prononcer sur les travaux à exécuter ou sur l'interdiction d'habitation. J'ai montré également plus haut comment, en de telles questions, le conseil municipal n'a ni compétence ni indépendance. Notre loi nouvelle a confié cette mission aux commissions sanitaires de circonscription et au conseil d'hygiène départemental.

Comment l'immeuble dangereux pour la santé des habitants ou des voisins sera-t-il connu ?

Ce sera soit par une plainte des occupants ou des voisins, soit par un rapport du bureau d'hygiène dans les villes où il en existera un, soit par un rapport de police, soit enfin par la notoriété publique.

Le maire procédera à une enquête. Il en consignera les résultats dans un rapport qu'il soumettra à la commission sanitaire. Il lui demandera son avis : 1° sur l'utilité et la nature des travaux ; 2° sur l'interdiction d'habitation de tout ou partie de l'immeuble jusqu'à ce que les conditions d'insalubrité aient disparu.

Si le maire, pour une raison quelconque, néglige ou refuse de s'occuper de l'état de choses signalé, les intéressés peuvent s'adresser au préfet, qui, après une mise en demeure restée sans résultat, saisira lui-même la commission sanitaire.

Quand la commission aura formulé son avis et que le maire, ou à son défaut le préfet, aura pris un arrêté pour ordonner des travaux, le propriétaire aura encore un recours contre cet arrêté devant le conseil de préfecture (article 13) [1].

Les dispositions contenues dans l'article 14 [2] comblent une lacune de la loi de 1850, en établissant des sanctions vis-à-vis des propriétaires qui refusent de se soumettre aux injonctions de l'autorité municipale. Les dépenses qui seraient faites au compte des propriétaires sont garanties par un privilège dans les revenus de l'immeuble (article 15) [3].

M. le professeur Cornil, rapporteur de la commission du Sénat, justifie dans les termes suivants la disposition qui est devenue l'article 15 de la loi :

« N'est il pas juste d'accorder un privilège sur les revenus de l'immeuble pour assurer le recouvrement des dépenses faites, au refus du propriétaire d'exécuter lui-même les travaux,

---

1. ART. 13. — Un recours est ouvert aux intéressés contre l'arrêté du maire devant le conseil de préfecture, dans le délai d'un mois à dater de la notification de l'arrêté. Ce recours est suspensif.

2. ART. 14. — A défaut de recours contre l'arrêté du maire ou si l'arrêté a été maintenu, les intéressés qui n'ont pas exécuté, dans le délai imparti, les travaux jugés nécessaires, sont traduits devant le tribunal de simple police, qui autorise le maire à faire exécuter les travaux d'office, à leurs frais, sans préjudice de l'application de l'article 471, § 15, du Code pénal.

En cas d'interdiction d'habitation, s'il n'y a pas été fait droit, les intéressés sont passibles d'une amende de 16 francs à 500 francs et traduits devant le tribunal correctionnel, qui autorise le maire à faire expulser, à leurs frais, les occupants de l'immeuble.

3. ART. 15. — La dépense résultant de l'exécution des travaux est garantie par un privilège sur les revenus de l'immeuble, qui prend rang après les privilèges énoncés aux articles 2101 et 2103 du Code civil.

puisque c'est grâce à ces travaux que l'immeuble continuera à donner des revenus?

« Votre commission a elle-même admis le privilège, en le limitant aux revenus; mais dans le texte qu'elle vous propose (art. 15), elle ne vise pas le paragraphe 5 de l'article 2103 du Code civil applicable seulement en cas de plus-value, et elle détermine le rang de ce privilège en le faisant venir après les privilèges généraux de l'article 2101 et les privilèges spéciaux de l'article 2103.

« Nous ne nous dissimulons pas d'ailleurs que, dans ces conditions, le privilège accordé pour le recouvrement des dépenses faites d'office sera souvent inefficace. Il manquera même d'objet quand l'immeuble bâti ne sera pas occupé par des locataires.

« C'est ici le lieu de rappeler que le maire, en vertu du jugement qui condamne les propriétaires à exécuter les travaux pourra, s'il veut les faire exécuter au refus du propriétaire, prendre une inscription d'hypothèque sur tous les immeubles présents et à venir de celui-ci. » (Art. 2123 du Code civil.)

Il fallait faciliter au propriétaire l'exécution des travaux. La loi a donc décidé que les ouvertures nouvelles pratiquées pour l'exécution des travaux d'assainissement, — et il faut comprendre : qu'elles aient été pratiquées de gré ou de force — seront pendant cinq ans exemptées de la contribution des portes et fenêtres (art. 16) [1], et que le propriétaire ne sera pas tenu à des dommages-intérêts envers un locataire lorsque ces travaux donneront lieu à la résiliation d'un bail (article 17) [2]. Il faut espérer qu'avant qu'un seul de ces délais de cinq ans soit expiré, la contribution des portes et fenêtres, c'est-à-dire l'impôt sur la lumière, sur la santé, sur la vie, aura disparu.

On voit que si quelques-unes de ces dispositions peuvent sembler rigoureuses, cette rigueur se justifie par l'intérêt

---

1. ART. 16. — Toutes ouvertures pratiquées pour l'exécution des mesures d'assainissement, prescrites en vertu de la présente loi, sont exemptes de la contribution des portes et fenêtres pendant cinq années consécutives, à partir de l'achèvement des travaux.

2. ART. 17. — Lorsque, par suite de l'exécution de la présente loi, il y aura lieu à la résiliation des baux, cette résiliation n'emportera, en faveur des locataires, aucuns dommages et intérêts.

général, et que la loi a multiplié les garanties pour que le propriétaire puisse se défendre contre des exigences abusives.

Il arrive que ce n'est pas le propriétaire, mais le locataire qui s'oppose aux mesures d'assainissement. Il y a quelques années, l'eau d'un puits, qui alimentait une maison de Paris, fut reconnue malsaine, et des instances furent faites auprès du propriétaire pour qu'il fournît à ses locataires une eau de source. Le propriétaire se rendit sans combat, exécuta les travaux, prit à sa charge les dépenses et pourvut sa maison d'une eau pure. Pour être bien sûr que l'eau mauvaise ne nuirait plus à personne, il combla le puits. Parmi les locataires était un boulanger. Celui ci constata que l'eau propre cuisait moins facilement son pain que l'eau sale. « Je ne boirais pas de cette eau, disait-il, mais je la préfère pour la panification. Quand j'ai loué, il y avait le puits; j'exige qu'on me rende le puits. » Le propriétaire résista. Le boulanger lui fit un procès. Il le gagna. Le propriétaire dut rouvrir son puits, et le boulanger put continuer à se servir d'une eau malsaine pour fabriquer son pain [1].

Dans une petite ville du Midi, il y a deux ans environ, le maire fit analyser l'eau de trois puits, journellement servie aux clients de trois cafés. L'eau était contaminée. Il soumit à l'approbation du préfet un arrêté interdisant la consommation de cette eau. Mais aucun texte de loi n'autorisait le maire à prononcer une telle interdiction. Le préfet, le conseil départemental d'hygiène, le ministre de l'Intérieur furent d'accord sur ce point. L'arrêté ne fut donc pas approuvé, et les consommateurs des cafés continuèrent à ingurgiter une eau reconnue dangereuse. Désormais l'arrêté général de salubrité que prendra le maire en vertu de la loi de 1902 lui permettra de mettre un terme à ce désordre.

Ils sont en nombre infini, les cas analogues, où des insalubrités, nuisibles pour des tiers, furent signalées à l'administration, et où l'administration dut répondre qu'elle était impuissante. Je sais cependant un cas où elle a été jusqu'à brûler une

---

1. Ville de Paris, *Rapport général de la commission des logements insalubres de 1884 à 1889*. Paris, 1895, in-8°, p. 114.

habitation. C'était pendant l'épidémie de choléra de 1884. Le préfet de police, le Dr Brouardel et le Dr Dujardin-Beaumetz se rendirent à une maison de la banlieue où un cholérique venait de mourir. C'était une masure en papier goudronné ; pour mobilier, une vieille armoire qui n'avait que deux pieds ; un tas de chiffons sur lequel gisait le cadavre. Impossible de désin· fecter. Le préfet de police — c'était M. Camescasse — s'adressa à une bonne femme qui pleurait, accroupie près des chiffons. « C'est à vous, madame, cette bicoque ? — Oui, monsieur. — Et ce qu'il y a dedans ? — Oui, monsieur. — Combien voulez-vous de tout ça ? — Oh, monsieur, il y en a bien pour dix francs. » On lui en donna vingt et on brûla la maison [1].

L'administration ira, s'il le faut, jusqu'à l'interdiction d'habiter. Elle peut même aller jusqu'à la démolition, mais alors il faudra que la commune fasse ce qu'a fait M. Casmescasse, qu'elle achète la maison (article 18 [2]). Comme cela lui coûtera en général plus cher que son achat ne coûta en 1884 au préfet de police, elle ne se résoudra à cette extrémité qu'en cas de nécessité bien démontrée. La plupart du temps, elle trouvera des moyens moins dispendieux de faire cesser les causes d'insalubrité.

Une indication précieuse lui sera fournie à cet égard par l'apparition dans une maison d'un cas de maladie transmissible. Avisé de la présence d'une telle maladie, le bureau d'hygiène ou le médecin des épidémies ne devront pas se limiter à prescrire l'isolement et la désinfection. Cette maladie

---

1. Sénat. Séance du 18 décembre 1900, *Journal officiel*, 19 décembre 1900, p. 976.

2. ART. 18. — Lorsque l'insalubrité est le résultat de causes extérieures et permanentes, ou lorsque les causes d'insalubrité ne peuvent être détruites que par des travaux d'ensemble, la commune peut acquérir, suivant les formes et après l'accomplissement des formalités prescrites par la loi du 3 mai 1841, la totalité des propriétés comprises dans le périmètre des travaux.

Les portions de ces propriétés qui, après assainissement opéré, resteraient en dehors des alignements arrêtés par les nouvelles constructions, pourront être revendues aux enchères publiques, sans que les anciens propriétaires ou leurs ayants droit puissent demander l'application des articles de la loi du 3 mai 1841, si les parties restantes ne sont pas d'une étendue ou d'une forme qui permette d'y élever des constructions salubres

a une cause, se diront-ils. Cette cause ne serait-elle pas dans quelque insalubrité constituant un danger permanent? Ils feront donc des recherches; ils examineront l'eau potable, les possibilités de contamination de cette eau, les cabinets d'ai-sance, les tuyaux d'évacuation et le fonctionnement des siphons; ils donneront les conseils nécessaires; ils pourront provoquer l'intervention de l'autorité [1].

Qu'elle soit urbaine ou rurale, une maison, pour être salubre, doit n'avoir qu'un nombre d'habitants proportionel à sa capacité; il faut qu'elle soit largement aérée; que toutes les parties habitées reçoivent la lumière du jour; qu'elle soit mise à l'abri des impuretés du dehors et puisse se débarrasser facilement et rapidement des impuretés du dedans. Si c'est une maison urbaine, il faut encore qu'en haut elle ait de l'eau; qu'en bas elle ait des moyens d'évacuation; et qu'entre deux, entre l'amenée d'eau et l'égout, elle soit pourvue de fermetures hydrauliques, de siphons, empêchant les émanations de l'égout de remonter dans les chambres. C'est là un minimum d'exigences. Qu'elle est faible, la proportion des maisons qui, en France, y satisfont!

Dans toutes les grandes villes, à Paris même, il y a des maisons meurtrières. Tous les ans, elles font des victimes, et en nombre à peu près constant, de sorte que des habitants de ces maisons on peut prédire avec une quasi-certitude combien auront été conduits au cimetière avant qu'une année se soit

---

1. Voici comment les choses se passent à Bruxelles :

« Toutes les fois qu'est signalé un cas de maladie transmissible, le bureau d'hygiène s'efforce d'en découvrir la cause afin de pouvoir en pré-venir le retour. Les trois opérations suivantes se poursuivent simultané-ment : 1° des agents spéciaux font une enquête; en même temps qu'ils prennent les mesures de désinfection nécessaires pour empêcher la trans-formation des cas isolés en foyers épidémiques, ils recherchent les causes d'insalubrité, signalent dans un rapport les ravaux d'assainisse-ment nécessaires, et l'exécution de ces travaux est immédiatement ordonnée par le bourgmestre (le maire); 2° le service technique des égouts procède à un examen des embranchements et vérifie le fonctionnement des fermetures hydrauliques; 3° l'eau du puits qui dessert la maison est analysée; si elle est reconnue malsaine, le bourgmestre, après avoir mis le propriétaire en demeure de faire les travaux indispensables, interdit l'usage du puits ou même l'habitation de la maison. » (Henri Monod, *De l'administration de l'hygiène...* Mémoire cité, p. 23.)

écoulée. Ce sont bien des condamnés à mort, et qui n'ont pas de grâce à attendre. Pour dix mille habitants, la mortalité annuelle par tuberculose est de 10 dans le quartier des Champs-Élysées; elle est de 104 dans le quartier de Plaisance, et l'on a constaté que dans certaines maisons de ce quartier des décès par tuberculose se produisent régulièrement chaque année.

L'application de la loi de 1902 fera disparaître ces abominables scandales sociaux. Ainsi s'accomplira progressivement l'assainissement de notre pays. Certes, je n'ai pas dissimulé l'importance que j'attache à la désinfection et les bienfaits que j'en attends. Mais la désinfection n'est qu'un moyen de se défendre contre un mal déclaré et dont on redoute la propagation. Combien mieux vaut-il l'empêcher de se déclarer, ou, s'il s'est déclaré, n'avoir pas à le craindre! L'assainissement des milieux où vivent les citoyens, de la maison aussi bien que de la commune, de la caserne non moins que de l'école et de l'atelier, apparaît donc comme étant d'un ordre supérieur à la destruction des germes; l'œuvre accidentelle de cette destruction de la graine nocive se complète, pour être un jour rendue inutile, par l'œuvre permanente de l'amélioration du terrain, et le dernier mot de l'hygiène publique est, non pas *désinfection*, mais *salubrité*.

Comment la loi de 1902 a-t-elle organisé l'administration sanitaire?

Le projet du gouvernement prévoyait des inspecteurs départementaux, et nommés par le ministre de l'Intérieur et qui, sur tous les points du territoire, eussent veillé à l'exécution de la loi. Cette organisation, acceptée par la Chambre des députés, a été écartée par le Sénat, lequel s'est refusé à la création de nouveaux fonctionnaires. Il a renvoyé le soin de créer et de payer les inspecteurs aux conseils généraux (article 19)[1]. Qu'un conseil général, par économie ou par indifférence, s'abstienne

____

1. Art. 19 (§ 1). — Si le préfet, pour assurer l'exécution de la présente loi, estime qu'il y a lieu d'organiser un service de contrôle et d'inspection, il ne peut y être procédé qu'en suite d'une délibération du Conseil général reglementant les détails et le budget du service.

de voter les fonds nécessaires au service du contrôle, ce contrôle n'existera pas. Ceci semble un peu bizarre. Car si la loi ne doit pas être utile, il ne fallait sans doute pas la voter; et si elle doit être utile, il serait bon d'avoir les moyens de contrôler son exécution.

Peut-être, avec le temps, et grâce au sentiment du devoir qui anime nos assemblées départementales, un bien sortira de ce mal. L'inspection nécessaire sera organisée par les conseils généraux, lesquels prendront d'autant plus d'intérêt à son bon fonctionnement qu'elle sera plus entièrement entre leurs mains.

Le pouvoir central semble donc avoir été insuffisamment armé par la loi. Par contre, les pouvoirs délibératifs y abondent. Dans chaque département, le Conseil général règle le service (article 20) [1]. Il divise le département en circonscriptions, dans

---

1. Art. 20. — Dans chaque département, le Conseil général, après avis du conseil d'hygiène départemental, délibère, dans les conditions prévues par l'article 48, § 5, de la loi du 10 août 1871, sur l'organisation du service de l'hygiène publique dans le département, notamment sur la division du département en circonscriptions sanitaires et pourvues chacune d'une commission sanitaire, sur la composition, le mode de fonctionnement, la publication des travaux et les dépenses du conseil départemental et des commissions sanitaires.

A défaut par le Conseil général de statuer, il y sera pourvu par un décret en forme de règlement d'administration publique.

Le conseil d'hygiène départemental se composera de dix membres au moins et de quinze au plus. Il comprendra nécessairement deux conseillers généraux, élus par leurs collègues, trois médecins, dont un de l'armée de terre ou de mer, un pharmacien, l'ingénieur en chef, un architecte et un vétérinaire.

Le préfet présidera le conseil, qui nommera dans son sein, pour deux ans, un vice-président et un secrétaire chargé de rédiger les délibérations du conseil.

Chaque commission sanitaire de circonscription sera composée de cinq membres au moins et de sept au plus, pris dans la circonscription. Elle comprendra nécessairement un conseiller général, élu par ses collègues, un médecin, un architecte ou tout autre homme de l'art et un vétérinaire.

Le sous-préfet présidera la commission, qui nommera dans son sein, pour deux ans, un vice-président et un secrétaire chargé de rédiger les délibérations de la commission.

Les membres des conseils d'hygiène et ceux des commissions sanitaires, à l'exception des conseillers généraux qui sont élus par leurs collègues, sont nommés par le préfet pour quatre ans et renouvelés par moitié tous les deux ans; les membres sortants peuvent être renommés.

Les conseils départementaux d'hygiène et les commissions sanitaires

chacune desquelles fonctionne une commission sanitaire. A la tête de ces commissions est le conseil départemental d'hygiène ; les pouvoirs dont l'armait le décret de 1848 sont considérablement étendus (article 21)[1]. Dans les villes de plus de 20 000 habitants le fonctionnement d'un bureau d'hygiène est obligatoire[2] : ce bureau jouera nécessairement un rôle important, et qui ira en augmentant d'importance, dans la vie urbaine.

Comme aux villes de plus de 20 000 habitants, la constitution d'un bureau d'hygiène est imposée à la plupart des communes qui possèdent un établissement thermal. L'assimilation est fort sage. Ces stations, qui sont une des richesses et des gloires de la France, où tant de gens, de tous les pays, viennnent chercher la guérison de leurs maux, seront désormais obligatoirement assainies. On a trop souvent fait campagne contre elles en alléguant leur insalubrité. Cette insalubrité prétendue, les malades n'auront plus à la craindre ; les concurrents ne seront plus justifiés à l'exploiter.

A Paris, siège le conseil suprême, le grand régulateur de tous ces conseils locaux, le Comité consultatif d'hygiène publique de France. Sa composition et ses attributions sont déterminées par l'article 25 de la loi[3].

ne peuvent donner leur avis sur les objets qui leur sont soumis en vertu de la présente loi que si les deux tiers au moins de leurs membres sont présents. Ils peuvent recourir à toutes mesures d'instruction qu'ils jugent convenables.

(Voir Annexe XV, les trois circulaires des 10 mai 1902, 19 juillet 1902 et 20 juillet 1903 sur les services départementaux).

1. Art. 21. — Les conseils d'hygiène départementaux et les commissions sanitaires doivent être consultés sur les objets énumérés à l'article 9 du décret du 18 décembre 1848, sur l'alimentation en eau potable des agglomérations, sur la statistique démographique et la géographie médicale, sur les règlements sanitaires communaux et généralement sur toutes les questions intéressant la santé publique, dans les limites de leurs circonscriptions respectives.

2. Art. 19 (§ 2). — Dans les villes de 20 000 habitants et au-dessus, et dars les communes d'au moins 2 000 habitants qui sont le siège d'un établissement thermal, il sera institué, sous le nom de bureau d'hygiène, un service municipal chargé, sous l'autorité du maire, de l'application des dispositions de la présente loi.

3. Art. 25. — Le Comité consultatif d'hygiène publique de France délibère sur toutes les questions intéressant l'hygiène publique, l'exercice de la médecine et de la pharmacie, les conditions d'exploitation ou de vente des eaux minérales, sur lesquelles il est consulté par le gouvernement.

Il est nécessairement consulté sur les travaux publics d'assainisse-

Dans ce conseil, ce ne sont pas seulement les intérêts de l'hygiène qui doivent être représentés. Leur prépondérance exclusive eût compromis d'autres intérêts également respectables. Il ne faut pas que des préoccupations mercantiles, par exemple, empêchent de protéger la santé publique; mais il ne faut pas non plus que la santé publique soit protégée de telle sorte que les transactions commerciales subissent des entraves ou des retards qui ne seraient pas indispensables. Il faut que les établissements publics soient soumis aux règles de l'hygiène; mais il est avantageux que cela se passe d'accord avec les représentants officiels de ces établissements. Il a été tenu compte de

ment ou d'amenée de l'eau d'alimentation des villes de plus de 5 000 habitants et sur le classement des établissements insalubres, dangereux ou incommodes.

Il est spécialement chargé du contrôle de la surveillance des eaux captées en dehors des limites de leur département respectif, pour l'alimentation des villes.

Le Comité consultatif d'hygiène publique de France est composé de quarante-cinq membres :

Sont membres de droit : le directeur de l'assistance et de l'hygiène publiques au ministère de l'Intérieur : l'inspecteur général des services sanitaires; l'inspecteur général adjoint des services sanitaires; l'architecte inspecteur des services sanitaires; le directeur de l'administration départementale et communale au ministère des Affaires étrangères; le directeur général des douanes; le directeur des chemins de fer au ministère du Commerce, des Postes et des Télégraphes; le directeur de l'enseignement primaire au ministère de l'Instruction publique; le président du Comité technique de santé de l'armée; le directeur du service de santé de l'armée; le président du Conseil supérieur de santé de la marine; le président du Conseil supérieur de santé au ministère des Colonies; le directeur des domaines au ministère des Finances; le doyen de la Faculté de médecine de Paris; le directeur de l'École de pharmacie de Paris; le président de la Chambre de commerce de Paris; le directeur de l'administration générale de l'assistance publique à Paris; le vice-président du conseil d'hygiène et de salubrité du département de la Seine; l'inspecteur général du service d'assainissement de l'habitation de la préfecture de la Seine; le vice-président du conseil de surveillance de l'assistance publique de Paris; l'inspecteur général des écoles vétérinaires; le directeur de la carte géologique de France.

Six membres seront nommés par le ministre sur une liste triple de présentation dressée par l'Académie des sciences, l'Académie de médecine, le Conseil d'État, la Cour de cassation, le Conseil supérieur du travail, le Conseil supérieur de l'assistance publique de France.

Quinze membres seront désignés par le ministre parmi les médecins, hygiénistes, ingénieurs, chimistes, légistes, etc.

Un décret d'administration publique réglementera le fonctionnement du Comité consultatif d'hygiène publique de France, la nomination des auditeurs et la constitution d'une section permanente.

ces considérations dans la désignation des membres de droit du Comité consultatif. De grands corps de l'État, l'Académie des sciences, l'Académie de médecine, le Conseil d'État, la Cour de cassation, le Conseil supérieur du travail, le Conseil supérieur de l'assistance publique, y nomment des délégués. Enfin, en dehors de ces catégories, le ministre de l'Intérieur nomme quinze membres que leur compétence spéciale désigne à son choix. Le fonctionnement du Comité est réglé par un décret en Conseil d'État. Ce décret, qui a été rendu le 18 décembre 1902 [1], a très justement rétabli le Comité de direction qui a, pendant tant d'années, notamment lorsque le choléra menaçait les frontières de la France, rendu d'indiscutables services.

Cette organisation suppose un grand nombre de bonnes volontés en action. En France, le désintéressement des hommes de science est extrême. Il n'en faudrait pourtant pas abuser. Il semble qu'on passe la limite lorsque l'on fait reposer sur lui tout un service public. On lassera ainsi les meilleurs citoyens. On les a lassés déjà. J'ai montré ailleurs [2] que la suppression des jetons de présence aux membres du Comité consultatif d'hygiène publique de France a considérablement réduit l'assiduité aux séances. En ne rétablissant pas les jetons de présence pour le Comité consultatif, en ne les instituant pas pour les conseils, les commissions et les bureaux d'hygiène, le législateur de 1902 s'est privé d'un moyen facile, fort peu coûteux, d'insuffler la vie aux corps scientifiques dont il a déclaré le concours nécessaire. Ici encore, c'est aux conseils généraux qu'il appartiendra de suppléer aux insuffisances de la loi. Tout permet d'espérer que la plupart d'entre eux ne failliront pas à ce devoir patriotique, mais combien l'exécution de ce devoir leur serait rendue plus facile si, ainsi que je l'ai indiqué plus haut [3], leurs budgets étaient allégés des dépenses qui sont, par leur nature, des dépenses d'État!

Qui supportera celles qu'entraînera l'exécution de la loi?

Lorsque ce sera l'État qui, pour défendre le territoire, aura

1. Voir ce document à l'Annexe XVI.
2. *Encyclopédie d'hygiène*, t. VIII, p. 713.
3. Voir *note*, pp. 5-6.

pris les mesures exceptionnelles prévues par l'article 8 de la loi,
c'est à sa charge que sera la totalité de la dépense. Il serait
mal fondé à se plaindre d'avoir désormais quelques dépenses
à faire pour la protection de la santé publique. S'il est vrai,
ainsi que nous croyons l'avoir établi, que cette protection

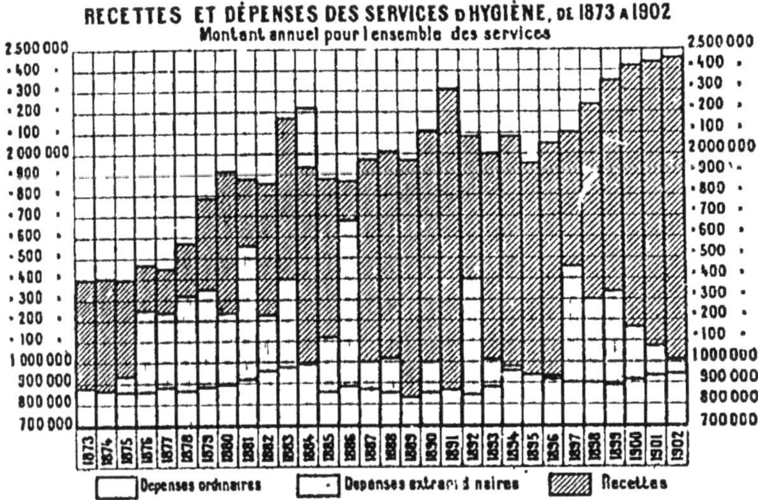

constitue un intérêt national, on est en droit d'être surpris
qu'une telle dépense soit une nouveauté. Or, elle l'est. Chose
inattendue, à peine croyable : jusqu'ici, en France, la défense
de la santé publique a été, tout compensé, une source, non pas
de dépenses, mais de bénéfices, et de bénéfices assez importants,
ainsi qu'il résulte du graphique ci-dessus [1].

Mais le cas prévu par l'article 8 est tout à fait exceptionnel.
Qui sait s'il se produira jamais? L'exécution normale, permanente, de la loi de 1902 causera des dépenses, des dépenses
importantes : qui les supportera?

En principe, les dépenses d'hygiène, comme les dépenses d'assistance, ont le caractère communal. Mais la commune peut
n'avoir pas des ressources suffisantes. D'ailleurs, fût-elle riche,
il ne serait pas équitable qu'elle eût la charge entière, car si elle

1. On trouvera à la fin du volume, Annexe XVII, une note détaillée à ce
sujet.

est la première intéressée, elle n'est pas la seule intéressée. Je me suis très mal expliqué jusqu'ici si je n'ai pas imprimé cette vérité dans l'esprit du lecteur. La loi l'a comprise, cette vérité, et elle a voulu que les trois collectivités : commune, département, État, concourussent toutes trois à la dépense. Cela est juste, puisque toutes trois, à des degrés divers, devront bénéficier de cette dépense : *ubi emolumentum, ibi onus.* Elles y concourront, dans la mesure, non pas de leur intérêt, qui serait impossible à évaluer, mais de leur puissance financière. Les règles de la répartition seront celles qui ont été établies en matière d'assistance publique (article 26 de la loi) [1]. Les communes riches aideront donc les communes pauvres au moyen de la subvention du département; les départements riches aideront les départements pauvres au moyen de la subvention de l'État, toutes les portions de la patrie commune étant liées dans la défense commune de la santé de tous.

Cette mise en action d'une justice sociale supérieure est sans analogue, croyons-nous, dans les autres pays. Elle rend pour ainsi dire visible à tous les yeux l'idée maîtresse de la solidarité qui reparaît ainsi, à la fin de notre étude, pour régler la ques-

---

1. ART. 26. — Les dépenses rendues nécessaires par la présente loi, notamment celles causées par la destruction des objets mobiliers, sont obligatoires. En cas de contestation sur leur nécessité, il est statué par décret rendu en Conseil d'État.

Ces dépenses seront réparties entre les communes, les départements et l'État, suivant les règles fixées par les articles 27, 28 et 29 de la loi du 15 juillet 1893.

Toutefois, les dépenses d'organisation du service de la désinfection dans les villes de 20000 habitants et au-dessus sont supportées par les villes et par l'État, dans les proportions établies au barème du tableau A annexé à la loi du 15 juillet 1892. Les dépenses d'organisation du service départemental de la désinfection sont supportées par les départements et par l'État, dans les proportions établies au barème du tableau B.

Des taxes seront établies par un règlement d'administration publique pour le remboursement des dépenses relatives à ce service.

A défaut par les villes et les départements d'organiser les services de la désinfection et les bureaux d'hygiène et d'en assurer le fonctionnement dans l'année qui suivra la mise à exécution de la présente loi, il y sera pourvu par des décrets en forme de règlements d'administration publique.

On trouvera les articles de la loi du 15 juillet 1893 auxquels celui-ci se réfère et les barèmes annexés à ladite loi à l'Annexe XVII, B. pp. 358 à 36 '.

tion pratique des frais à payer, comme elle nous était apparue, au début, pour justifier le principe même d'une législation sanitaire.

C'est cette idée qui doit nous échauffer à l'action. Chaque progrès que nous ferons faire à l'hygiène publique peut avoir des conséquences bienfaisantes d'une portée incalculable. Étudions donc, faisons connaître, défendons la loi de 1902; acceptons allègrement les gênes qu'elle nous impose. Elle a des imperfections? des lacunes? Sans doute, et nous les avons montrées du doigt en passant. Ne les soulignons pas. Créons en sa faveur un mouvement d'opinion. Cultivons en nous-mêmes, et éveillons chez les autres, le sentiment de la responsabilité sanitaire. Instruisons nos enfants, exigeons que tous les enfants, que tous les instituteurs, soient instruits des pratiques de l'hygiène publique. Signalons ces pratiques aux consciences enfantines et qu'elles apprennent à y voir une des plus impérieuses obligations de la morale civique [1], une application moderne du précepte ancien : Tu ne tueras pas.

Si dans toutes les écoles normales d'instituteurs, dans toutes les écoles normales d'institutrices, l'hygiène publique était ainsi enseignée, non pas comme une science abstruse, mais comme une pratique bienfaisante, si la loi de 1902 y était expliquée au point de vue des habitudes journalières, des devoirs envers soi-même et envers les autres, quels rapides progrès! quelle économie de maladies et de morts!

Une observation nous sera un stimulant : c'est surtout aux pauvres que nos efforts profiteront. Quand une épidémie survient, pour une personne de condition aisée, elle frappe de 100 à 150 pauvres [2]. A Paris, si la mortalité s'est abaissée à 18 pour mille habitants, si elle est tombée à 15 p. 1 000 dans les quartiers riches, elle est encore de plus de 30 p. 1 000 dans certains quartiers pauvres. Que de morts prématurées! Que de

---

1. Dans une des écoles primaires de Paris, M. le Professeur Pinard a pris l'initiative de cet enseignement; le succès qu'il a obtenu ne sera-t-il pas un encouragement pour d'autres à suivre son exemple?

2. C'est du moins la proportion indiquée par le D' Brouardel devant le Sénat. *Journal officiel* du 13 février 1897, p. 157.

maladies évitables! Que de souffrances injustes! N'acceptons pas qu'on nous dise qu'aucune mesure n'est capable de réduire la mortalité. Disons plutôt avec Bertillon père que « nul budget n'est plus facilement réductible »[1]. Le bien que nous aurons procuré réagira, moralement et physiquement, sur nous-mêmes; nous goûterons, nous constaterons la beauté et la vérité du proverbe chinois : « Qui cherche à faire le bonheur des autres a déjà fait le sien ».

Cette solidarité sanitaire, qui lie les diverses unités administratives d'une nation et ses concitoyens les uns aux autres unit également en fait, et ne peut manquer d'unir un jour en droit, toutes les fractions de la famille humaine. Déjà les peuples ont entrepris une lutte commune contre les maladies pestilentielles; il faut faire un nouveau pas en avant. Ce n'est pas seulement contre le choléra, la peste et la fièvre jaune que doivent être dirigés les efforts de la civilisation; c'est contre toutes les maladies évitables, lesquelles seront d'autant plus efficacement combattues que le combat, méthodiquement et scientifiquement conduit, sera plus généralisé. C'est pourquoi, au Congrès d'hygiène qui s'est réuni à Bruxelles en septembre 1903, j'ai proposé la constitution d'un bureau international d'hygiène publique. La proposition a paru favorablement accueillie. Depuis lors a été convoquée à Paris une conférence sanitaire où vingt-cinq nations du globe sont représentées. Cette conférence est réunie au moment où j'écris ces lignes L'Italie, qui en a pris l'initiative, et la France. où elle siège, ont toutes deux porté officiellement devant elle le projet de création d'un bureau international en exprimant l'avis que le moment est venu de le réaliser. L'existence de ce bureau sera, à elle seule, un puissant élément de progrès sanitaire, et, en donnant aux peuples des moyens plus puissants pour combattre, dans une action commune, les maladies et la mort, il avancera l'heure, que j'ai annoncée à Bruxelles, où ils ne connaîtront plus d'autres ennemis[2].

---

1. Bertillon père, *Dictionnaire encyclopédique des sciences médicales*, 2ᵉ série, t. I, p. 726.

2. Voir à l'Annexe XVIII, quelques documents sur le bureau international d'hygiène publique, dont le projet a été adopté par la conférence.

Qu'on me pardonne si je termine par un mot un peu personnel. Il est de nature à montrer ce que peut l'action opportune d'hommes convaincus.

En 1884, j'étais préfet du Calvados, fort ignorant, comme les préfets l'étaient alors, des questions d'hygiène publique. La première exposition internationale d'hygiène venait de s'ouvrir à Londres. Un de mes plus chers amis, le Dr Gibert, du Havre, me pria d'aller avec lui visiter cette exposition. Cet hygiéniste ardent s'était mis en tête de m'enrôler au service de l'hygiène publique. Le maire du Havre qui, disciple à cet égard de Gibert, avait créé dans cette ville un bureau d'hygiène, M. Jules Siegfried, joignit ses instances à celles de mon ami. Je fis le voyage avec eux. Ce voyage, mes conversations avec ces deux hommes généreux, m'ont engagé sur la route que depuis lors j'ai suivie. Si j'ai au cœur la passion de l'hygiène publique, si j'ai pu contribuer en quelque mesure à doter mon pays d'une législation sanitaire, si le vote de la loi du 15 février 1902 a été une des joies de ma vie, c'est à eux que je le dois. J'en exprime à tous deux ma reconnaissance. L'un, Jules Siegfried, a été ministre; il est encore aujourd'hui une des forces et des espérances de nos assemblées législatives. L'autre, Gibert, n'est plus de ce monde. Quelques semaines après la mort de sa fille aînée, notre grand Pasteur écrivait à son père, lui exprimait sa douleur, et ajoutait : « Songeons à ceux qui restent, efforçons-nous de prévenir pour eux, autant qu'il est en notre pouvoir, les amertumes de cette vie »[1]. Pensons et faisons comme Pasteur.

1. Vallery-Radot, *La Vie de Pasteur*, p. 101.

ANNEXES

ANNEXE I

LOI DU 3 MARS 1822
SUR LA POLICE SANITAIRE

TITRE I". — DE LA POLICE SANITAIRE

Article premier. — Le roi détermine par des ordonnances : 1° les pays dont les provenances doivent être habituellement ou temporairement soumises au régime sanitaire; 2° les mesures à observer sur les côtes, dans les ports et rades, dans les lazarets et autres lieux réservés; 3° les mesures extraordinaires que l'invasion ou la crainte d'une maladie pestilentielle rendrait nécessaires sur les frontières de terre ou dans l'intérieur.

Il règle les attributions, la composition et le ressort des autorités et administrations chargées de l'exécution de ces mesures, et leur délègue le pouvoir d'appliquer provisoirement, dans des cas d'urgence, le régime sanitaire aux portions du territoire qui seraient inopinément menacées.

Les ordonnances du roi ou les actes administratifs qui prescriront l'application des dispositions de la présente loi à une portion du territoire français seront, ainsi que la loi elle-même, publiés et affichés dans chaque commune qui devra être soumise à ce régime; les dispositions pénales de la loi ne seront applicables qu'après cette publication.

Art. 2. — Les provenances, par mer, de pays habituellement et actuellement *sains*, continueront d'être admises à la libre pratique, immédiatement après les visites et les interrogatoires d'usage, à moins d'accidents ou de communications de nature suspecte survenus depuis leur départ.

Art. 3. — Les provenances, par la même voie, de pays qui ne sont pas habituellement *sains*, ou qui se trouvent accidentellement infectés, sont, relativement à leur état sanitaire, rangées sous l'un des trois régimes ci-après déterminés :

Sous le régime de la *patente brute*, si elles sont ou ont été, depuis leur départ, infectées d'une maladie réputée pestilentielle, si elles viennent de pays qui en soient infectés, ou si elles ont communiqué avec des lieux, des personnes ou des choses qui auraient pu leur transmettre la contagion ;

Sous le régime de la *patente suspecte*, si elles viennent de pays où règne une maladie soupçonnée d'être pestilentielle, ou de pays qui, quoique exempts de soupçons, sont ou viennent d'être en libre relation avec des pays qui s'en trouvent entachés, ou enfin si des communications avec des provenances de ces derniers pays, ou des circonstances quelconques font suspecter leur état sanitaire ;

Sous le régime de la *patente nette*, si aucun soupçon de maladie pestilentielle n'existait dans le pays d'où elles viennent, si ce pays n'était point ou ne venait point d'être en libre relation avec des lieux entachés de ce soupçon et, enfin, si aucune communication, aucune circonstance quelconque, ne fait suspecter leur état sanitaire.

ART. 4 — Les provenances spécifiées en l'article 3 ci-dessus pourront être soumises à des quarantaines plus ou moins longues, selon chaque régime, la durée du voyage et la gravité du péril. Elles pourront même être repoussées du territoire, si la quarantaine ne peut avoir lieu sans exposer la santé publique.

Les dispositions du présent article et de l'article 3 s'appliqueront aux communications par terre, toutes les fois qu'il aura été jugé nécessaire de les y soumettre.

ART. 5. — En cas d'impossibilité de purifier, de conserver ou de transporter sans danger des animaux ou des objets matériels susceptibles de transmettre la contagion, ils pourront être, sans obligation d'en rembourser la valeur, les animaux tués et enfouis, les objets matériels détruits et brûlés.

La nécessité de ces mesures sera constatée par des procès-verbaux, lesquels feront foi jusqu'à inscription de faux.

ART. 6. — Tout navire, tout individu, qui tenterait, en infraction aux règlements, de pénétrer en libre pratique, de franchir un cordon sanitaire, ou de passer d'un lieu *infecté* ou *interdit* dans un lieu qui ne le serait point, sera, après due sommation de se retirer, repoussé de vive force, et ce, sans préjudice des peines encourues.

TITRE II. — DES PEINES, DÉLITS ET CONTRAVENTIONS EN MATIÈRE SANITAIRE

ART. 7. — Toute violation des lois et des règlements sanitaires sera punie :

De la peine de mort, si elle a opéré communication avec des pays dont les provenances sont soumises au régime de la *patente brute*, avec ces provenances, ou avec des lieux, des personnes ou des choses placés sous ce régime ;

De la peine de la réclusion et d'une amende de deux cents francs à vingt mille francs, si elle a opéré communication avec des pays dont les provenances sont soumises au régime de la *patente suspecte*, avec ces provenances ou avec des lieux, des personnes ou des choses placés sous ce régime;

De la peine d'un an à dix ans d'emprisonnement et d'une amende de cent francs à dix mille francs si elle a opéré communication prohibée avec des lieux, des personnes ou des choses qui, sans être dans l'un des cas ci-dessus spécifiés, ne seraient point en libre pratique.

Seront punis de la même peine ceux qui se rendraient coupables de communications interdites entre des personnes ou des choses soumises à des quarantaines de différents termes.

Tout individu qui recevra sciemment des matières ou des personnes en contravention aux règlements sanitaires sera punie des mêmes peines que celles encourues par le porteur ou le délinquant pris en flagrant délit.

Art. 8. — Dans le cas où la violation du régime de la *patente brute*, mentionnée à l'article précédent, n'aurait point occasionné d'invasion pestilentielle, les tribunaux pourront ne prononcer que la réclusion et l'amende portées au second paragraphe dudit article.

Art. 9. — Lors même que ces crimes ou délits n'auraient point occasionné d'invasion pestilentielle, s'ils ont été accompagnés de rébellion, ou commis avec des armes apparentes ou cachées, ou avec effraction, ou avec escalade : la peine de mort sera prononcée en cas de violation du régime de la patente brute; la peine des travaux forcés à temps sera substituée à la peine de réclusion, pour la violation du régime de la patente suspecte; et la peine de réclusion à l'emprisonnement pour les cas déterminés dans les deux avant-derniers paragraphes de l'article 7.

Le tout indépendamment des amendes portées audit article, et sans préjudice des peines plus fortes qui seraient prononcées par le Code pénal.

Art. 10. — Tout agent du gouvernement au dehors, tout fonctionnaire, tout capitaine, officier ou chef quelconque d'un bâtiment de l'État ou de tout autre navire ou embarcation, tout médecin, chirurgien, officier de santé, attaché, soit au service sanitaire, soit à un bâtiment de l'État ou du commerce, qui, officiellement, dans une dépêche, un certificat, un rapport, une déclaration ou une déposition aurait sciemment altéré ou dissimulé les faits de manière à exposer la santé publique, sera puni de mort, s'il s'en est suivi une invasion pestilentielle.

Il sera puni des travaux forcés à temps et d'une amende de mille francs à vingt mille francs lors même que son faux exposé n'aurait point occasionné d'invasion pestilentielle, s'il était de nature à pouvoir y donner lieu en empêchant les précautions nécessaires.

Les mêmes individus seront punis de la dégradation civique et d'une amende de cinq cents francs à dix mille francs s'ils ont exposé la santé publique en négligeant sans excuse légitime d'informer qui de droit de faits à leur connaissance de nature à produire ce danger, ou si, sans s'être rendus complices de l'un des crimes prévus par les articles 7, 8 et 9, ils ont sciemment, et par leur faute, laissé enfreindre ou enfreint eux-mêmes des dispositions réglementaires qui eussent pu le prévenir.

Art. 11. — Sera puni de mort tout individu faisant partie d'un cordon sanitaire, ou en faction pour surveiller une quarantaine ou pour empêcher une communication interdite, qui aurait abandonné son poste ou violé sa consigne.

Art. 12. — Sera puni d'un emprisonnement d'un à cinq ans tout commandant de la force publique qui, après avoir été requis par l'autorité compétente, aurait refusé de faire agir pour un service sanitaire la force sous ses ordres.

Seront punis de la même peine et d'une amende de cinquante francs à cinq cents francs, tout individu attaché à un service sanitaire, ou chargé par état de concourir à l'exécution des dispositions prescrites pour ce service, qui aurait, sans excuse légitime, refusé ou négligé de remplir ces fonctions ;

Tout citoyen faisant partie de la garde nationale, qui se refuserait à un service de police sanitaire pour lequel il aurait été légalement requis en cette qualité ;

Toute personne qui, officiellement chargée de lettres ou paquets pour une autorité ou une agence sanitaire, ne les aurait point remis, ou aurait exposé la santé publique en tardant à les remettre; sans préjudice des réparations civiles qui pourraient être dues, aux termes de l'article 10 du Code pénal.

Art. 13. — Sera puni d'un emprisonnement de quinze jours à trois mois et d'une amende de cinquante francs à cinq cents francs tout individu qui, n'étant dans aucun des cas prévus par les articles précédents, aurait refusé d'obéir à des réquisitions d'urgence pour un service sanitaire, ou qui, ayant connaissance d'un symptôme de maladie pestilentielle, aurait négligé d'en informer qui de droit.

Si le prévenu de l'un ou de l'autre de ces délits est médecin, il sera, en outre, puni d'une interdiction d'un à cinq ans.

Art. 14. — Sera puni d'un emprisonnement de trois à quinze jours et d'une amende de cinq à cinquante francs quiconque, sans avoir commis aucun des délits qui viennent d'être spécifiés, aurait contrevenu, en matière sanitaire, aux règlements généraux ou locaux, aux ordres des autorités compétentes.

Art. 15. — Les infractions en matière sanitaire pourront n'être passibles d'aucune peine, lorsqu'elles n'auront été commises que par force majeure, ou pour porter secours en cas de danger, si la déclaration en a été immédiatement faite à qui de droit.

ART. 16. — Pourra être exempté de toute poursuite et de toute peine celui qui, ayant d'abord altéré la vérité ou négligé de la dire dans les cas prévus par l'article 10, réparerait l'omission ou rétracterait son faux exposé, avant qu'il eût pu en résulter aucun danger pour la santé publique et avant que les faits eussent été connus par toute autre voie.

TITRE III. — DES ATTRIBUTIONS DES AUTORITÉS SANITAIRES EN MATIÈRE DE POLICE JUDICIAIRE ET DE L'ÉTAT CIVIL

ART. 17. — Les membres des autorités sanitaires exerceront les fonctions d'officiers de police judiciaire exclusivement, et pour tous crimes, délits et contraventions, dans l'enceinte et les parloirs des lazarets et autres lieux réservés. Dans les autres parties du ressort de ces autorités, ils exerceront concurremment avec les officiers ordinaires, pour les crimes, délits et contraventions en matière sanitaire.

ART. 18. — Les autorités sanitaires connaîtront exclusivement, dans l'enceinte et les parloirs des lazarets et autres lieux réservés, sans appel ni recours en cassation, des contraventions de simple police. Des ordonnances royales régleront la forme de procéder; les expéditions des jugements et autres actes de la procédure seront délivrés sur papier libre et sans frais.

ART. 19. — Les membres desdites autorités exerceront les fonctions d'officiers de l'état civil dans les mêmes lieux réservés. Les actes de naissance et de décès seront dressés en présence de deux témoins, et les testaments conformément aux articles 985, 986 et 987 du Code civil. Expédition des actes de naissance et de décès sera adressée, dans les vingt-quatre heures, à l'officier ordinaire de l'état civil de la commune où sera situé l'établissement. lequel en fera la transcription.

TITRE IV. — DISPOSITIONS GÉNÉRALES

ART. 20. — Les marchandises et autres objets déposés dans les lazarets et autres lieux réservés, qui n'auront pas été réclamés dans le délai de deux ans, seront vendus aux enchères publiques.

Ils pourront, s'ils sont périssables, être vendus avant ce délai, en vertu d'une ordonnance du président du tribunal de commerce, ou, à défaut, du juge de paix.

Le prix en provenant, déduction faite des frais, sera acquis à l'État, s'il n'a pas été réclamé dans les cinq années qui suivront la vente.

ANNEXE II

RÈGLEMENT SANITAIRE MARITIME[1]

A

Rapport de M. Léon Bourgeois, président du Conseil, ministre de l'Intérieur, au Président de la République Française.

Paris, le 4 janvier 1896.

Monsieur le Président,

La police sanitaire maritime est régie, en l'état actuel, conformément à la loi du 3 mars 1822, par un décret réglementaire du 22 février 1876. Elle a pour objet de protéger la France et l'Algérie, à l'aide d'un réseau de surveillance qui embrasse tout le littoral, contre l'importation des maladies pestilentielles exotiques, le choléra, la fièvre jaune et la peste. A l'arrivée dans les ports, les capitaines sont interrogés sur la provenance des navires et sur leur état sanitaire, et ces navires sont soumis, s'il y a lieu, à des mesures de quarantaine soit en rade, soit dans les lazarets. Ces mesures, vexatoires et onéreuses, ont soulevé de tout temps les réclamations de la navigation : elles étaient indispensables, à défaut d'autres moyens, pour défendre les populations contre l'invasion de redoutables fléaux, elles ne sont plus justifiées aujourd'hui.

Grâce aux découvertes de la science pastorienne, la prophylaxie des maladies épidémiques s'est précisée; l'hygiène a désormais à sa disposition des procédés sûrs et rapides pour la destruction des germes morbifiques; la chaleur et les agents chimiques lui fournissent de puissants moyens de désinfection. Une connaissance mieux établie de la période d'incubation permet de limiter son action.

---

1. Ce rapport et le décret qui le suit ont été publiés au n° du *Journal officiel de la République française* du 21 janvier 1896.

L'administration sanitaire, s'inspirant de ces données scientifiques, est entrée résolument dans la voie des réformes. Les principaux ports ont été dotés par elle d'étuves à désinfection, et, en même temps qu'elle s'efforçait de faire pénétrer dans les habitudes maritimes une pratique qui devait transformer si avantageusement le régime sanitaire, elle atténuait graduellement la rigueur des mesures quarantenaires. Depuis 1892, les quarantaines ont en fait à peu près cessé d'exister, malgré la présence du choléra sur divers points de l'Europe : elles ont été remplacées par une inspection médicale au départ et à l'arrivée des navires, par une désinfection appropriée, et enfin par la délivrance aux passagers, immédiatement débarqués, d'un passeport sanitaire permettant d'établir leur origine, de leur appliquer en cas de maladie les mesures d'isolement nécessaires et d'éviter ainsi la création d'un foyer.

Ce sont ces principes, base d'un nouveau régime sanitaire, qu'ont fait prévaloir les représentants de la France dans les conférences sanitaires internationales de Venise en 1892, de Dresde en 1893 et de Paris en 1894.

La convention sanitaire signée à Dresde, le 15 avril 1893, par les représentants des divers pays de l'Europe a eu pour but « d'établir des mesures communes pour sauvegarder la santé publique en temps d'épidémie cholérique sans apporter d'entraves inutiles aux transactions commerciales et au mouvement des voyageurs ».

Il restait à mettre le règlement du 22 février 1876 en harmonie avec les dispositions adoptées par cette convention, promulguée pour la France par décret du 22 mai 1894. L'œuvre a été longue et laborieuse en raison des intérêts complexes qu'elle met en cause et de l'intervention de tous les services publics appelés à y coopérer.

A deux reprises, les directeurs de la santé du littoral, les chambres de commerce spécialement intéressées, les principales compagnies de navigation ont été consultés, en France et en Algérie, soit sur les bases des réformes à introduire, soit sur le texte du projet. Ce projet a été élaboré, en tenant compte des différents éléments, par les soins du Comité de direction des services de l'hygiène, composé lui-même des représentants les plus autorisés de l'hygiène et du commerce; puis il a été soumis au Comité consultatif d'hygiène publique de France qui en a adopté les termes, à l'unanimité, dans sa séance du 8 juillet 1895; il a été enfin communiqué à chacun des départements ministériels qui doivent concourir à son exécution, pour être examiné au point de vue spécial les concernant, et a reçu de leur part, sous réserve de quelques modifications de détail, qui presque toutes ont pu être adoptées, une adhésion définitive.

Tel qu'il se présente, le nouveau règlement réalise sur le précédent un progrès considérable : il diminue grandement les charges de la navigation; il augmente les garanties qu'exige la protection de la santé publique; il supprime les quarantaines pour les remplacer par des informations sanitaires précises, — par des mesures prophylactiques prises, autant que possible, soit au départ, soit à bord du navire, sous le contrôle d'un médecin spécialement agréé à cet effet, — par une surveillance médicale appliquée, en cas de nécessité, aux passagers, après leur mise en libre pratique, pendant une période de quelques jours correspondant à la durée d'incubation de la maladie : il accorde des facilités et des avantages particuliers, tels qu'une notable réduction de taxes, aux navires qui, secondant les vues du service sanitaire, auront à bord un médecin sanitaire et une étuve à désinfection et pourront certifier à leur arrivée que toutes les mesures de désinfection et d'assainissement prescrites ont été rigoureusement effectuées durant la traversée.

J'ai la confiance, monsieur le Président, que le nouveau règlement de police sanitaire maritime, pour la rédaction duquel il a été fait appel à toutes les compétences techniques, apporte, tout en servant les intérêts sanitaires, un allègement considérable à la navigation, et il ne dépendra que d'elle désormais d'accroître encore ce bénéfice par la sincérité de ses déclarations et l'emploi des moyens de plus en plus perfectionnés que la science met à sa disposition. D'accord avec mes collègues, les ministres de la Justice, des Affaires étrangères, des Finances, de la Guerre, de la Marine, des Travaux publics, du Commerce, de l'Industrie, des Postes et des Télégraphes, de l'Agriculture, des Colonies, je vous prie, monsieur le Président, de vouloir bien revêtir de votre signature le projet de décret ci-annexé.

Veuillez agréer, monsieur le Président, l'hommage de mon profond respect.

Le président du conseil, ministre de l'Intérieur,
LÉON BOURGEOIS.

B

Décret du 4 janvier 1896 (modifié par le décret du 15 avril 1899 en ce qui concerne les articles 56, 57, 59 et 60).

LE PRÉSIDENT DE LA RÉPUBLIQUE FRANÇAISE,

Sur le rapport du président du Conseil, ministre de l'Intérieur,

Vu la loi du 3 mars 1822 sur la police sanitaire;

Vu le décret du 22 février 1876 portant règlement de police sanitaire maritime;

Vu les décrets des 15 avril 1879, 19 décembre 1883, 19 octobre 1894 et 22 juin 1895 relatifs à l'importation des drilles et chiffons par voie de mer;

Vu le décret du 30 décembre 1884 modifiant la composition des conseils sanitaires;

Vu le décret du 15 décembre 1888 relatif au recouvrement des amendes en matière de police sanitaire :

Vu la convention sanitaire internationale signée à Dresde le 15 avril 1893, notamment l'annexe I, titres Iᵉʳ, II, III, IV et VIII, et le décret du 22 mai 1894 portant promulgation en France de ladite convention;

Vu le décret du 23 juillet 1894 modifiant les taxes sanitaires applicables à la navigation d'escale;

Vu le décret du 20 juin 1895 relatif à la police sanitaire maritime;

Vu les décrets des 25 mai 1878, 26 janvier 1882 et 29 octobre 1885, portant application du règlement du 22 février 1876 aux ports de l'Algérie;

Vu le décret du 5 janvier 1889 transférant les services de l'hygiène au ministère de l'Intérieur;

Vu le projet présenté par le Comité de direction des services de l'hygiène et l'avis du Comité consultatif d'hygiène publique de France;

Vu les avis du ministre de la Justice, du ministre des Affaires étrangères, du ministre des Finances, du ministre de la Guerre, du ministre de la Marine, du ministre des Travaux publics, du ministre du Commerce, de l'Industrie, des Postes et des Télégraphes, du ministre de l'Agriculture et du ministre des Colonies,

DÉCRÈTE :

TITRE Iᵉʳ. — OBJET DE LA POLICE SANITAIRE MARITIME

ARTICLE PREMIER. — Le choléra, la fièvre jaune et la peste sont les seules maladies pestilentielles exotiques qui, en France et en Algérie, déterminent l'application de mesures sanitaires permanentes.

D'autres maladies graves, transmissibles et importables, notamment le typhus et la variole, peuvent être exceptionnellement l'objet de précautions spéciales.

Art. 2. — Des mesures de précaution peuvent toujours être prises contre un navire dont les conditions hygiéniques sont jugées dangereuses par l'autorité sanitaire.

TITRE II. — PATENTE DE SANTÉ

Art. 3. — La patente de santé est un document qui a pour objet de mentionner l'état sanitaire du pays de provenance et particulièrement l'existence ou la non-existence des maladies visées à l'article premier. La patente de santé indique, en outre, le nom du navire, celui du capitaine, la nature de la cargaison, l'effectif de l'équipage et le nombre de passagers, ainsi que l'état sanitaire du bord au moment du départ.

La patente de santé est datée; elle n'est valable que si elle a été délivrée dans les quarante-huit heures qui ont précédé le départ du navire.

ART. 4. — Un navire ne doit avoir qu'une patente de santé.

ART. 5. — La patente de santé est *nette* ou *brute*. Elle est nette quand elle constate l'absence de toute maladie pestilentielle dans la ou les circonscriptions d'où vient le navire; elle est brute quand la présence d'une maladie de cette nature y est signalée.

Le caractère de la patente est apprécié par l'autorité sanitaire du port d'arrivée.

ART. 6. — *En France et en Algérie*, la patente de santé est établie conformément à une formule arrêtée par le ministre de l'Intérieur après avis du Comité de direction des services de l'hygiène; elle est délivrée gratuitement par l'autorité sanitaire à tout capitaine qui en fait la demande.

ART. 7. — Lorsqu'une maladie pestilentielle vient à se manifester dans un port ou ses environs, l'autorité sanitaire de ce port avise immédiatement l'administration supérieure et, une fois l'existence du foyer constatée, signale le fait sur la patente de santé qu'elle délivre.

L'épidémie est considérée comme éteinte lorsque cinq jours pleins se sont écoulés sans qu'il y ait eu ni décès ni cas nouveau. La cessation complète de la maladie est alors immédiatement signalée à l'administration supérieure et, si les mesures de désinfection ont été convenablement prises, elle est mentionnée sur la patente de santé, avec la date de la cessation.

ART. 8. — *A l'étranger*, la patente de santé est délivrée aux navires français à destination de France ou d'Algérie par le consul français du port de départ ou, à défaut de consul, par l'autorité locale.

Pour les navires étrangers à destination de France ou d'Algérie, la patente peut être délivrée par l'autorité locale, mais, dans ce cas, elle doit être visée et annotée, s'il y a lieu, par le consul français.

ART. 9. — La patente de santé délivrée au port de départ est conservée jusqu'au port de destination. Le capitaine ne doit en aucun cas s'en dessaisir.

Dans chaque port d'escale, elle est visée par le consul français ou, à son défaut, par l'autorité locale qui y relate l'état sanitaire du port et de ses environs.

ART. 10. — Les navires qui font un service régulier dans les mers d'Europe peuvent être dispensés par l'autorité sanitaire de l'obligation du *visa* de la patente à chaque escale.

ART. 11. — La présentation d'une patente de santé, à l'arrivée dans un port de France ou d'Algérie, est en tout temps obligatoire pour les navires provenant : 1° des pays situés hors d'Europe, l'Algérie et la Tunisie exceptées; 2° du littoral de la mer Noire et des côtes de la Turquie d'Europe sur l'Archipel et la mer de Marmara.

ART. 12. — Pour les régions autres que celles désignées à l'article 11, la présentation d'une patente de santé est obligatoire pour les navires provenant d'une circonscription contaminée par une maladie pestilentielle.

La même obligation peut être étendue, par décision du ministre de l'Intérieur, aux pays se trouvant soit à proximité de ladite circonscription, soit en relations directes avec elle. Dans ce cas, l'obligation de la patente est immédiatement portée à la connaissance du public, notamment par la voie du *Journal officiel de la République française.*

ART. 13. — Les navires faisant le cabotage français (l'Algérie comprise) sont, à moins de prescription exceptionnelle, dispensés de se munir d'une patente de santé. La même dispense s'applique aux navires qui relient directement dans les mêmes conditions la France et la Tunisie.

ART. 14. — Le capitaine d'un navire dépourvu de patente de santé, alors qu'il devrait en être muni, ou ayant une patente irrégulière, est passible, à son arrivée dans un port français, des pénalités édictées par l'article 14 de la loi du 3 mars 1822, sans préjudice de l'isolement et des autres mesu'es auxquels le navire peut être assujetti par le fait de sa provenance, et des poursuites qui pourraient être exercées en cas de fraude.

TITRE III. — MÉDECINS SANITAIRES MARITIMES

ART. 15. — Tout bâtiment à vapeur français affecté au service postal ou au transport d'au moins cent voyageurs, qui fait un trajet dont la durée, escales comprises, dépasse quarante-huit heures, est tenu d'avoir à bord un médecin sanitaire.

Ce médecin doit être français et pourvu du diplôme de docteur en médecine : il prend le titre de « *médecin sanitaire maritime* ».

ART. 16. — Les médecins sanitaires maritimes sont choisis sur un tableau dressé par le ministre de l'Intérieur, après examen passé devant un jury qui est désigné par le ministre sur l'avis du Comité de direction des services de l'hygiène.

L'examen porte sur l'épidémiologie, la prophylaxie et la réglementation sanitaires et leurs applications pratiques. Les conditions et les époques de l'examen sont arrêtées pa le ministre de l'Intérieur sur la proposition du Comité de direction des services de l'hygiène.

Il est délivré aux candidats agréés par le ministre un certificat d'aptitude aux fonctions de médecin sanitaire maritime.

Art. 17. — Au cas où le nombre des médecins sanitaires maritimes portés sur la liste serait insuffisant, le ministre de l'Intérieur pourvoit, sur la proposition du Comité de direction des services de l'hygiène, aux nécessités du service médical.

Art. 18. — Un délai de trois mois est accordé, à partir de la date du présent décret, pour permettre aux médecins d'obtenir le certificat prévu par l'article 16 et aux compagnies de navigation et armateurs d'assurer l'embarquement de ces médecins.

Les médecins sanitaires antérieurement commissionnés auprès des compagnies maritimes peuvent être inscrits au tableau des médecins sanitaires maritimes sur leur demande transmise, avec avis motivé, par les directeurs de la santé de leurs ports d'attache et sur la proposition du Comité de direction des services de l'hygiène.

Art. 19. — Le médecin sanitaire maritime a pour devoir d'user de tous les moyens que la science et l'expérience mettent à sa disposition :

a. Pour préserver le navire des maladies pestilentielles exotiques (choléra, fièvre jaune, peste) et des autres maladies contagieuses graves;

b. Pour empêcher ces maladies, lorsqu'elles viennent à faire apparition à bord, de se propager parmi le personnel confié à ses soins et dans les populations des divers ports touchés par les navires.

Art. 20. — Le médecin sanitaire maritime s'oppose à l'introduction sur le navire des personnes ou des objets susceptibles de provoquer à bord une maladie contagieuse.

Art. 21. — Le médecin sanitaire maritime fait observer à bord les règles de l'hygiène. Il veille à la santé du personnel, passagers et équipage, et leur donne ses soins en cas de maladie.

Art. 22. — Le médecin sanitaire maritime se concerte avec le capitaine pour l'application des dispositions contenues dans les trois articles qui précèdent.

En cas d'invasion à bord d'une maladie pestilentielle ou suspecte, il prévient immédiatement le capitaine et assure d'accord avec lui les mesures de préservation nécessaires.

Art. 23. — Le médecin sanitaire maritime inscrit jour par jour, sur un registre, toutes les circonstances de nature à intéresser la santé du bord.

Il mentionne les dates d'invasion, de guérison ou de terminaison par la mort, de tous les cas de maladies contagieuses, avec indication des détails essentiels que comporte la nature de chaque cas.

A chaque escale ou relâche, il consigne, sur son registre, la date de l'arrivée et celle du départ, ainsi que les renseignements qu'il a pu recueillir sur l'état de la santé publique dans le port et ses environs.

Il inscrit sur le même registre les mesures prises pour l'isolement des malades, la désinfection des déjections, la destruction ou la purification des hardes, du linge et des objets de literie, la désinfection des logements; il indique la nature, les doses, le mode d'emploi des substances désinfectantes et la date de chaque opération.

ART. 24. — Le médecin sanitaire maritime est tenu, à l'arrivée dans un port français, de communiquer son registre à l'autorité sanitaire, qui ne statue qu'après en avoir pris connaissance.

Il répond à l'interrogatoire de celle-ci et lui fournit de vive voix, ou par écrit si elle l'exige, tous les renseignements qu'elle demande.

ART. 25. — Les déclarations du médecin sanitaire maritime sont faites sous la foi du serment.

Le délit de fausse déclaration est poursuivi conformément aux lois.

ART. 26. — Le médecin sanitaire maritime fait parvenir au moins chaque année au ministre de l'Intérieur un rapport relatant les observations de toute nature qu'il a pu recueillir au cours de ses voyages sur les questions intéressant le service sanitaire, l'étiologie et la prophylaxie des épidémies.

Les rapports des médecins sanitaires maritimes sont soumis au Comité consultatif d'hygiène publique de France. Ils peuvent donner lieu à l'attribution de récompenses honorifiques décernées par le ministre de l'Intérieur et publiées au *Journal officiel de la République française.*

ART. 27. — En cas d'infraction aux règlements sanitaires ou de non-exécution des devoirs résultant de ses fonctions, une décision ministérielle, prise sur l'avis du Comité de direction des services de l'hygiène, l'intéressé entendu, peut rayer un médecin sanitaire, à titre temporaire ou définitif, du tableau dressé en vertu de l'article 16.

ART. 28. — Le capitaine d'un navire ne pouvant justifier de la présence à bord d'un médecin sanitaire régulièrement embarqué, ou d'un motif d'empêchement légitime, est passible, à son arrivée dans un port français, des pénalités édictées par l'article 14 de la loi du 3 mars 1822, sans préjudice des mesures sanitaires exceptionnelles auxquelles le navire peut être assujetti pour ce motif et des poursuites qui pourraient être exercées en cas de fraude.

ART. 29. — Sur les navires qui n'ont pas de médecin sanitaire, les renseignements relatifs à l'état sanitaire et aux communications en mer sont recueillis par le capitaine et inscrits par lui sur son livre de bord.

TITRE IV. — MESURES SANITAIRES AU PORT DE DÉPART

ART. 30. — Le capitaine d'un navire français ou étranger se trouvant dans un port de France ou d'Algérie et se disposant à quitter ce port est tenu d'en faire la déclaration à l'autorité sanitaire avant d'opérer son chargement ou d'embarquer ses passagers.

ART. 31. — Dans le cas où elle le juge nécessaire, l'autorité sanitaire a la faculté de procéder à la visite du navire avant le chargement et d'exiger tous renseignements et justifications utiles concernant la propreté des vêtements de l'équipage, la qualité de l'eau potable embarquée et les moyens de la conserver, la nature des vivres et des boissons, l'état de la pharmacie, et, en général, les conditions hygiéniques du personnel et du matériel embarqués.

L'autorité sanitaire peut, dans le même cas, prescrire la désinfection du linge sale soit à terre, soit à bord.

Le cas échéant, ces diverses opérations sont effectuées dans le plus court délai possible, de manière à éviter tout retard au navire.

ART. 32. — L'autorité sanitaire s'oppose à l'embarquement des personnes ou des objets susceptibles de propager des maladies pestilentielles.

ART. 33. — Les permis nécessaires soit pour opérer le chargement, soit pour prendre la mer, ne sont délivrés par la douane que sur le vu d'une licence remise par l'autorité sanitaire.

ART. 34. — Les bateaux de pêche et en général les navires qui s'écartent peu du port de départ sont dispensés, à moins de prescription exceptionnelle, de la déclaration prévue à l'article 30.

TITRE V. — MESURES SANITAIRES PENDANT LA TRAVERSÉE

ART. 35. — Le linge de corps des passagers et de l'équipage, sali pendant la traversée, est lavé aussi souvent que possible.

ART. 36. — Les lieux d'aisances sont lavés et désinfectés deux fois par jour.

Dans les cabines dont les occupants ne se déplacent pas, il est déposé une certaine quantité de substances désinfectantes et des instructions sont données pour leur emploi qui est obligatoire.

ART. 37. — Dès qu'apparaissent les premiers signes d'une affection pestilentielle, les malades sont isolés, ainsi que les personnes spécialement désignées pour remplir les fonctions d'infirmier.

ART. 38. — Dans les cabines où se trouvent des malades, s'il y a des lits superposés, ceux du bas sont seuls occupés; les matelas, couvertures, etc., des lits non occupés sont enlevés de la cabine, dans laquelle on ne laisse que les objets strictement indispensables.

ART. 39. — Les déjections des malades sont immédiatement désinfectées.

Les vêtements, le linge, les serviettes, draps de lits, couvertures, etc., ayant servi aux malades, sont, avant de sortir du local isolé, plongés dans une solution désinfectante.

Les vêtements et le linge des infirmiers sont soumis au même traitement avant d'être lavés.

Les objets infectés ou suspectés, de peu de valeur, sont immédiatement jetés à la mer si le navire est au large. Dans le cas où le navire est dans un port ils sont brûlés.

Le sol des locaux affectés à l'isolement des malades et des infirmeries est lavé deux fois par jour à l'aide de solutions désinfectantes.

Art. 40. — Ces locaux ne sont rendus au service courant qu'après lavage complet de toutes leurs parois à l'aide de solutions désinfectantes, réfection des peintures ou blanchiment à la chaux chlorurée et désinfection du mobilier. Ils ne reçoivent de nouveau passager en santé qu'après avoir été largement ouverts pendant plusieurs jours après ces désinfections.

Art. 41. — Lorsque la mort d'un malade isolé est dûment constatée, le cadavre est jeté à la mer; les objets de literie à l'usage du malade au moment de son décès sont également jetés à la mer, si le navire est au large, ou désinfectés.

TITRE VI. — MESURES SANITAIRES DANS LES PORTS D'ESCALES CONTAMINÉS

Art. 42. — En arrivant en rade d'un port contaminé, le capitaine mouille à distance de la ville et des navires. S'il est contraint d'entrer dans le port et de s'amarrer à quai, il doit éviter autant que possible le voisinage des bouches d'égout ou des ruisseaux par lesquels se déverseraient les eaux vannes.

Aucun débarquement n'est autorisé qu'en cas de nécessité absolue. Personne ne doit coucher à terre, ni autant que possible, sur le pont du navire.

Art. 43. — L'eau prise dans un port contaminé est dangereuse; s'il y a nécessité de renouveler la provision, l'eau est immédiatement bouillie ou stérilisée.

Art. 44. — Le lavage du pont est interdit si l'eau qui entoure le navire placé près de terre est souillée ou suspecte; le pont est alors frotté à sec.

Art. 45. — Le médecin sanitaire maritime, ou, à son défaut, le capitaine, s'oppose à l'embarquement des malades ou des personnes suspectes de maladie pestilentielle, ainsi que des convalescents de même maladie dont la guérison ne remonte pas à quinze jours au moins.

Le linge sale est refusé ou désinfecté.

Art. 46. — Seuls les compartiments de la cale dont l'ouverture est indispensable au chargement, au déchargement ou à des opérations d'assainissement sont ouverts.

Art. 47. — Si pendant le séjour dans le port une affection pestilentielle se montre à bord du navire, les malades chez lesquels les premiers symptômes ont été dûment constatés sont, chaque fois qu'il est possible, dirigés sur le lazaret ou, à son défaut, sur l'hôpital, et tous leurs effets, les objets de literie qui leur ont servi son détruits ou désinfectés.

TITRE VII. — MESURES SANITAIRES A L'ARRIVÉE

Art. 48. — Tout navire qui arrive dans un port de France et d'Algérie doit, avant toute communication, être *reconnu* par l'autorité sanitaire.

Cette opération obligatoire a pour objet de constater la provenance du navire et les conditions sanitaires dans lesquelles il se présente.

Elle consiste en un interrogatoire dont la formule est arrêtée par le ministre de l'Intérieur après avis du Comité de direction des services de l'hygiène, et dans la présentation, s'il y a lieu, d'une patente de santé.

Réduite à un examen sommaire pour les navires notoirement exempts de suspicion, elle constitue la *reconnaissance proprement dite*; dans les cas qui exigent un examen plus approfondi, elle prend le nom d'*arraisonnement*.

L'arraisonnement peut avoir pour conséquence, lorsque l'autorité sanitaire le juge nécessaire, l'*inspection sanitaire*, comprenant, s'il y a lieu, la *visite médicale* des passagers et de l'équipage.

Art. 49. — Les opérations de reconnaissance et d'arraisonnement sont effectuées sans délai.

Elles sont pratiquées même de nuit toutes les fois que les circonstances le permettent. Cependant, s'il y a suspicion sur la provenance ou sur les conditions sanitaires du navire, l'arraisonnement et l'inspection sanitaire ne peuvent avoir lieu que le jour.

Art. 50. — Les résultats soit de la reconnaissance, soit de l'arraisonnement sont relevés par écrit et consignés simultanément sur le registre médical et le livre de bord et sur un registre spécial tenu par l'autorité sanitaire du port.

Art. 51. — Les bateaux de la douane, les bateaux des ponts et chaussées affectés aux service des ports de commerce, des phares et balises, les bateaux-pilotes, les garde-pêche, les bateaux qui font la petite pêche sur les côtes de France ou d'Algérie ou sur la partie des côtes de Tunisie qui s'étend du Cap Nègre à la frontière algérienne, et en général tous ceux qui s'écartent peu du rivage et qui peuvent être reconnus au simple examen sont, à moins de circonstance exceptionnelle dont l'autorité sanitaire est juge, dispensés de la reconnaissance.

Art. 52. — Tout capitaine arrivant dans un port français est tenu de :

1° Empêcher toute communication, tout déchargement de son navire avant que celui-ci ait été reconnu et admis à la libre pratique;

2° Produire aux autorités chargées de la police sanitaire tous les papiers du bord ; répondre, après avoir prêté serment de dire la vérité, à l'interrogatoire sanitaire, et déclarer tous les faits, donner tous les renseignements venus à sa connaissance et pouvant intéresser la santé publique ;

3° Se conformer aux règles de la police sanitaire, ainsi qu'aux ordres qui lui sont donnés par les dites autorités.

ART. 53. — Les gens de l'équipage et les passagers peuvent, lorsque l'autorité sanitaire le juge nécessaire, être soumis à de semblables interrogatoires et obligés, sous serment, à de semblables déclarations.

ART. 54. — Les navires dispensés de produire une patente de santé ou munis d'une patente de santé *nette* sont admis immédiatement à la libre pratique, après la reconnaissance ou l'arraisonnement, sauf dans les cas mentionnés ci-après :

a. Lorsque le navire a eu à bord, pendant la traversée, des accidents, certains ou suspects, de choléra, de fièvre jaune ou de peste, ou d'une maladie grave, transmissible et importable ;

b. Lorsque le navire a eu en mer des communications de nature suspecte ;

c. Lorsqu'il présente, à l'arrivée, des conditions hygiéniques dangereuses ;

d. Lorsque l'autorité sanitaire a des motifs légitimes de contester la sincérité de la teneur de la patente de santé ;

e. Lorsque le navire provient d'un port qui entretient des relations libres avec une circonscription voisine contaminée ;

f. Lorsque le navire, provenant d'une circonscription où régnait peu auparavant une maladie pestilentielle, a quitté cette circonscription avant qu'elle ait cessé d'être considérée comme contaminée.

Dans ces différents cas, le navire, bien que muni d'une patente nette, peut être assujetti aux mêmes mesures que s'il avait une patente brute.

ART. 55. — Tout navire arrivant avec patente brute est soumis au régime sanitaire déterminé ci-après.

Ce régime diffère selon que le navire est *indemne*, *suspect* ou *infecté*.

ART. 56. — Est considéré comme *indemne*, bien que venant d'une circonscription contaminée, le navire qui n'a eu ni décès ni cas de maladie pestilentielle à bord, soit avant le départ, soit pendant la traversée, soit au moment de l'arrivée.

Est considéré comme *suspect* le navire à bord duquel il y a eu un ou plusieurs cas, confirmés ou suspects, au moment du départ ou pendant la traversée, mais aucun cas nouveau de choléra depuis sept jours, de fièvre jaune depuis neuf jours ou de peste depuis douze jours [1].

1. Délais portés de neuf à douze jours et de sept à dix par le décret du 15 juin 1899.

Est considéré comme *infecté* le navire qui présente à bord un ou plusieurs cas, confirmés ou suspects, d'une maladie pestilentielle, ou qui en a présenté pour le choléra depuis moins de sept jours, pour la fièvre jaune depuis moins de neuf jours et pour la peste depuis moins de douze jours.

Art. 57. — Le navire *indemne* est soumis au régime suivant :

1° Visite médicale des passagers et de l'équipage;

2° Désinfection du linge sale, des effets à usage, des objets de literie, ainsi que de tous autres objets ou bagages que l'autorité sanitaire du port considère comme contaminés.

Si le navire a quitté la circonscription contaminée depuis plus de cinq jours en cas de choléra, depuis plus de sept jours en cas de fièvre jaune et de dix jours en cas de peste, les mesures ci-dessus sont immédiatement prises et le navire est admis à la libre pratique.

Si le navire a quitté depuis moins de cinq jours une circonscription contaminée de choléra, il est délivré à chaque passager un passeport sanitaire indiquant *la date du jour où le navire a quitté le port contaminé*, le nom du passager et celui de la commune dans laquelle il déclare se rendre. L'autorité sanitaire donne en même temps avis du départ du passager au maire de cette commune et appelle son attention sur la nécessité de surveiller le dit passager au point de vue sanitaire jusqu'à l'expiration des cinq jours à dater du départ du navire (*surveillance sanitaire*).

L'équipage est soumis à la même surveillance sanitaire.

Si la circonscription quittée par le navire depuis moins de sept jours était contaminée de fièvre jaune ou depuis moins de dix jours[1] était contaminée de peste, les mêmes précautions sont prises, sauf les modifications suivantes :

1° Le délai de surveillance est porté à sept jours en cas de fièvre jaune ou à dix jours en cas de peste;

2° Le déchargement des marchandises n'est commencé qu'après le débarquement de tous les passagers;

3° L'autorité sanitaire peut ordonner la désinfection de tout ou partie du navire; mais cette désinfection n'est faite qu'après le débarquement des passagers.

Dans tous les cas, l'eau potable du bord est renouvelée et les eaux de cale sont évacuées après désinfection.

Art. 58. — Le navire *suspect* est soumis au régime suivant :

1° Visite médicale des passagers et de l'équipage;

2° Désinfection du linge sale, des effets à usage, des objets de literie, ainsi que tous autres objets ou bagages que l'autorité sanitaire du port considère comme contaminés.

Les passagers sont débarqués aussitôt après l'accomplissement de

---

[1]. Voir note de la page précédente.

ces opérations. Il est délivré à chacun d'eux un passeport sanitaire indiquant *la date de l'arrivée du navire*, le nom du passager et celui de la commune dans laquelle il déclare se rendre. L'autorité sanitaire donne en même temps avis du départ du passager au maire de cette commune et appelle son attention sur la nécessité de surveiller ledit passager au point de vue sanitaire jusqu'à l'expiration d'un délai de cinq jours à partir de l'arrivée du navire.

L'équipage est soumis à la même surveillance sanitaire.

L'eau potable du bord est renouvelée et les eaux de cale sont évacuées après désinfection.

Si la maladie qui s'est manifestée à bord est le choléra et si la désinfection du navire ou de la partie du navire contaminée n'a pas été faite conformément aux prescriptions du titre V, ou si l'autorité sanitaire juge que la désinfection n'a pas été suffisante, il est procédé à cette opération aussitôt après le débarquement des passagers.

Si la maladie qui s'est manifestée à bord est la fièvre jaune ou la peste, le déchargement des marchandises n'est commencé qu'après le débarquement de tous les passagers; la désinfection du navire est obligatoire et n'a lieu qu'après le débarquement des passagers et le déchargement des marchandises.

ART. 30. — Le navire *infecté* est soumis au régime suivant :

1° Les malades sont immédiatement débarqués et isolés jusqu'à leur guérison;

2° Les autres personnes sont ensuite débarquées aussi rapidement que possible et soumises à une *observation* dont la durée varie selon l'état sanitaire du navire et selon la date du dernier cas. La durée de cette observation ne pourra dépasser *cinq* jours pour le choléra, *sept* jours pour la fièvre jaune et *dix*[1] jours pour la peste après le débarquement, ou après le dernier cas survenu parmi les personnes débarquées : celles-ci sont divisées par groupes aussi peu nombreux que possible, de façon que, si des accidents se montraient dans un groupe, la durée de l'isolement ne fût pas augmentée pour tous les passagers;

3° Le linge sale, les effets à usage, les objets de literie, ainsi que tous autres objets ou bagages que l'autorité sanitaire du port considère comme contaminés, sont désinfectés;

4° L'eau potable du bord est renouvelée. Les eaux de cale sont évacuées après désinfection;

5° Il est procédé à la désinfection du navire ou de la partie du navire contaminée après le débarquement des passagers et, s'il y a lieu, le déchargement des marchandises.

Si la maladie qui s'est manifestée à bord est la fièvre jaune ou la peste, le déchargement des marchandises n'est commencé qu'après

1. Voir note, p. 107.

le débarquement de tous les passagers, et la désinfection du navire n'est opérée qu'après le déchargement.

Art. 60. — Dans tous les cas, les personnes qui ont été chargées de la désinfection totale ou partielle du navire, qui ont procédé avant ou pendant la désinfection du navire au déchargement et à la désinfection des marchandises, ou qui sont restées à bord pendant l'accomplissement de ces opérations sont isolées pendant un délai que fixe l'autorité sanitaire et qui ne peut dépasser, à partir de la fin des dites opérations, cinq jours pour les navires en patente brute de choléra, sept jours pour les navires en patente brute de fièvre jaune, ou dix [1] jours pour les navires en patente brute de peste.

Le navire est soumis à l'isolement jusqu'à ce que les opérations de déchargement et de désinfection pratiquées à bord soient terminées.

Art. 61. — En France, du 1er novembre au 20 février, si le navire provient d'une circonscription contaminée de fièvre jaune, qu'il soit indemne, suspect ou infecté, on se contentera de la visite médicale des passagers, de la désinfection du linge sale, des effets à usage, objets de literie et autres objets ou bagages suspects et de la désinfection du navire ou de la partie du navire que l'autorité sanitaire jugerait contaminée.

S'il y a à bord des malades atteints de fièvre jaune, ils sont immédiatement débarqués et isolés jusqu'à leur guérison; les autres passagers et l'équipage sont soumis à la *surveillance sanitaire* (prévue par l'article 57) pendant sept jours.

Art. 62. — Les mesures concernant les navires soit indemnes, soit suspects, soit infectés peuvent être atténuées par l'autorité sanitaire du port s'il y a à bord un médecin sanitaire maritime et une étuve à désinfection remplissant les conditions de sécurité et d'efficacité prescrites par le Comité consultatif d'hygiène publique de France, et si le médecin certifie que les mesures de désinfection et d'assainissement ont été convenablement pratiquées pendant la traversée.

Art. 63. — Les mesures prescrites par l'autorité sanitaire du port sont notifiées sans retard et par écrit au capitaine, sous réserve des modifications que des circonstances ultérieures pourraient rendre nécessaires.

Art. 64. — Tout navire soumis à l'isolement est tenu à l'écart dans un poste déterminé et surveillé par un nombre suffisant de gardes de santé.

Art. 65. — Un navire infecté qui ne fait qu'une simple escale sans prendre pratique ou qui ne veut pas se soumettre aux obligations imposées par l'autorité du port est libre de reprendre la mer. Dans ce cas, la patente de santé lui est rendue avec un *visa* men-

____
1. Voir note, p. 107.

tionnant les conditions dans lesquelles il part. Il peut être autorisé à débarquer ses marchandises, après que les précautions nécessaires ont été prises.

Il peut également être autorisé à débarquer les passagers qui en feraient la demande, à la condition que ceux-ci se soumettent aux mesures prescrites pour les navires infectés.

ART. 66. — Lorsqu'un navire infecté se présente dans un port sans lazaret, il est envoyé au lazaret le plus voisin.

Toutefois, si le port possède une station sanitaire, ce navire peut y débarquer ses malades et ses suspects et y recevoir les secours dont il aurait besoin

Il peut même être dispensé exceptionnellement de se rendre dans un lazaret si la station sanitaire dispose de moyens suffisants pour assurer l'isolement et la désinfection prescrits en pareille circonstance. Dans ce cas l'autorité sanitaire avise immédiatement soit le ministre de l'Intérieur, soit le gouverneur général de l'Algérie, de la décision qu'elle a prise.

ART. 67. — Un navire étranger, à destination étrangère, qui se présente en état de patente brute dans un port à lazaret pour y être soumis à l'isolement, peut, s'il doit en résulter un danger pour les autres personnes déjà isolées, ne pas être admis à débarquer ses passagers au lazaret et être invité à continuer sa route pour sa plus prochaine destination, après avoir reçu tous les secours nécessaires.

S'il y a des cas de maladie pestilentielle à bord, les malades sont, autant que possible, débarqués à l'infirmerie du lazaret.

ART. 68. — Les navires chargés d'émigrants, de pèlerins, de corps de troupe, et en général tous les navires jugés dangereux par une agglomération d'hommes dans de mauvaises conditions, peuvent, en tout temps, être l'objet de précautions spéciales que détermine l'autorité sanitaire du port d'arrivée, après avis du conseil sanitaire s'il en existe, sauf à en référer sans délai soit au ministre de l'Intérieur, soit au gouverneur général de l'Algérie.

ART. 69. — Outre les diverses mesures spécifiées dans les articles qui précèdent, l'autorité sanitaire d'un port a le devoir, en présence d'un danger imminent et en dehors de toute prévision, de prescrire provisoirement telles mesures qu'elle juge indispensables pour garantir la santé publique, sauf à en référer dans le plus bref délai soit au ministre de l'Intérieur, soit au gouverneur général de l'Algérie.

TITRE VIII. — MARCHANDISES : IMPORTATION; TRANSIT;
PROHIBITION; DÉSINFECTION.

ART. 70. — Sauf les exceptions ci-après, les marchandises et objets de toute sorte arrivant par un navire qui a patente nette et qui n'est dans aucun des cas prévus par l'article 54 sont admis immédiatement à la libre pratique.

Art. 71. — Les peaux brutes fraîches ou sèches, les crins bruts et en général tous les débris d'animaux peuvent, même en cas de patente nette, être l'objet des mesures de désinfection que détermine l'autorité sanitaire.

Lorsqu'il y a à bord des matières organiques susceptibles de transmettre des maladies contagieuses, s'il y a impossibilité de les désinfecter et danger de leur donner libre pratique, l'autorité sanitaire en ordonne la destruction, après avoir constaté par procès-verbal, conformément à l'article 5 de la loi du 3 mars 1822, la nécessité de la mesure et avoir consigné sur ledit procès-verbal les observations du propriétaire ou de son représentant.

Art. 72. — La désinfection est dans tous les cas obligatoire :

1° Pour les linges de corps, hardes et vêtements portés (effets à usage) et les objets de literie ayant servi, transportés comme marchandises;

2° Pour les vieux tapis;

3° Pour les chiffons et les drilles, à moins qu'ils ne rentrent dans les catégories suivantes qui sont admises en libre pratique :

a. Chiffons comprimés par la force hydraulique, transportés comme marchandises en gros, par ballots cerclés de fer, à moins que l'autorité sanitaire n'ait des raisons légitimes pour les considérer comme contaminés;

b. Déchets neufs, provenant directement d'ateliers de filature, de tissage, de confection ou de blanchiment; laines artificielles et rognures de papier neuf.

Art. 73. — Les marchandises débarquées de navires munis de patente brute peuvent être considérées comme contaminées et à ce titre l'autorité sanitaire peut en prescrire la désinfection soit au lazaret, soit sur des allèges.

Art. 74. — Les marchandises en provenance de pays contaminés sont admises au transit sans désinfection si elles sont pourvues d'une enveloppe prévenant tout danger de transmission.

Art. 75. — Les lettres et correspondances, imprimés, livres, journaux, papiers d'affaires (non compris les colis postaux) ne sont soumis à aucune restriction ni désinfection.

Art. 76. — Les animaux vivants autres que les bestiaux ou ceux visés par la loi du 21 juillet 1881 sur la police sanitaire des animaux domestiques peuvent être l'objet de mesures de désinfection.

Des certificats d'origine peuvent être exigés pour les animaux embarqués sur un navire provenant d'un port au voisinage duquel règne une épizootie. Des certificats analogues peuvent être délivrés pour des animaux embarqués en France ou en Algérie.

Lorsque des cuirs verts, des peaux ou des débris frais d'animaux sont expédiés de France ou d'Algérie à l'étranger, ils peuvent, à la demande de l'expéditeur, être l'objet de certificats d'origine délivrés d'après la déclaration d'un vétérinaire assermenté.

TITRE IX. — STATIONS SANITAIRES ET LAZARETS

Art. 77. — Le service sanitaire comprend des *stations sanitaires* et des *lazarets* répartis dans les ports, après avis du Comité de direction des services de l'hygiène, suivant décision soit du ministre de l'Intérieur, soit du gouverneur général de l'Algérie.

Art. 78. — La station sanitaire comporte :

1° Des locaux séparés (tentes ou bâtiments) destinés au traitement des malades et à l'isolement des suspects;

2° Une étuve à désinfection remplissant les conditions de sécurité et d'efficacité prescrites par le Comité consultatif d'hygiène publique de France;

3° Des appareils reconnus efficaces pour les désinfections qui ne peuvent être faites au moyen de l'étuve, notamment pour les tentes et à leur défaut pour les bâtiments où est pratiqué l'isolement des malades et des suspects.

Le service sanitaire et l'administration hospitalière se concertent pour l'usage commun des locaux et des appareils et pour l'emploi commun du personnel de service.

Art. 79. — Le lazaret est un établissement permanent disposé de manière à permettre l'application de toutes les mesures commandées par le débarquement et l'isolement des passagers, la désinfection des marchandises et celle du navire.

Art. 80. — La distribution intérieure du lazaret est telle que les personnes et les choses appartenant à des isolements de dates différentes puissent être séparées.

Deux corps de bâtiments, isolés et à distance convenable, sont affectés l'un aux malades, l'autre aux suspects.

Art. 81. — Des parloirs sont disposés pour les visites avec les précautions nécessaires pour éviter la contamination.

Art. 82. — Des magasins distincts sont affectés, d'une part, aux marchandises et objets à purifier et, d'autre part, aux marchandises et objets purifiés.

Art. 83. — Le lazaret possède nécessairement une ou plusieurs étuves à désinfection remplissant les conditions de sécurité et d'efficacité prescrites par le Comité consultatif d'hygiène publique de France et les autres appareils reconnus efficaces pour les désinfections qui ne peuvent être faites au moyen de l'étuve.

Art. 84. — Le lazaret est pourvu :

1° D'eau saine à l'abri de toute souillure, en quantité suffisante;

2° D'un système d'évacuation sans stagnation possible des matières usées. Si un tel système est impraticable, les évacuations sont faites au moyen de tinettes mobiles placées dans une fosse étanche. Ces tinettes renferment en tout temps une substance désinfectante. Elles sont vidées au loin le plus souvent possible et en tout cas après l'expiration de chaque période d'isolement.

ART. 85. — Un médecin est attaché au lazaret : il est chargé notamment de visiter les personnes isolées, de les soigner le cas échéant et de constater leur état de santé à l'expiration de la durée de l'isolement.

ART. 86. — Les malades reçoivent dans le lazaret les secours religieux et les soins médicaux qu'ils trouveraient dans un établissement hospitalier ordinaire.

Les personnes venues du dehors pour les visiter ou leur donner des soins sont, en cas de compromission, isolées.

Chaque malade a la faculté, sous la même condition, de se faire traiter par un médecin de son choix et de se faire assister par des gardes-malades de l'extérieur.

ART. 87. — Les soins et les visites du médecin du lazaret sont gratuits.

ART. 88. — Les frais de traitement et de médicaments sont à la charge des personnes isolées et le décompte en est fait suivant le tarif qui est approuvé annuellement, après avis du Comité de direction des services de l'hygiène, soit par le ministre de l'Intérieur, soit par le gouverneur général de l'Algérie.

ART. 89. — Les frais de nourriture sont à la charge des personnes isolées et le décompte en est fait suivant un tarif approuvé annuellement par le préfet du département.

ART. 90. — Pour les émigrants, les pèlerins, qui voyagent en vertu d'un contrat, les frais de traitement et de nourriture au lazaret sont à la charge de l'armement; pour les militaires et les marins, ces frais incombent à l'autorité dont ils relèvent.

ART. 91. — Les indigents ne rentrant pas dans la catégorie définie à l'article 89 sont traités et nourris gratuitement.

ART. 92. — Les personnes isolées ont en outre à supporter les droits sanitaires définis au Titre X.

ART. 93. — Les règlements locaux prévus par l'article 132 déterminent les limites de la station sanitaire, du lazaret et des autres lieux réservés dont il est fait mention dans les articles 17, 18 et 19 de la loi du 3 mars 1822.

Ils déterminent également la zone affectée à l'isolement des navires.

TITRE X. — DROITS SANITAIRES

ART. 94. — Les droits sanitaires sont :

a. **Droit de reconnaissance à l'arrivée**, savoir :

Navires naviguant au cabotage français (l'Algérie comprise)
  d'une mer à l'autre, par tonneau. . . . . 0 fr. 05
Navires naviguant au cabotage international, par
  tonneau. . . . . 0 fr. 10

Navires naviguant au long cours, par tonneau. . 0 fr. 15
Navires faisant un service régulier d'un port euro-
    péen dans un port de la Manche ou de l'Océan,
    par tonneau. . . . . 0 fr. 03
Navires venant d'un port étranger dans un port
    français de la Méditerranée, si la durée habi-
    tuelle et totale de la navigation n'excède pas
    douze heures, par tonneau. . . . . 0 fr. 03

Les navires appartenant à ces deux dernières catégories pourront
contracter des abonnements de six mois ou d'un an. L'abonnement
sera calculé à raison de 0 fr. 50 par tonneau et par an, quel que
soit le nombre des voyages.

Navires à vapeur faisant escale sur les côtes de France pour
prendre ou laisser des voyageurs :

S'ils viennent d'un port européen :

Par voyageur embarqué ou débarqué. . . . . 0 fr. 50
Par tonneau de marchandises débarquées jusqu'à
    concurrence de 3 tonneaux. . . . . 0 fr. 10
S'ils viennent d'un port situé hors d'Europe :
Par voyageur embarqué ou débarqué. 1   »
Par tonneau de marchandises débarquées jusqu'à
    concurrence de 3 tonneaux. 0   15

b. **Droit de station,** payable par les navires soumis à
    l'isolement, par jour et par tonneau. . . . 0 fr. 03

c. **Droits de séjour dans les stations sanitaires et lazarets,** par
    jour et par personne :

1ʳᵉ classe. . . . . 2 fr   »
2ᵒ   — 1   »
3ᵉ   — . . . . »   50

d. **Droit de désinfection :**

*1° Désinfection du linge sale, des effets à usage, des objets de literie
du bord et de tous autres objets ou bagages considérés comme contaminés :*

Par voyageur débarqué, 1ʳᵉ classe. . . . . . . 1 fr. »
    —   2ᵉ   — . . . . »   50
    —   3ᵉ   — . . . . »   25
Par homme de l'équipage (état-major compris). . »   25

2° Désinfection des marchandises :

Désinfection pratiquée à bord des navires, par
    tonneau de jauge. . . . . »   05
Marchandises débarquées pour être désinfectées :
    marchandises emballées, par 100 kilogr. . . »   50

> Cuirs, les 100 pièces. 1   »
> Petites peaux non emballées, les 100 pièces. . »   50

3° Désinfection des chiffons et des drilles :
> Par 100 kilogr. . . . . »   50

4° Désinfection du navne ou de la partie du navire contaminée :
> Pour le navire entier : par tonneau de jauge. . . » fr. 02

Si la désinfection ne porte que sur la partie du navire contaminée le droit est réduit de moitié.

Les droits de désinfection déterminés par les paragraphes 1, 2 et 4 ci-dessus peuvent être réduits de moitié pour le navire qui, ayant à bord un médecin sanitaire nommé ou agréé par le gouvernement du pays auquel appartient le navire et une étuve à désinfection dont la sécurité et l'efficacité ont été constatées, justifierait que toutes les mesures d'assainissement et de désinfection ont été régulièrement appliquées au cours de la traversée conformément aux prescriptions du titre V.

Tous les droits sanitaires sont à la charge de l'armement. Les frais résultant soit des manipulation, main-d'œuvre et transport, soit de l'emploi des désinfectants chimiques, sont également à la charge de l'armement. S'il s'agit de chiffons et de drilles la dépense est, suivant l'usage, au compte de la marchandise.

Art. 95. — Les navires naviguant au cabotage français (l'Algérie comprise) dans la même mer sont exemptés du droit de reconnaissance.

Art. 96. — Les navires qui, au cours d'une même opération, entrent successivement dans plusieurs ports situés sur la même mer ne payent le droit de reconnaissance qu'une seule fois au port de première arrivée.

Art. 97. — Les militaires et marins, les enfants au-dessous de sept ans, les indigents embarqués aux frais du gouvernement ou d'office par les consuls sont dispensés des droits sanitaires.

Art. 98. — Les droits sanitaires applicables aux émigrants ou aux pèlerins voyageant en vertu d'un contrat sont à la charge de l'armement.

Art. 99. — Sont exemptés de tous les droits sanitaires déterminés par les articles précédents :

1° Les bâtiments de guerre et les bateaux appartenant aux divers services de l'État ;

2° Les bâtiments en relâche forcée, pourvu qu'ils ne donnent lieu à aucune opération sanitaire et qu'ils ne se livrent dans le port à aucune opération de commerce ;

3° Les bateaux de pêche français ou étrangers, y compris les transports rapportant le poisson dans les ports français, pourvu que ces différents bateaux ne fassent pas d'opérations de commerce dans les ports de relâche ;

4° Les bâtiments allant faire des essais en mer, sans se livrer à des opérations de commerce.

ART. 100. — La perception des droits sanitaires est confiée au service des douanes.

TITRE XI. — AUTORITÉS SANITAIRES

ART. 101. — La police sanitaire du littoral est exercée par des agents relevant directement du ministre de l'Intérieur pour la France et du gouvernement général pour l'Algérie.

ART. 102. — Le littoral est divisé en circonscriptions sanitaires.

Chaque circonscription est subdivisée en agences (agences principales et agences ordinaires).

Le nombre et l'étendue des circonscriptions et des agences sont déterminés par décision du ministre de l'Intérieur après avis du Comité de direction des services de l'hygiène.

Pour l'Algérie les circonscriptions sont déterminées, après avis du Comité de direction, par le gouverneur général; la répartition des agences est faite par le gouverneur.

ART. 103. — A la tête de chaque circonscription est placé un *directeur de la santé*, nommé, après avis du Comité de direction des services de l'hygiène, en France par le ministre de l'Intérieur, en Algérie par le gouverneur général.

Le directeur de la santé est docteur en médecine.

Il a sous ses ordres des agents principaux, des agents ordinaires et des sous-agents échelonnés sur le littoral.

Les agents principaux remplissent les fonctions de chefs de service dans les départements où ne réside pas de directeur de la santé.

Une direction de santé comporte, en outre, un personnel d'officiers, d'employés et de gardes dont les cadres sont fixés, suivant les besoins du service, par décision soit du ministre de l'Intérieur, soit du gouverneur général de l'Algérie : elle peut comprendre un ou plusieurs médecins, docteurs en médecine, qui prennent le titre de *médecins de la santé*.

Les médecins de la santé et les médecins attachés aux lazarets sont nommés en France par le ministre, en Algérie par le gouverneur général.

ART. 104. — Le directeur de la santé est chargé d'assurer dans sa circonscription l'application des règlements et instructions sur la police sanitaire maritime.

Il délivre ou vise les patentes de santé pour le port de sa résidence.

ART. 105. — Le directeur de la santé demande et reçoit directement les ordres soit du ministre de l'Intérieur, soit du gouverneur général de l'Algérie pour toutes les questions qui intéressent la santé publique.

ART. 106. — Le directeur de la santé doit se tenir constamment exactement renseigné sur l'état sanitaire de sa circonscription et des pays étrangers avec lesquels celle-ci est en relations.

ART. 107. — En cas de circonstance menaçante et imprévue, le directeur de la santé peut prendre d'urgence telle mesure qu'il juge propre à garantir la santé publique, sous réserve d'en référer immédiatement soit au ministre de l'Intérieur, soit au gouverneur général de l'Algérie.

ART. 108. — Les directeurs de la santé doivent se communiquer directement toutes les informations sanitaires qui peuvent inté- resser leur service.

ART. 109. — Le directeur de la santé adresse, chaque mois au moins, soit au ministre de l'Intérieur, soit au gouverneur général de l'Algérie, un rapport faisant connaître l'état sanitaire des ports de sa circonscription, et résumant les diverses informations rela- tives à la santé publique dans les pays étrangers en relations avec ces ports, ainsi que les mesures sanitaires auxquelles auraient été soumises les provenances des dits pays. Ce rapport est accompagné d'un état des navires ayant motivé l'application de mesures spé- ciales. Pour les ports de l'Algérie, copie des rapports et états sont adressés au ministre de l'Intérieur par le gouverneur général.

Le directeur de la santé avertit immédiatement soit le ministre, soit le gouverneur général de tout fait grave intéressant la santé publique de sa circonscription ou des pays étrangers en relations avec celle-ci.

ART. 110. — Les agents principaux et agents ordinaires, chacun pour la partie du littoral dont la surveillance lui est confiée, assu- rent, suivant les instructions et sous le contrôle des directeurs de la santé, l'application des règlements sanitaires.

A cet effet, ils reconnaissent l'état sanitaire des provenances, et leur donnent la libre pratique, s'il y a lieu. Ils font exécuter les règlements ou décisions qui déterminent les mesures d'isolement et les précautions particulières auxquelles les navires infectés ou sus- pects sont soumis. Ils s'opposent, par tous les moyens en leur pou- voir, aux infractions aux règlements sanitaires et constatent les contraventions par procès-verbal. Dans les cas urgents et imprévus, ils pourvoient aux dispositions provisoires qu'exige la santé publique, sauf à en référer immédiatement et directement au directeur de la santé de leur circonscription. Ils délivrent ou visent les patentes de santé pour les ports dans lesquels ils résident.

ART. 111. — En vertu des articles 12 et 13 de la loi du 3 mars 1822, les directeurs de la santé et les agents principaux et ordinaires ont droit de requérir pour le service qui leur est confié le concours non seulement de la force publique, mais encore, dans les cas d'ur- gence, des officiers et employés de la marine, des employés des douanes et des contributions indirectes, des officiers et maîtres de ports, des gardes forestiers et au besoin de tout citoyen.

Ces réquisitions ne peuvent d'ailleurs enlever à leurs fonctions habituelles des individus chargés d'un service public, à moins que le danger ne soit assez pressant au point de vue sanitaire pour exiger momentanément le sacrifice de tout autre intérêt.

ART. 112. — Les agents ordinaires du service sanitaire sont choisis, aut int que possible, parmi les agents du service des douanes; ils reçoivent une indemnité.

Le taux des indemnités est fixé par décision soit du ministre de l'Intérieur, soit du gouverneur général de l'Algérie.

ART. 113. — Les agents principaux, les capitaines de lazaret et les capitaines de la santé sont nommés soit par le ministre de l'Intérieur, soit par le gouverneur général de l'Algérie. Si les candidats appartiennent au service des douanes, leur nomination a lieu sur la désignation du directeur général de cette administration.

ART. 114. — Les agents, sous-agents et autres employés du service sanitaire sont nommés par le préfet, sur la présentation du directeur de la santé ou de l'agent principal, et après entente avec le directeur des douanes, si l'agent désigné appartient à ce service.

Ces nominations ne peuvent avoir lieu que sous réserve des dispositions législatives ou réglementaires concernant les emplois affectés aux sous-officiers rengagés ou aux anciens militaires gradés. A cet effet, aucune désignation n'est faite par les préfets sans qu'il en ait été préalablement référé soit au ministre de l'Intérieur, soit au gouverneur général de l'Algérie.

TITRE XII. — CONSEILS SANITAIRES

ART. 115. — Le ministre de l'Intérieur pour la France et le gouverneur général pour l'Algérie déterminent, après avis du Comité de direction des services de l'hygiène, les ports dans lesquels est institué un conseil sanitaire.

Il en existe au moins un par circonscription sanitaire.

ART. 116. — Le conseil sanitaire est nécessairement consulté par l'administration :

Sur le règlement local du port où il est institué;

Sur l'organisation de la station sanitaire ou du lazaret existant dans ce port;

Sur les traités à passer, le cas échéant, avec les administrations hospitalières;

Sur les plans et devis des bâtiments à construire.

Il donne son avis sur toutes les questions qui lui sont soumises par l'administration ou sur lesquelles il croit devoir appeler son attention dans l'intérêt du port.

ART. 117. — Le conseil sanitaire est composé de la manière suivante :
vante :

1° Le préfet ou le secrétaire général, le sous-préfet, ou, à leur défaut, un conseiller de préfecture délégué par le préfet;

2° Le directeur de la santé, l'agent principal ou l'agent ordinaire du service sanitaire en résidence dans le port;

3° Le maire;

4° Le professeur d'hygiène soit de la faculté de médecine, soit de l'école de médecine de plein exercice, soit, à leur défaut, de l'école de médecine navale, situées dans le département;

5° Le médecin des épidémies de l'arrondissement;

6° Le médecin militaire du grade le plus élevé ou le plus ancien dans le grade le plus élevé, en résidence dans le port;

7° Dans les ports de commerce le chef du service de la marine ou, à son défaut, le commissaire de l'inscription maritime et dans les ports militaires le préfet maritime ou son délégué et le médecin le plus élevé en grade du service de santé de la marine;

8° L'agent le plus élevé en grade du service des douanes;

9° L'ingénieur en chef ou, à son défaut, l'ingénieur ordinaire attaché au service maritime du port;

10° Un membre du conseil municipal élu par le conseil;

11° Deux membres de la chambre de commerce élus par la chambre, ou, à défaut de chambre de commerce, deux membres du tribunal de commerce élus par le tribunal, ou, à défaut de chambre de commerce et de tribunal de commerce, deux négociants élus par le conseil municipal;

12° Un membre du conseil d'hygiène publique et de salubrité de l'arrondissement élu par le conseil.

Le préfet ou le sous-préfet est président du conseil sanitaire.

Le conseil nomme un vice-président qui préside en l'absence du préfet ou du sous-préfet.

Art. 118. — Les quatre membres élus du conseil sanitaire sont nommés pour trois ans. Ils sont rééligibles.

Art. 119. — Les préfets et les sous-préfets, présidents des conseils sanitaires, peuvent convoquer aux séances du conseil le consul du pays intéressé aux questions qui y sont mises en délibération.

Dans ce cas, le consul étranger participe aux travaux du conseil avec voix consultative.

Art. 120. — Le conseil sanitaire se réunit sur la convocation du préfet ou du sous-préfet.

En cas d'urgence, la convocation peut être faite, à défaut du président, par le vice-président.

Art. 121. — Il est tenu procès-verbal des séances, dont le compte rendu est immédiatement et directement adressé, par les soins du président, soit au ministre de l'Intérieur, soit au gouverneur général de l'Algérie, ainsi qu'au directeur de la santé de la circonscription s'il s'agit d'un port autre que celui où réside ce fonctionnaire.

TITRE XIII. — ATTRIBUTIONS DES AUTORITÉS SANITAIRES EN MATIÈRE DE POLICE JUDICIAIRE ET D'ÉTAT CIVIL.

Art. 122. — Les autorités sanitaires qui, en exécution des articles 17 et 18 de la loi du 3 mars 1822, peuvent être appelées à exercer les fonctions d'officiers de police judiciaire sont les directeurs de la santé, les agents principaux et ordinaires du service sanitaire, les capitaines de la santé et les capitaines de lazaret.

Art. 123. — A cet effet, ces divers agents prêtent serment, au moment de leur nomination, devant le tribunal civil du port auquel ils sont attachés.

Art. 124. — Les mêmes autorités sanitaires exercent les fonctions d'officier de l'état civil conformément à l'article 19 de la loi du 3 mars 1822.

Art. 125. — Au cas où il se produirait une infraction pour laquelle l'autorité sanitaire n'est pas exclusivement compétente, celle-ci procède suivant les articles 53 et 54 du Code d'instruction criminelle.

TITRE XIV. — RECOUVREMENT DES AMENDES

Art. 126. — En cas de contravention à la loi du 3 mars 1822 dans un port, rade ou mouillage de France ou d'Algérie, le navire est provisoirement retenu et le procès-verbal est immédiatement porté à la connaissance du capitaine du port ou de toute autre autorité en tenant lieu, qui ajourne la délivrance du billet de sortie jusqu'à ce qu'il ait été satisfait aux prescriptions mentionnées dans l'article suivant.

Art. 127. — L'agent verbalisateur arbitre provisoirement, conformément à un tarif arrêté par le ministre de l'Intérieur, le montant de l'amende en principal et décimes, ainsi que les frais du procès-verbal; il en prescrit la consignation immédiate à la caisse de l'agent chargé de la perception des droits sanitaires, à moins qu'il ne soit présenté à ce comptable une caution solvable.

Celui-ci, en cas d'acquittement, remboursera à l'ayant droit la somme consignée. Si, au contraire, il y a condamnation, il versera cette somme au percepteur (en Algérie au receveur des contributions diverses) qui aura pris charge de l'extrait de jugement, ou il fera connaître à ce comptable les nom et domicile de la caution présentée.

Art. 128. — Le contrevenant est tenu d'élire domicile dans le département du lieu où la contravention a été constatée; à défaut par lui d'élection de domicile, toute notification lui est valablement faite à la mairie de la commune où la contravention a été commise.

TITRE XV. — DISPOSITIONS GÉNÉRALES

Art. 129. — Des médecins sanitaires français sont établis en Orient : leur nombre, leur résidence et leurs émoluments sont fixés par le ministre de l'Intérieur.

Ces médecins sont chargés de renseigner les agents du service consulaire français, l'administration supérieure et, en cas d'urgence, les directeurs de la santé sur l'état sanitaire des pays où ils résident.

Art. 130. — Les agents de la France au dehors doivent se tenir exactement informés de l'état sanitaire du pays où ils résident et adresser au département dont ils relèvent pour être transmis au ministre de l'Intérieur, les renseignements qui importent à la police sanitaire et à la santé publique de la France. S'il y a péril, ils doivent, en même temps, avertir l'autorité française la plus voisine ou la plus à portée des lieux qu'ils jugeraient menacés

Art. 131. — Les chambres de commerce, les capitaines ou patrons de navires arrivant de l'étranger, les dépositaires de l'autorité publique, soit au dehors, soit au dedans, et généralement toutes les personnes ayant des renseignements de nature à intéresser la santé publique, sont invités à les communiquer aux autorités sanitaires.

Art. 132. — Des règlements locaux, approuvés soit par le ministre de l'Intérieur, soit par le gouverneur général de l'Algérie, déterminent pour chaque port, s'il y a lieu, les conditions spéciales de police sanitaire qui lui sont applicables en vue d'assurer l'exécution des règlements généraux.

Art. 133. — Les dépenses du service sanitaire sont réglées annuellement, en prévision, par des budgets spéciaux préparés par les directeurs de la santé pour chacun des départements de leur circonscription et approuvés, sur l'avis des préfets, soit par le ministre de l'Intérieur, soit par le gouverneur général de l'Algérie.

Aucune dépense ne peut être ni effectuée, ni engagée en dehors de ces budgets sans une autorisation expresse du ministre ou du gouverneur, à moins toutefois qu'il n'y ait urgence. Dans ce cas, il en est référé immédiatement au ministre ou au gouverneur pour faire régulariser la dépense effectuée ou engagée.

Aussitôt après la clôture de l'exercice financier, les directeurs de la santé adressent au ministre ou au gouverneur, par l'intermédiaire des préfets et indépendamment des pièces exigées par les règlements sur la comptabilité, un compte détaillé des dépenses ordinaires ou extraordinaires effectuées au cours de l'exercice dans chacun des départements de leur circonscription.

Art. 134. — Sont abrogés les décrets des 22 février 1876, 25 mai 1878, 15 avril 1879, 26 janvier 1882, 19 décembre 1883, 30 décembre 1884, 29 octobre 1885, 15 décembre 1888, 25 juillet et 19 octobre 1894, 20 et 22 juin 1895, et généralement toutes dispositions réglementaires antérieures qui seraient contraires au présent décret.

ART. 135. — Le ministre de l'intérieur et les ministres de la justice; des affaires étrangères; des finances; de la guerre; de la marine; des travaux publics; du commerce, de l'industrie, des postes et des télégraphes; de l'agriculture; des colonies; et le gouverneur général de l'Algérie, sont chargés, chacun en ce qui le concerne, de l'exécution du présent décret qui sera publié au *Journal officiel de la République française* et inséré au *Bulletin des lois*.

Fait à Paris, le 4 janvier 1896.

FÉLIX FAURE.

Par le Président de la République :
Le Président du Conseil, ministre de l'Intérieur,
LÉON BOURGEOIS.

Le ministre de la Justice,
L. RICARD.

Le ministre des Affaires étrangères,
BERTHELOT.

Le ministre des Finances,
PAUL DOUMER.

Le ministre de la Guerre,
G. CAVAIGNAC.

Le ministre de la Marine,
ÉDOUARD LOCKROY.

Le ministre des Travaux publics,
ED. GUYOT-DESSAIGNE.

Le ministre du Commerce, de l'Industrie,
   des Postes et des Télégraphes,
G. MESUREUR.

Le ministre de l'Agriculture,
VIGER.

Le ministre des Colonies,
GUIEYSSE.

MODÈLE DE PATENTE DE SANTÉ (art. 6 du règlement).

N°

PATENTE DE SANTÉ

Nom du bâtiment.....
Nature du bâtiment...
Pavillon ....
Tonneaux...........
Canons ....
Appartenant au port d
Destination.........
Nom du capitaine....
Nom du médecin.....
Équipage (tout compris)........ .....
Passagers...........
Cargaison ....
État hygiénique du navire...........
État hygiénique de l'équipage (couchage, vêtements etc.)....
État hygiénique des passagers.. ......
Vivres et approvisionnements divers. ..
Eau...........

Malades à bord

État   {du port.....
sanitaire {des environs

Il a été constaté dans le port (ou ses environs) pendant la dernière semaine écoulée :

...... cas de choléra

... .. cas de fièvre jaune.

...... cas de peste.

Délivrée le   du mois
d   189 ,
à   heure du

RÉPUBLIQUE FRANÇAISE   PORT

ADMINISTRATION SANITAIRE

PATENTE DE SANTÉ

Nous,   de la santé à
certifions que le bâtiment ci-après désigné part le ce port dans les conditions suivantes, dûment constatées

Nom du bâtiment ... .
Nature du bâtiment...
Pavillon...........
Tonneaux..... .....
Canons... ....
Appartenant au port d
Destination...........
Nom du capitaine.....
Nom du médecin . .
Équipage (tout compris)
Passagers ....
Cargaison .. ..

Malades à bord

État hygiénique du navire..... ....
État hygiénique de l'équipage (couchage, vêtements etc.).....
État hygiénique des passagers... . ...
Vivres et approvisionnements divers. . .
Eau........... . ..

Conformément aux articles 30, 31, 32 et 33 du règlement, l'état sanitaire du navire a été vérifié, la visite médicale a été passée au moment de l'embarquement des passagers et il a été constaté qu'il n'existait à bord, *au moment du départ*, aucun malade atteint d'affection pestilentielle (choléra, fièvre jaune, peste), ni linge sale, ni substance susceptible le nuire à la santé du bord

Nous certifions, en outre, { du port est ....
que l'état sanitaire   { des environs est.......

et qu'il a été constaté dans le { .....cas de choléra
port (ou ses environs) pendant { .....cas de fièvre jaune
la dernière semaine écoulée   { .....cas de peste

En foi de quoi, nous avons délivré la présente patente, à   le   du mois d
159 , à   heure du

L'Expéditionnaire   Sceau de l'Administration
de la Patente,

Le   DE LA SANTÉ

PRESCRIPTIONS EXTRAITES DU RÉGLEMENT GÉNÉRAL
DE POLICE SANITAIRE MARITIME

VOIR AU VERSO.

PRESCRIPTIONS EXTRAITES DU

RÈGLEMENT GÉNÉRAL DE POLICE SANITAIRE MARITIME

La patente de santé est un document qui a pour objet de mentionner l'état sanitaire du pays de provenance et particulièrement l'existence ou la non existence des maladies visées à l'article premier. La patente de santé indique, en outre, le nom du navire, celui du capitaine, la nature de la cargaison, l'effectif de l'équipage et le nombre des passagers, ainsi que l'état sanitaire du bord au moment du départ. — La patente de santé est datée, elle n'est valable que si elle a été délivrée dans les quarante-huit heures qui ont précédé le départ du navire (Art. 3).

Un navire ne doit avoir qu'une patente de santé (Art. 4).

A l'étranger, la patente de santé est délivrée aux navires français à destination de France ou d'Algérie par le consul français du port de départ ou, à défaut du consul, par l'autorité locale. Pour les navires étrangers à destination de France ou d'Algérie, la patente peut être délivrée par l'autorité locale, mais, dans ce cas, elle doit être visée et annotée, s'il y a lieu, par le consul français (Art. 8).

La patente de santé délivrée au port de départ est conservée jusqu'au port de destination. Le capitaine ne doit en aucun cas s'en dessaisir. — Dans chaque port d'escale, elle est visée par le consul français ou, à son défaut, par l'autorité locale qui y relate l'état sanitaire du port et de ses environs (Art. 9).

La présentation d'une patente de santé à l'arrivée dans un port de France ou d'Algérie, est en tout temps obligatoire pour les navires provenant : 1° des pays situés hors d'Europe, l'Algérie et la Tunisie exceptées. 2° du littoral de la mer Noire et les côtes de la Turquie d'Europe sur l'Archipel et la mer de Marmara (Art. 11).

Pour les régions autres que celles désignées à l'article 11, la présentation d'une patente de santé est obligatoire pour les navires provenant d'une circonscription contaminée par une maladie pestilentielle. La même obligation peut être étendue, par décision du ministre de l'Intérieur, aux pays se trouvant soit à proximité de ladite circonscription, soit en relations directes avec elle. Dans ce cas, l'obligation de la patente est immédiatement portée à la connaissance du public, notamment par la voie du *Journal officiel de la République française* (Art. 12).

Tout bâtiment à vapeur français affecté au service postal ou au transport d'au moins cent voyageurs, qui fait un trajet dont la durée, escales comprises, dépasse quarante-huit heures, est tenu d'avoir à bord un médecin sanitaire. Ce médecin doit être français et pourvu du diplôme de docteur en médecine : il prend le titre de *médecin sanitaire maritime* (Art. 15).

Le médecin sanitaire maritime inscrit jour par jour, sur un registre, toutes les circonstances de nature à intéresser la santé du bord (Art. 23).

Sur les navires qui n'ont pas de médecin sanitaire, les renseignements relatifs à l'état sanitaire et aux communications en mer sont recueillis par le capitaine et inscrits par lui sur son livre de bord (Art. 29).

Le capitaine d'un navire, (a) dépourvu d'une patente de santé alors qu'il devrait en être muni ou ayant une patente irrégulière (art. 11); (b) ne pouvant justifier de la présence à bord d'un médecin sanitaire régulièrement embarqué, ou d'un motif d'empêchement légitime (art. 28), est passible, à son arrivée dans un port français, les pénalités édictées par l'article 11 de la loi du 3 mars 1822, sans préjudice des mesures sanitaires exceptionnelles auxquelles le navire peut être assujetti pour ces motifs et des poursuites qui pourraient être exercées en cas de fraude.

Le capitaine d'un navire français ou étranger se trouvant dans un port de France ou d'Algérie et se disposant à quitter ce port est tenu d'en faire la déclaration à l'autorité sanitaire avant d'opérer son chargement ou d'embarquer ses passagers (Art. 30).

Dans le cas où elle le juge nécessaire l'autorité sanitaire a la faculté de procéder à la visite du navire avant le chargement et d'exiger tous renseignements et justifications utiles concernant la propreté des vêtements de l'équipage, la qualité de l'eau potable embarquée et les moyens de la conserver, la nature des vivres et les boissons, l'état de la pharmacie, et en général, les conditions hygiéniques du personnel et du matériel embarqués. L'autorité sanitaire peut, dans le même cas, prescrire la désinfection du linge sale soit à terre, soit à bord. Le cas échéant, ces diverses opérations sont effectuées dans le plus court délai possible, de manière à éviter tout retard au navire (Art. 31).

L'autorité sanitaire s'oppose à l'embarquement des personnes ou des objets susceptibles de propager des maladies pestilentielles (Art. 32).

Les permis nécessaires soit pour opérer le chargement, soit pour prendre la mer ne sont délivrés par la douane que sur le vu d'une licence remise par l'autorité sanitaire (Art. 33).

Tout navire qui arrive dans un port de France et d'Algérie doit, avant toute communication, être reconnu par l'autorité sanitaire (Art. 18).

MODÈLE D'INTERROGATOIRE

Pour la reconnaissance sanitaire des navires (art. 48 du règlement).

1. D'où venez-vous?
2. Avez-vous une patente de santé?
3. Quels sont vos noms, prénoms et qualité?
4. Quel est le nom, le pavillon et le tonnage de votre navire?
5. De quoi se compose votre cargaison?
6. Quel jour êtes-vous parti?
7. Quel était l'état de la santé publique à l'époque de votre départ?
8. Avez-vous le même nombre d'hommes que vous aviez au départ, et sont-ce les mêmes hommes?
9. Avez-vous eu, pendant votre séjour, pendant la traversée, des malades à bord? En avez-vous actuellement?
10. Est-il mort quelqu'un pendant votre séjour, soit à bord, soit à terre, ou pendant votre traversée?
11. Avez-vous relâché quelque part? Où? A quelle époque?
12. Avez-vous eu quelque communication pendant la traversée? N'avez-vous rien recueilli en mer?

Nota. Dans la pratique, cet interrogatoire peut être abrégé pour les navires venant de ports français ou de pays notoirement sains.

Dans le cas de suspicion, les autorités sanitaires peuvent faire, indépendamment des questions ci-dessus spécifiées, toutes les autres interrogations qu'elles jugent nécessaires pour s'éclairer sur les conditions sanitaires du navire, notamment celles relatives aux cas de maladie ou de mort observés pendant la traversée. Elles peuvent exiger l'exhibition du rôle de l'équipage et des passagers, ainsi que de tous les documents qui permettent de contrôler le nombre de personnes présentes à bord au moment de l'arrivée.

TABLEAU DES CIRCONSCRIPTIONS SANITAIRES

INDIQUANT LE SIÈGE DES DIRECTIONS DE LA SANTÉ, CELUI DES AGENCES PRINCIPALES ET ORDINAIRES, AINSI QUE LA CIRCONSCRIPTION PARTICULIÈRE DE CHAQUE DIRECTION ET AGENCE (art. 102 du règlement).

NUMÉROS D'ORDRE.	DÉPARTEMENTS.	SIÈGE DES CIRCONSCRIPTIONS, AGENCES PRINCIPALES ET AGENCES ORDINAIRES.	RÉPARTITION DU LITTORAL
		1re circonscription. — Direction de la santé de Dunkerque.	
1	Nord	Dunkerque	De la frontière de la Belgique au village de Loon
		Gravelines	Du village de Loon excl. au fort Philippe.
		AGENCE PRINCIPALE DE BOULOGNE.	
2	Pas-de-Calais	Calais	Du chenal de Gravelines excl. à Sangatte excl.
		Wissant	De Sangatte au Gris-Nez excl.
		Ambleteuse	Du Gris-Nez à Wimereux excl.
		Boulogne	De Wimereux au Portel.
		Équihen	Du Portel excl. à Brônes
		Dannes	Du poste des douanes de Brônes excl. à la rive droite de la baie de la Canche excl.
		Étaples	Les deux rives de la baie de la Canche.
		Cucq	De la baie de la Canche excl. au poste de l'Étang excl.
		Berck	Du poste des douanes de l'Étang à la rive droite de la baie d'Authie.
		2e circonscription. — Direction de la santé du Havre.	
		AGENCE PRINCIPALE DE SAINT-VALÉRY.	
3	Somme	Bouttinauville	De Muret à Saint-Quentin excl.
		Saint-Quentin	De Saint-Quentin au Crotoy excl.
		Crotoy	Le port du Crotoy.
		St-Valéry-sur-Somme	Saint-Valéry-sur-Somme et le cap Hornu
		Hourdel	Le port d'Hourdel.
		Cayeux	Du cap Hornu excl. à la Croix-au-Bailly.
		DIRECTION DU HAVRE.	
4	Seine-Inférieure	Tréport	Du Tréport à Belleville.
		Dieppe	De Puy à Saint-Aubin.
		Saint-Valéry-en-Caux	De Sotteville à Claquedent.
		Fécamp	De Veulettes incl. à Vaucottes excl.
		Le Havre	La partie du littoral comprise entre Vaucottes et le Hoc incl.
		Harfleur	Le port et le mouillage du Hoc
		Villequier	Station d'arraisonnement depuis Harfleur.
		Duclair	Le port et les deux rives depuis Villequier ;
		Rouen	Le port de Rouen.

NUMÉROS D'ORDRE.	DÉPARTEMENTS.	SIÉGE DES CIRCONSCRIPTIONS, AGENCES PRINCIPALES ET AGENCES ORDINAIRES.	RÉPARTITION DU LITTORAL.
		AGENCE PRINCIPALE DE QUILLEBEUF.	
5	Eure..........	Quillebeuf...........	De la limite du département de la Seine-Inférieure à Saint-Aubin excl.
		La Rocque...........	De Saint-Aubin à Conteville.
		La Ruelle............	De Saint Samson à Pont-Audemer
		AGENCE PRINCIPALE DE CAEN.	
6	Calvados.......	Honfleur............	Depuis la rivière la Risle, près de Berville (Eure) jusqu'aux pantières de Trouville.
		Trouville............ ..	Les pantières de Trouville et de Tourgues, la rade et le port de Trouville, et de Trouville à l'écluse de Blouville.
		Dives	De l'écluse de Blouville à l'embouchure de l'Orne.
		Caen................	Le port de Caen et les deux rives de l'Orne jusqu'à son embouchure.
		Ouistreham...........	De l'embouchure de l'Orne à Colleville.
		Luc...................	D'Hermanville à Langrune.
		Courseulles...........	De Bernières à Ver
		Port-en-Bessin........	D'Arnelles à Vierville.
		Isigny...........	De Saint-Pierre excl. au Pont de Vey.
		AGENCE PRINCIPALE DE CHERBOURG.	
7	Manche........	Carentan............	Du pont de Vey à la pêcherie d'Audouville.
		Saint-Vaast	De la pêcherie d'Audouville à Fouly.
		Barfleur........	De Fouly au cap Lévy.
		Cherbourg	Du cap Lévy a Oui.
		Omonville............	De Oui au Frégret.
		Dielette....	Du Fregret au fort de Sctet.
		Carteret	Du fort de Sctet à la route Bonvalet.
		Port-Bail,.......	De la route Bonvalet au havre de Surville.
		Saint-Germain-sur-Ay..	Du havre de Surville excl. au havre de Geffosses
		Regneville	Du port d'Agon au sémaphore de Saint-Martin.
		Granville.......... ...	Avranches et depuis le sémaphore de Saint-Martin.
		Pontorson............	Le littoral entre Avranches et l'embouchure du Couesnon.

3ᵉ circonscription. — Direction de la santé de Brest.

NUMÉROS D'ORDRE.	DÉPARTEMENTS.	SIÉGE DES CIRCONSCRIPTIONS, AGENCES PRINCIPALES ET AGENCES ORDINAIRES.	RÉPARTITION DU LITTORAL.
		AGENCE PRINCIPALE DE SAINT-SERVAN.	
8	Ille-et-Vilaine..	Le Vivier............	Le port de Vivier et depuis les Verdières jusqu'aux Hautes-Mielles.
		La Houle............	Le port de la Houle et depuis les Hautes-Mielles jusqu'à la pointe du Mingu.

NUMÉROS D'ORDRE.	DÉPARTEMENTS.	SIÈGE DES CIRCONSCRIPTIONS, AGENCES PRINCIPALES ET AGENCES ORDINAIRES.	RÉPARTITION DU LITTORAL.
8	Ille-et-Vilaine.. (Suite.)	Saint-Servan (St-Malo).	Le port et la rade de Saint-Malo, l'entrée de la Rance, et la partie du littoral depuis la pointe du Mingu.
		Dinard................	Le port de Dinard et depuis l'entrée de la Rance jusqu'à la Fosse-aux-Veaux.
		Saint-Briac...........	Le port de Saint-Briac et depuis la Fosse-aux-Veaux jusqu'à Rochegoute.
9	Côtes-du-Nord...	AGENCE PRINCIPALE DE PORTRIEUX.	
		Les Ébihens...........	De Saint-Briac aux Ébihens.
		La Villenorme....	Des Ébihens à Villenorme.
		Erquy.......	De la Villenorme à Erquy.
		Dahouet..............	D'Erquy à Dahouet.
		Sous-la-Tour.........	De Dahouet à Sous-la-Tour.
		Binic................	De Sous-la-Tour à Binic.
		Portrieux........	De Binic à Portrieux.
		Paimpol	De Portrieux à Paimpol.
		Porsdon..............	De Paimpol à Porsdon.
		Bréhat...............	De Porsdon à Bréhat.
		Loquivy.....	De Bréhat à Loquivy.
		La Rochejaune........	De Loquivy à la Rochejaune.
		Port-Blanc	De la Rochejaune à Port-Blanc
		Perros-Guirec.........	De la pointe du château de Trélevern à l'île de Biwic.
		Ile-Grande...........	De l'île de Biwic à la pointe de Bihit.
		Guyaudet.............	De la pointe de Bihit à Sa'nt-Michel.
		Toulenhery...........	De Guyaudet à Toulenhery.
10	Finistère.......	DIRECTION DE BREST.	
		Dourduff	De la pointe de Locquirec jusqu'au Dourduff.
		Locquénolé...........	Depuis le Dourduff jusqu'au Penzé.
		Paimpoul.............	Depuis le Penzé jusqu'au fort Bloscon.
		Roscoff.....	Du fort Bloscon aux Grands Palus-en-Cléder.
		Ile de Batz...........	Les côtes et le mouillage de l'île de Batz
		Plouescat	Des Grands Palus-en-Cléder à l'embouchure de la rivière la Flèche.
		Pontusval............	De l'embouchure de la rivière la Flèche sur l'anse de Goulven, à l'anse de Port-Malven.
		L'Aberwrach	De l'anse de Port-Malven-Plouguerneau à la rivière Laber-Benoît.
		Laber-Benoît........ .	Depuis le passage de la rivière Laber-Benoît jusqu'à la limite de Lampaul.
		Portsall	Depuis la limite de Lampaul-Ploudalmézau jusqu'à l'anse du Diable.
		Argenton.............	De l'anse du Diable à Landunvez à l'île de Melon.

NUMÉROS D'ORDRE.	DÉPARTEMENTS.	SIÈGE DES CIRCONSCRIPTIONS, AGENCES PRINCIPALES ET AGENCES ORDINAIRES	RÉPARTITION DU LITTORAL
10	Finistère (*Suite*)	Melon...............	De l'île de Melon à l'entrée de Laber-ildut
		Laber-ildut	De l'entrée de Laber-ildut à l'anse de Porsmoguer.
		Le Conquet...........	De l'anse de Porsmoguer à la baie de Bertheaume.
		Brest...............	Toute la rade et depuis la base de Bertheaume jusqu'à la pointe Espagnole.
		Passage de Plougastel.	Les deux rives de ce passage jusqu'à Landerneau
		Landerneau	Port de Landerneau
		Port-Launay	Port-Launay.
		Landévennec.........	Les deux rives de Landévennec jusqu'à Port-Launay.
		Roscanvel	Depuis la côte de Lanvéoc jusqu'à la pointe Espagnole
		Camaret	De la pointe Espagnole au cap de la Chèvre
		Douarnenez	Du cap de la Chèvre à la pointe du Raz
		Audierne....	De la pointe du raz à Plovan
		Penmarch	De Plovan à Penmarch
		Guilvinec......	De Kérity-Penmarch à Lesconil
		Île-Tudy	De Lesconil à l'entrée de l'Odet
		Bénodet......	De l'entrée de l'Odet à la baie de la Forêt
		Concarneau...	De la baie de la Forêt à l'embouchure de l'Aven
		Douelan	De l'embouchure de l'Aven à la pointe du Morbihan.

4ᵉ circonscription. — Direction de la santé de Saint-Nazaire.

AGENCE PRINCIPALE DE LORIENT.

NUMÉROS D'ORDRE.	DÉPARTEMENTS.	SIÈGE DES CIRCONSCRIPTIONS, AGENCES PRINCIPALES ET AGENCES ORDINAIRES	RÉPARTITION DU LITTORAL
11	Morbihan	Lorient........	Le port et la rade de Lorient et la côte comprise entre le Finistère et la presqu'île de Gâvres
		Port-Louis	Le port de Port-Louis et sa rade.
		Île de Groix...........	Toute l'île
		Étel.	Toute la partie de la côte située entre les presqu'îles de Gâvres et de Quiberon
		Saint-Pierre-Quiberon (port d'Orange).	À gauche depuis la Pointe erlet (anse du P.) et à droite jusqu'au fort de Ber-Roch...
		Portalguen	La rade de Portalguen
		Belle-Île - le Palais ..	Toute l'île
		La Trinité	La rade et la rivière de la Trinité.
		Locmariaquer	La partie droite de l'embouchure du Morbihan.
		Port-Navalo	La partie gauche de l'embouchure du Morbihan
		Penerf............ . ..	Les anses de Penerf, Penclan et Billiers
		Tréguier	L'entrée de la Vilaine.

NUMÉROS D'ORDRE.	DÉPARTEMENTS.	SIÉGE DES CIRCONSCRIPTIONS, AGENCES PRINCIPALES ET AGENCES ORDINAIRES.	RÉPARTITION DU LITTORAL.
		DIRECTION DE SAINT-NAZAIRE.	
12	Loire Inférieure.	Kercabeleck	De Kercabeleck à Piriac
		La Turballe	De Piriac a la Turballe.
		Croisic	De la Turballe a Batz.
		Pouliguen	De Batz à Chet-Moulin.
		Saint-Nazaire	De Gavy à Donges
		Coueron	De Laveau à Indre.
		Nantes	De Indre au Migron
		Écluses du Carnet	Canal maritime de la Loire.
		Paimbœuf	Du Migron à l'Ile Saint Nicolas
		Portic	Des Cormiers à l'étier du Fresne,
		AGENCE PRINCIPALE DES SABLES-D'OLONNE	
13	Vendée	La Calouette	La partie du littoral comprise depuis le port de Fresne au Nord, jusqu'à le Pégo, au Sud, c'est-à-dire la partie embrassant les étiers du port de Fresne, ceux de Brociet des Champs, la Cronière, la Cahouette et la Barre li-Mont.
		Noirmoutiers	La partie Est et Sud de l'Ile
		Ile Dieu	Le port de Joinville et ecluse de la Meule
		Saint-Gilles	De la Pégo au havre de la Gachère.
		LES SABLES D'OLONNE	Du havre de la Gachère à la Tranche
		L'Aiguillon	De la Tranche au chenal de la Rogue.
		Portes du Chapitre	Le littoral le la pointe de l'Aiguillon et de l'estuée le la Rogue à Luçon

5e circonscription. — Direction de la santé de Pauillac.

NUMÉROS D'ORDRE.	DÉPARTEMENTS.	SIÉGE DES CIRCONSCRIPTIONS, AGENCES PRINCIPALES ET AGENCES ORDINAIRES.	RÉPARTITION DU LITTORAL.
		AGENCE PRINCIPALE DE ROCHEFORT.	
14	Charente-Inférieure.	Ile de Ré { Le Fier d'Ars.	De la pointe de Loix à celle de la Couarde par le nord de l'Ile
		Saint-Martin.	De la pointe de Loix à La Flotte et, à l'ouest, de la pointe de la Couarde au Bois
		La Flotte.	La rade de la Flotte et la côte par le sud jusqu'au Bois.
		Le Brault	Depuis Marans jusqu'à l'anse formée par l'embouchure de la Sèvre.
		La Pallice	Le port de la Pallice et la côte depuis l'embouchure le la Sèvre.
		La Rochelle	Le port de la Rochelle, à droite depuis La Pallice et a gauche jusqu'à l'Houris.
		Ile d'Aix	L'Ile d'Aix et la grande rade à l'embouchure de la Charente
		Rochefort	De la mer à droite et du Port Lupin à gauche à la Cabine-Carrée.
		Tonnay-Charente	De la Cabine Carrée à Tonnay-Charente

NUMÉROS D'ORDRE.	DÉPARTEMENTS.	SIÈGE DES CIRCONSCRIPTIONS, AGENCES PRINCIPALES ET AGENCES ORDINAIRES.	RÉPARTITION DU LITTORAL
11	Charente-Inférᵉ (Suite.)	Ile d'Oléron le Château Port des barques......	Le littoral de l'île. Du Fort Lupin au chenal de Brouage.
		La Cayenne de Seudre.	Depuis le chenal de Brouage jusqu'à la Seudre.
		Royan,..............	Le port de Royan et toute la côte depuis Maumusson jusqu'à Meschers.
		Mortagne.............	Le port de Mortagne et toute la côte comprise entre Meschers et la limite du département de la Gironde.

DIRECTION DE PAUILLAC.

NUMÉROS D'ORDRE.	DÉPARTEMENTS.	SIÈGE	RÉPARTITION DU LITTORAL
15	Gironde.........	Blaye........	La rive droite de la Gironde, depuis la limite du département de la Charente Inférieure jusqu'au point de jonction des brigades de Bourg et le Laroque.
		Libourne...	La rive droite de la Dordogne depuis le point de jonction des brigades de Bourg et de Laroque jusqu'à Libourne; la rive gauche depuis Libourne jusqu'au point de jonction des brigades du Bec d'Ambès.
		Bordeaux.	Le port de Bordeaux
		Pauillac	Sur la rive droite (Gironde) depuis le point de jonction des brigades d'Ambès, en descendant la rive gauche de la Dordogne. Sur la rive gauche (Gironde) depuis Bordeaux jusqu'au phare de Richard.
		Le Verdon.	Sur la droite jusqu'au phare de Richard, sur la gauche jusqu'au point de Truc-de-Taillebois situé au delà de Montalivet, commune de Vensac.
		Les Genets..	Sur la droite jusqu'au Truc-de-Taillebois. Sur la gauche jusqu'au Truc-du-Lion, à 7 kilomètres et demi au de là du poste de Huga, commune de La Canou.
		Arès	Sur la droite, jusqu'au Truc-du-Lion, à 7 kilomètres et demi au delà de Grépiet, commune du Porge. Sur la gauche, jusqu'au Taussat, à 6 kilomètres au delà d'Arès, commune d'Andernos.
		La Teste.....	Sur la droite jusqu'au Taussat, à 6 kilomètres au delà de Lanton. Sur la gauche, jusqu'au Truc du Sablonnais, à 1 kilomètres et demi au delà du Pilat
		Cazaux...... .	Sur la droite, jusqu'au Truc du Sablonnais, à 1 kilomètres et demi au delà du Sud comme de la Teste. Sur la gauche, jusqu'au Truc-de-Lesporier, à un myriamètre de Mimizan.

NUMÉROS D'ORDRE.	DÉPARTEMENTS.	SIÉGE DES CIRCONSCRIPTIONS, AGENCES PRINCIPALES ET AGENCES ORDINAIRES	RÉPARTITION DU LITTORAL.
		AGENCE PRINCIPALE DE CAP-BRETON.	
16	Landes	Biscarrosse.............	S'étend depuis la limite du département de la Gironde à 10 kilomètres à droite et à 7 kilomètres à gauche.
		Mimizan.....	S'étend à 12 kilomètres à droite et à 8 kilomètres à gauche.
		Lit	Du Toron de l'Especier au cabanon du Pignada.
		Vielle.	Du cabanon du Pignada au courant d'Uchet.
		Molets......	Du courant d'Uchet à la dune de Cout-Vieux.
		Vieux-Boucaud.......	De la dune de Cout-Vieux à la dune de Nouchicq.
		Seignosse	De la dune de Nouchicq à la dune de Perrin.
		Cap-Breton...... ...	De la dune de Perrin au pont de Naves.
		Ondres..	En face du pont de Naves jusqu'au poste de douanes d'Ondres.
		AGENCE PRINCIPALE DE BAYONNE.	
17	Basses-Pyrénées.	Boucaud-nord	De la redoute de Saint-Bernard à la barre de Bayonne
		BAYONNE.......	Le port de Bayonne.
		Boucaud-sud.	Depuis la barre de Bayonne jusqu'au poteau nº 2
		Chambre-l'Amour.	Depuis le poteau nº 2 jusqu'au Cap-Nord
		Biarritz.........	Du Cap-Nord au moulin de Larralde.
		Bidart	Depuis le moulin de Larralde jusqu'à Loïa.
		Guethary	Depuis Loïa jusqu'au Grand Romardy.
		Saint-Jean-de-Luz .. .	Du Grand Romardy à l'arrapata
		Socoa	De l'arrapata au moulin de Haŷzalcea
		Hendaye....	Depuis le moulin de Haïzabea jusqu'à l'embouchure de la Bidassoa.

6ᵉ circonscription. — **Direction de la santé de Marseille.**

NUMÉROS D'ORDRE.	DÉPARTEMENTS.	SIÉGE DES CIRCONSCRIPTIONS	RÉPARTITION DU LITTORAL.
		AGENCE PRINCIPALE DE PORT-VENDRES.	
18	Pyrénées-Orient.	Banyuls sur-Mer.	Depuis les limites d'Espagne à la limite de Banyuls et de Port-Vendres
		PORT-VENDRES.	De la limite du territoire de Banyuls sur-Mer à celle de la commune de Collioure.
		Collioure.	De la limite de la commune de Collioure à l'embouchure du Tech.
		Canet.......	Depuis l'embouchure du Tech jusqu'à celle de la Tet

NUMÉROS D'ORDRE.	DÉPARTEMENTS	SIÉGE DES CIRCONSCRIPTIONS, AGENCES PRINCIPALES ET AGENCES ORDINAIRES	RÉPARTITION DU LITTORAL
18	Pyrénées-Orient. (*Suite*)	Barcarès..	Depuis l embouchure de la Tet jusqu'à la l mite du département de l Aude et du territoire de Leucate.
		AGENCE PRINCIPALE DE LA NOUVELLE.	
19	Aude..	Leucate...............	De la limite du département des Pyrénees - Orientales jusqu'à celle de la commune de Lapalme.
		La Nouvelle	De la limite de la commune de Lapalme au grau de la Vieille-Nouvelle.
		Gruissant.....	D i grau de la Vieille-Nouvelle à la rivière de l Aude.
		AGENCE PRINCIPALE DE CETIE.	
20	Hérault	Valris............. ...	De l embouchure de l Orb à celle de l Aude.
		Grau d Agde.....	De l'embouchure de l Orb à celle de l Hérault.
		Agde.	De l'embouchure de l Hérault au port d'Agde.
		Le Môle....	Depuis le poste des douanes de Rochelongue, jusqu à l étang d Embonnes.
		Quinzième...........	Depu s l'étang d Embonnes jusqu'aux abords Ouest du port de Cette.
		Cette.................	Le port de Cette et ses abords.
		Palavas.	Depuis le port de Cette jusqu'à la limite du département du Gard.
		AGENCE PRINCIPALE DE GRAU-DU-ROI.	
21	Gard	Grau-du-roi..........	Depu s le point 1 t le *Caralet* jusqu'au Rhône-Mort, limite du département des Bouches-du-Rhône.
		DIRECTION DE MARSEILLE.	
22	Bouches-du-Rh.	Grau-d'Orgon..........	Depu s le Rhône-Mort, jusqu'a la rive gauche (Est) du Petit-Rhône.
		Saintes-Maries........	Depuis la rive gauche (Est) du Petit-Rhône jusqu'à Galabert excl.
		La Vignolle	Depuis Galabert jusqu'au grau de Giraud excl.
		Arles.	La navigation sur le Rhône et l enceinte du port d'Arles.
		La Tour-Saint-Louis .	Depu s le grau de Giraud jusqu'à l étang de Gloria excl.
		Bouc..	Depu s l etang de Gloria jusqu'à l anse d Anguette excl
		Carro	Depu s l anse d Anguette jusqu'au Grand-Vala.
		Carri........	Depuis le Grand-Vala jusqu'à Niolon excl.

NUMÉROS D'ORDRE.	DÉPARTEMENTS.	SIÈGE DES CIRCONSCRIPTIONS, AGENCES PRINCIPALES ET AGENCES ORDINAIRES	RÉPARTITION DU LITTORAL
22	Boucles-du-Rh. (Suite.)	Marseille...	Depuis Niolon (Resqu a lou) jusqu'au Mauvais Pas excl
		Sormiou.....	Depuis le Mauvais-Pas jusqu'à l'Eysadon excl.
		Cass s	Depuis le lieu dit l'*Eysadon* jusqu'à l'anse du Capucin excl.
		La C otat	Depuis l'anse du Capucin jusqu'au point dit *B rouac.*
23	Var	AGENCE PRINCIPALE DE TOULON.	
		Les Lecques..	De la l mite du dép. des Bouch.-du-R. a Cabaret.
		Bandol	De Cabaret à Beaucours.
		Sa nt-Nazaire	De Beaucours à la C ndolière.
		Ile des Anib ers.......	De la Condol ère à la Fosse et toute l ile des Ambiers,
		Gros-Saint-Georges....	De la Fosse au Fort Saint-Elme
		Saint-Elme......	Du fort Saint-Elme à l isthme des Sablettes pour l extérieur et d i Môle-Caire au lazaret pour l intérieur de la rade.
		La Seyne...	Du Môle-Caire à Brégaillon.
		Cast gneaux.....	De Brégaillon jusqu'à la porte Nord de l arsenal de ce nom.
		Toulon.....	Le port de Toulon.
		Mourillon..	De la Rade au Ravin.
		Cap Brun..	Du Rav n à la Garonne.
		Carqueranne.	L'espace situé entre Saint-Sauveur et la Garonne.
		Giens................	Tout l isthme de Giens
		Les Pesch iers........	De l Almanarre au car al de Ceint iron.
		Salins-d Hyères (port)..	Du canal des Peschiers à la Grand Lône.
		Salins d Hyères .... (Ence nte.)	Le littoral entre le torre t de Marava ne, à l Est et le canal de Ceinturon, à l Ouest.
		Léoubes	De Marava ne à l Estagnolle.
		Ile de Por uerolles ...	Toute l ile
		Ile de Poi t Cros......	Toute l ile.
		Cavalarat	De l Estagnolle à Latr ppe
		Lavandon	De Latrippe à Malpagne.
		Cavalaire.	De Malpagne au Poivrier.
		Cannebiers...........	Du Poivrier à Granier.
		Saint-Tropez	De Granier à la Grand Foux.
		Sainte-Maxime........	De la Grand Foux à la Gaillarde
		Saint-Raphael........	Du point dit *la Gaillai de* au poste de Boulouris
		Agay...........	Du poste de Boulouris au poste d Aurelle.
24	Alpes-Maritimes.	AGENCE PRINCIPALE DE NICE.	
		Théoules....	Depuis le poste d'Aurelle jusqu'au poste de la Bocca.
		Cannes	Depuis le poste de la Bocca jusqu à la Croisette.
		Golfe Jouan.	Depuis la Croisette jusqu à la pointe des Gra llons.
		Antibes	Depuis la pointe des Gra llons jusqu'à la caserne du Loup.

NUMÉROS D'ORDRE.	DÉPARTEMENTS.	SIÈGE DES CIRCONSCRIPTIONS, AGENCES PRINCIPALES ET AGENCES ORDINAIRES.	RÉPARTITION DU LITTORAL.
21	Alpes Maritimes (*Suite*)	Gros-de-Cagne.........	Depuis la caserne des douanes du Loup jusqu'à l'embouchure du Var.
		Nice................	Depuis l'embouchure du Var (rive gauche) jusqu'à la pointe du château de l'Anglais.
		Villefranche	Depuis la pointe du château de l'Anglais jusqu'à la pointe Est du phare de Villefranche.
		Saint-Ospizo.........	Depuis la pointe Est du phare de Villefranche jusqu'à la principauté de Monaco.
		Menton	Depuis la frontière Est de la principauté de Monaco jusqu'à la limite du territoire français sous Garavan.

7ᵉ circonscription. — Direction de la santé d'Ajaccio.

NUMÉROS D'ORDRE.	DÉPARTEMENTS.	SIÈGE DES CIRCONSCRIPTIONS, AGENCES PRINCIPALES ET AGENCES ORDINAIRES.	RÉPARTITION DU LITTORAL.
25	Corse	Centuri..	Depuis Grotta-Piana jusqu'à Capo Cerbo.
		Pino.................	Depuis Capo Cerbo jusqu'à Catarelli.
		Canar	Depuis Catarelli jusqu'à Punta-Bianca
		Nouza................	Depuis Punta-Bianca jusqu'à Farinole.
		Saint-Florent	Depuis Farinole jusqu'à Perallo
		Ile Rousse...........	Depuis Perallo jusqu'à Saint-Damien.
		Calvi................	Depuis Saint-Damien jusqu'à la Scopa.
		Piana	Depuis la Scopa jusqu'à Capo-Rosso.
		Cargese..............	Depuis Capo-Rosso jusqu'à Stagninoli.
		Sagone..............	Depuis Stagninoli jusqu'à Capo-di-Fieno.
		Ajaccio............	Depuis Capo-di-Fieno jusqu'à Capo di-Muro.
		Propriano	Depuis Capo-di-Muro jusqu'à Tizzano.
		Bonifacio...	De Tizzano à la Rondinara.
		Porto-Vecchio et St-Cyprien	De la Rondinara à la Fantea.
		Salenzara	De la Fantea à l'étang d'Urbino.
		Aleria	Depuis l'étang d'Urbino jusqu'à Bravone.
		Prunete	Depuis Bravone jusqu'à Paludella
		San-Pellegrino........	Depuis Paludella jusqu'à l'embouch. du Golo.
		Bastia.	Depuis l'embouchure du Golo jusqu'au Miamo.
		Erbalunga.	Depuis Miamo jusqu'à Cotone.
		Santa Severa........	Depuis Cotone jusqu'à Caraco.
		Maccinaggio	Depuis Caraco jusqu'à Capannola
		Barcaggio	Depuis Capannola jusqu'à Grotta-Piana.

NUMÉROS D'ORDRE.	DÉPARTEMENTS.	SIÉGE DES CIRCONSCRIPTIONS, AGENCES PRINCIPALES ET AGENCES ORDINAIRES	RÉPARTITION DU LITTORAL.
		ALGÉRIE.	
		1re circonscription. — Direction de la santé d'Oran.	
1	Oran............	Nemours...............	De la frontière du Maroc au cap Noe.
		Beni-Saff..............	Du cap Noé au cap Figalo.
		Oran (Mers el-Kébir)..	Du cap Figalo à la pointe de l'Aiguille.
		Arzew.................	De la pointe de l'Aiguille à la Macta.
		Mostaganem...........	De la Macta au cap Kramis.
		2e circonscription. — Direction de la santé d'Alger.	
2	Alger............	Tenez................	Du cap Kramis à l'Oued Damous.
		Cherchell.............	De l'Oued Damous au Tombeau de la Reine.
		Alger............	Du Tombeau de la Reine à l'Oued Isser.
		Dellys...............	De l'Oued Isser à l'Oued Beharisen.
		3e circonscription. — Direction de la santé de Bône.	
3	Constantine.....	Bougie...............	De l'Oued Beharisen à la pointe Ziamia.
		Djidjelli..............	De la pointe Ziamia à l'Oued él Kebir.
		Collo................	De l'Oued el-Kebir à la pointe Rasbih.
		Philippeville (Stora)..	De la pointe Rasbih au cap de Fer.
		Herbillon.............	Du cap de Fer au cap de Garde.
		Bône.................	Du cap de Garde au cap Rosa.
		La Calle..............	Du cap Rosa à la frontière tunisienne.

TABLEAU INDIQUANT LE MONTANT DES SOMMES A CONSIGNER

PAR LES CAPITAINES MARINS EN CAS DE CONTRAVENTION
AUX RÉGLEMENTS DE POLICE SANITAIRE MARITIME (Art. 127 du règlement).

RÈGLEMENT APPLICABLE	SOMMES A CONSIGNER				OBSERVATIONS.
	AMENDES	DÉCIMES	FRAIS	TOTAUX	
Loi du 3 mars 1822 (art. 11).	De 5 francs à 50 francs	De 1 fr. 25 à 12 fr. 50	4 fr. 45	De 11 fr. 20 à 67 fr. 15	

C

Décret du 23 septembre 1900 relatif aux provenances des pays contaminés de peste.

Le Président de la République Française,

Sur le rapport du président du Conseil, ministre de l'Intérieur et des Cultes, et du ministre des Finances;

Vu l'article 1er de la loi du 3 mars 1822 sur la police sanitaire;

Vu le décret du 4 janvier 1896, portant règlement de police sanitaire maritime;

Vu les décrets des 15 avril 1897 et 15 juin 1899, relatifs aux provenances des ports contaminés de peste,

Décrète :

Article premier. — Les navires provenant des localités reconnues contaminées de peste ou portant des objets énumérés à l'article 3 du décret du 15 avril 1897 ne peuvent pénétrer en France ou en Algérie que par les ports de Dunkerque, le Havre, Saint-Nazaire, Pauillac, Marseille et Alger.

Le ministre de l'Intérieur déterminera les autres ports qui pourraient également être ouverts à ces provenances par exception ou sous réserve de conditions spéciales résultant de l'état sanitaire des navires à leur arrivée ou de la nature de leur chargement.

Art. 2. — L'article 4 du décret du 15 avril 1897 et l'article 1er du décret du 15 juin 1899 sont abrogés.

Art. 3. — Le président du Conseil, ministre de l'Intérieur et des Cultes, et le ministre des Finances sont chargés, chacun en ce qui le concerne, de l'exécution du présent décret, qui sera publié au *Journal officiel* et inséré au *Bulletin des lois*.

Fait à Paris, le 23 septembre 1900.

Émile LOUBET.

Par le président de la République :

Le président du Conseil,
Ministre de l'Intérieur et des Cultes,

Waldeck-Rousseau.

Le ministre des Finances,
J. Caillaux.

D

Instruction du 1ᵉʳ octobre 1900 pour l'application des mesures édictées par les décrets des 4 janvier 1896, 15 avril 1897, 14 juin 1899 et 23 septembre 1900, à l'arrivée des navires, indemnes ou suspects, provenant des pays contaminés, ou assimilés.

Ces mesures comprennent :

I. — Examen de la patente de santé et des papiers de bord au point de vue de la provenance du navire, des passagers et des marchandises, de la nature de ces marchandises, des escales effectuées, des incidents de la traversée, des communications possibles en mer, etc.

II. — Visite médicale de tous les passagers et du personnel de l'équipage, en commençant par les bien portants, en finissant par les indisposés, les suspects ou les malades.

Cette visite, lorsqu'il s'agit de grands navires, doit être faite simultanément par PLUSIEURS médecins qui opèrent séparément et signent ensuite collectivement le certificat de visite.

III. — Inspection sanitaire rigoureuse du navire faite dans toutes les parties accessibles par les médecins accompagnés d'un ou plusieurs gardes sanitaires expérimentés (anciens marins).

Cette inspection doit avoir pour objet de découvrir autant que possible la présence des rats vivants, malades ou morts, l'existence de linge sale, de marchandises ou d'objets dangereux, devant être détruits ou désinfectés, de préciser les locaux sur lesquels devrait porter la désinfection immédiate.

IV. — Désinfection soit à bord, soit par les moyens du service sanitaire, de tout le linge sale des passagers et de l'équipage, des effets à usage, objets de literie et tous autres objets ou bagages que l'autorité sanitaire considérerait comme susceptibles de contenir des germes de contamination.

Pour faciliter et activer les opérations de la désinfection du linge sale, il serait désirable : 1° qu'aucune malle ou bagage ne contînt de linge sale non désinfecté; 2° que le linge fût placé à l'avance dans des sacs spéciaux (un par passager ou par cabine) pour être désinfecté; 3° que l'ouverture et la visite des malles et bagages par le service de la douane fussent faites concurremment par les agents des douanes et par les agents du service sanitaire, toutes les fois que l'autorité sanitaire le jugera possible soit à bord, soit à quai.

V. — Admission des passagers en libre pratique, et délivrance s'il y a lieu de passeports et cartes d'avis sanitaires dans les conditions prévues par les articles 57 et 58 du décret du 4 janvier 1896 modifié par le décret du 15 juin 1899 (*Surveillance sanitaire*).

Si le navire est suspect, le point de départ de la surveillance est la *date de l'arrivée* du navire ; le délai de surveillance est de *cinq jours* [1].

Si le navire est indemne, le point de départ de la surveillance est la *date du jour où le navire a quitté le port contaminé*. Le délai de surveillance est de cinq jours pour le choléra, sept jours pour la fièvre jaune, dix jours pour la peste.

VI. — Déchargement du navire : ce déchargement n'est commencé qu'après le débarquement de tous les passagers.

Le navire est placé en isolement aussi complet que possible sur un quai spécial et hors du contact immédiat des autres bâtiments. Toutes les mesures sont prises pour empêcher la sortie *nocturne* des rats, en garnissant notamment les amarres de buissons métalliques.

VII. — Le personnel du bord est employé autant que possible aux opérations du déchargement ; s'il y a lieu de recourir à un personnel auxiliaire, celui-ci est assimilé, pour la durée des opérations, au personnel du bord ; l'un et l'autre figurent sur un état nominatif remis à l'autorité sanitaire et contrôlé par elle au moyen de visites ou appels journaliers. Ce point est capital : il importe que l'autorité sanitaire soit en mesure d'exercer un contrôle permanent sur le personnel de déchargement et que celui-ci soit composé en conséquence d'hommes choisis parmi les moins irréguliers, ayant en ville un domicile connu.

Si quelque personne autre que celles qui figurent à l'état nominatif se trouve obligée de monter à bord, même momentanément, elle est ajoutée à la liste et astreinte à la même surveillance pendant le délai fixé par l'autorité sanitaire. Les allées et venues entre le quai et le bord doivent ainsi être réduites au strict minimum.

Une carte spéciale équivalant au passeport sanitaire pourrait être remise à toutes les personnes visées par le présent article et leur rappellerait d'une manière précise les obligations auxquelles elles sont soumises.

VIII. — Le déchargement des marchandises est effectué conformément aux instructions de l'autorité sanitaire et dans l'ordre indiqué par elle.

Les marchandises qui devraient être désinfectées sont mises à part et isolées jusqu'à ce que l'opération soit effectuée. Les agents qui dans ce cas doivent procéder à la manipulation et à la désinfection des dites marchandises sont pourvus de vêtements spéciaux et astreints à toutes les mesures de précaution qu'elles comportent.

IX. — La surveillance sanitaire du déchargement, telle qu'elle résulte des dispositions qui précèdent, est exercée sans aucune

---

1. Ce délai vient s'ajouter au nombre de jours écoulés *depuis la date du dernier cas suspect ou confirmé*, soit :

Pour le choléra... $7 + 5 = 12$ jours.
— la fièvre jaune.. $9 + 5 = 14$ —
— la peste... $12 + 5 = 17$ —

interruption, depuis la mise à quai jusqu'à l'achèvement complet des opérations par un ou plusieurs agents du service sanitaire responsable. Ces agents sont chargés de tenir la liste nominative du personnel, de s'assurer que le déchargement effectué ne présente rien d'insolite au point de vue sanitaire, de veiller à l'exécution de toutes les mesures ayant pour but d'empêcher la sortie des rats, de signaler au chef de service la présence de cadavres de rats ainsi que les marchandises qui auraient pu être souillées par ces animaux, de faire suspendre, s'il y a lieu, le déchargement jusqu'à la décision du chef de service, de rédiger et signer de concert avec ce dernier, lorsque toutes les opérations sont terminées, un procès-verbal établi suivant une formule spéciale annexée à la présente instruction.

X. — Toute absence qui se produirait dans le personnel au cours du déchargement devrait être immédiatement signalée et motivée; si elle était due à une indisposition, même légère, l'homme devrait être l'objet sans retard d'une visite médicale, mis en observation et isolé, s'il y a lieu, dans les mêmes conditions que le serait, le cas échéant, un voyageur muni du passeport sanitaire.

Si, au cours du déchargement, il était découvert des rats morts ou malades, ils devraient être recueillis et envoyés, *avec toutes les précautions convenables*, au directeur du laboratoire bactériologique de la circonscription, qui procéderait d'urgence à leur examen et informerait le service sanitaire du résultat. Toute opération devrait être suspendue dans la partie du navire correspondant jusqu'à la connaissance de ce résultat.

Dans le cas où un homme serait reconnu atteint d'affection suspecte, le personnel du bord serait immédiatement consigné et le navire placé en isolement aussi absolu que possible; si la maladie était confirmée, le bâtiment serait renvoyé aussitôt, sous pavillon de quarantaine, au lazaret le plus proche. Les mêmes mesures seraient prises s'il était constaté qu'il existe à bord des rats pesteux.

En dehors des mesures ci-dessus qui sont particulièrement applicables aux navires, suspects ou indemnes, provenant des pays reconnus contaminés, il peut y avoir lieu d'exercer sur des provenances de localités voisines de ces derniers, ou de toutes autres pouvant être considérées comme douteuses, *une surveillance spéciale*.

Cette surveillance consiste dans un arraisonnement rigoureux du navire pouvant entraîner, comme le prévoit l'article 48 du Règlement, une inspection sanitaire et, s'il y a lieu, une visite médicale des passagers et de l'équipage. Les précautions précédemment indiquées pour le déchargement peuvent également être appliquées à ces navires à titre exceptionnel et dans la mesure que l'autorité sanitaire jugera nécessaire.

ANNEXE III

LA DÉFENSE CONTRE LE CHOLÉRA EN 1890

Le 16 juin, une dépêche télégraphique du commissaire spécial de police à Hendaye, arrivée au ministère de l'Intérieur à deux heures de l'après-midi, annonçait que la présence du choléra était constatée en Espagne, dans la province de Valence.

Le jour même, des ordres étaient donnés pour que deux étuves à désinfection fussent dirigées, l'une sur Hendaye, l'autre sur Cerbère; de premières instructions étaient envoyées par télégraphe aux préfets des Basses-Pyrénées et des Pyrénées-Orientales, et un décret, mettant en application la loi du 3 mars 1822, déléguait deux auditeurs près le comité consultatif d'hygiène publique de France, MM. les docteurs Charrin et Netter, « pour prendre, sous l'autorité du ministre de l'Intérieur, toutes les mesures nécessaires en vue de prévenir et de combattre l'épidémie cholérique ». Le 18 juin, les délégués partaient, le premier pour Cerbère, le second pour Hendaye, munis d'instructions détaillées. Je reproduirai : 1° le texte des instructions administratives avec les décrets qui furent édités alors; 2° les rapports de nos délégués, MM. Charrin et Netter.

A

Instructions et décrets.

1° Mesures à prendre pour l'organisation et le fonctionnement des postes sanitaires destinés à prévenir l'importation du choléra.

I. — Visite médicale des voyageurs venant de l'étranger à chaque poste frontière des voies de pénétration.

II. — Mise en observation des malades et des suspects, qui seront placés dans un local spécialement préparé.

III. — Examen attentif des bagages, de façon à ne pas laisser pénétrer le linge sale qui peut être contaminé.

Ce linge sera immédiatement désinfecté par une étuve à vapeur sous pression, qui devra être installée autant que possible dans les différents postes.

Le local se composera d'au moins deux pièces : l'une pour les malades, l'autre pour les suspects. Dans chacune d'elles seront installés des lits en fer aussi simples que possible, afin qu'ils soient plus facilement désinfectés.

Le poste sera en outre muni de médicaments et d'antiseptiques, suivant les prescriptions du comité consultatif.

Le nombre des lits, l'approvisionnement en désinfectants, en linge, seront réglés d'après les besoins locaux.

Le poste pourra être installé sous une tente (système Tollet et Herbet, par exemple).

Un local sera aménagé pour la désinfection, qui se fera conformément aux instructions du comité.

Les postes seront pourvus, autant que possible, d'une étuve à désinfection par la vapeur sous pression.

Le personnel de chaque poste comprendra :

Un médecin directeur; un ou deux infirmiers; des aides en nombre variable, selon l'importance du transit.

Autant que possible, le médecin résidera dans la localité où se trouve établi le poste. Il devra être présent à chaque train venant des pays contaminés ou suspects.

Si les médecins font défaut dans la région, on pourra demander du personnel à la Faculté voisine.

A l'arrivée de chaque train, les chefs de gare et leurs employés s'assureront que tous les voyageurs sont descendus; ceux-ci seront alors conduits dans une salle où se tiendra le médecin, et subiront tour à tour l'inspection.

Dans l'intérêt du bon ordre et afin que personne ne puisse se soustraire à la visite, il y aura lieu de faire défiler les voyageurs entre deux barrières suffisamment rapprochées pour que deux personnes ne puissent passer de front.

Toute personne atteinte de gastro-entérite devra être retenue et soignée au poste; toute personne qui, sans présenter des signes de gastro-entérite, offrira des symptômes suspects, pourra être retenue en observation.

On remettra à chaque voyageur reconnu bien portant une « carte » constatant qu'il a subi la visite médicale. Il sera tenu de la présenter au maire de la localité dans laquelle il se rendra, et là, il subira une nouvelle inspection et sera observé pendant le nombre de jours qui correspondent à la durée de l'incubation du choléra.

Le maire de la localité aura été prévenu de l'arrivée du voyageur par une carte postale envoyée par le directeur du poste.

Dans le cas où le voyageur serait pris de choléra, il serait immédiatement isolé et traité. Toute production du foyer serait ainsi évitée.

La visite des bagages devra être faite avec le plus grand soin par les employés de la douane, assistés d'un infirmier du poste.

Les linges sales pouvant être contaminés seront immédiatement saisis et ne seront rendus à leur propriétaire qu'après avoir subi la désinfection.

La rapidité de la stérilisation obtenue à l'aide de l'étuve Geneste-Herscher simplifiera considérablement les détails pratiques de cette opération.

Des rapports quotidiens ou hebdomadaires, suivant les circonstances, seront adressés par le médecin-directeur du poste au ministre ou à ses délégués.

2° Modèle de la carte délivrée à chaque voyageur venant d'Espagne.

POSTE SANITAIRE DE LA FRONTIÈRE.

PASSEPORT SANITAIRE

M   *venant de*   *passant à la frontière a été reconnu sain au moment de la visite médicale qu'il a subie ici en vertu des instructions qui nous ont été données. Il a déclaré vouloir se rendre à*   *commune du département de*   *où il prendra domicile, rue*   *, n°*

Le porteur devra se présenter devant le maire de la commune et subir les visites que la municipalité jugera bon d'ordonner.

     , le   189 .

LE DIRECTEUR DU POSTE SANITAIRE,

3° Modèle de la carte postale adressée au maire de la commune où se rend le voyageur.

POSTE SANITAIRE DE LA FRONTIÈRE.

MONSIEUR LE MAIRE,

J'ai l'honneur de vous informer que M.   venant de   qui a subi à la frontière la visite médicale et qui a déclaré vouloir se rendre dans votre commune où il aura son domicile, rue   , n°   , est parti aujourd'hui d'ici muni du passeport sanitaire.

     , le   *189* .

Le Directeur du poste sanitaire,

Les instructions reproduites ci-dessus montrent quelles précautions minutieuses étaient prises pour la désinfection des effets suspects, spécialement du linge sale. Des étuves à vapeur humide sous pression ont été installées partout où cela a paru nécessaire; là où une telle installation n'eût pas été justifiée, le linge sale était plongé dans de l'eau bouillante, portée à l'ébullition, et dans une solution désinfectante, généralement une solution de sublimé.

Pour quelques objets, en petit nombre, une interdiction absolue d'importation a été prononcée. Deux décrets datés, l'un du 18, l'autre du 20 juin 1890, rendus tous deux en exécution de la loi du 3 mars 1822, interdirent l'importation d'Espagne en France, par les frontières de terre et de mer, le premier, « des fruits et légumes poussant dans le sol ou à niveau du sol »; le second, « des drilles et chiffons ainsi que des objets de literie, tels que matelas, couvertures, etc. ». Ces interdictions n'ont été levées que le 20 décembre 1890 pour les fruits et légumes, et le 18 août 1891 pour les drilles et chiffons.

Quant aux personnes, l'administration sanitaire était bien décidée à ne pas laisser pénétrer les malades; elle entendait également ne pas mélanger les malades qu'elle pourrait être amenée à retenir avec des voyageurs bien portants. Ceux-ci cependant, quoique ayant les apparences de la santé, pouvaient porter en eux le germe de la maladie. Il importait donc de les surveiller, pendant un temps raisonnable, à leur point d'arrivée. Pour que cette surveillance fût possible, il fallait créer l'obligation aux voyageurs venant d'Espagne de déclarer à la frontière le lieu de leur destination, à ceux qui les recevaient de déclarer leur arrivée et tout cas de maladie suspecte survenu dans la maison, aux municipalités de faire visiter les voyageurs par un médecin. C'est ce qu'ordonnaient trois décrets rendus en exécution de la loi de 1822. La pratique révéla au bout de quarante-huit heures la nécessité de prévoir les arrêts anticipés, et une circulaire du ministre des Travaux publics prescrivit aux compagnies de chemins de fer, si une telle éventualité se présentait, d'avertir immédiatement le maire de la commune où le voyageur s'arrêterait. Je reproduis le texte de ces quatre documents.

4° Décret du 18 juin 1890. — (Obligations pour les personnes qui reçoivent un voyageur venant d'Espagne de déclarer son arrivée et tout cas de maladie suspecte).

LE PRÉSIDENT DE LA RÉPUBLIQUE FRANÇAISE,

Sur le rapport du ministre de l'Intérieur,

Vu les dispositions des articles 1er et 14 de la loi du 3 mars 1822 sur la police sanitaire;

Vu l'avis du Comité de direction des services de l'hygiène,

Décrète :

Article premier. — Il est enjoint à toute personne logeant un ou plusieurs voyageurs venant d'Espagne d'en faire la déclaration à la mairie de la commune dès l'arrivée du voyageur.

Cette obligation s'applique non seulement aux aubergistes et aux logeurs en garni, mais encore à tout particulier.

Art. 2. — La même déclaration devra être faite par les personnes ci-dessus dénommées pour tout cas suspect survenu dans leur maison et dès l'apparition des premiers accidents.

Art. 3. — Les contraventions aux dispositions du présent décret seront constatées par des procès-verbaux et poursuivies conformément à l'article 14 de la loi du 3 mars 1822 qui punit d'un emprisonnement de trois à quinze jours et d'une amende de 5 à 50 francs quiconque aura contrevenu, en matière sanitaire, aux ordres des autorités compétentes.

Art. 4. — Le ministre de l'Intérieur, les préfets dans leurs départements respectifs, les maires de chacune des communes de France sont délégués, conformément à l'article 1er de la loi du 3 mars 1822, pour assurer l'exécution du présent décret qui sera publié au *Journal officiel* et au *Bulletin des lois.*

La loi du 3 mars 1822 et le présent décret seront publiés et affichés dans toutes les communes du territoire de la République.

Fait à Paris, le 18 juin 1890.

Signé : CARNOT.

Par le Président de la République :
Le ministre de l'Intérieur,

Signé : Constans.

Le ministre des Finances,
Signé : Rouvier.

5° *Décret du 28 juin 1890.* — (*Obligation pour les voyageurs venant d'Espagne de déclarer leur lieu de destination à leur arrivée*).

Le Président de la République française,

Sur le rapport du ministre de l'Intérieur,

Vu la loi du 3 mars 1822 sur la police sanitaire, et notamment l'article 14, ainsi conçu :

Sera puni d'un emprisonnement de trois à quinze jours et d'une amende de cinq à cinquante francs quiconque, sans avoir commis aucun des délits qui viennent d'être spécifiés, aurait contrevenu, en matière sanitaire, aux règlements généraux ou locaux, aux ordres des autorités compétentes;

Vu le décret du 18 juin 1890 prescrivant la déclaration au maire de tout voyageur venant d'Espagne;

Vu l'avis du Comité de direction des services de l'hygiène,

DÉCRÈTE :

ARTICLE PREMIER. — Toute personne venant d'Espagne et entrant en France ou en Algérie, soit par terre, soit par mer, est tenue de déclarer à la frontière, aux autorités chargées de recevoir cette déclaration, la commune de France dans laquelle elle se rend.

Elle est, en outre, tenue de présenter au maire de cette commune, dans les vingt-quatre heures de son arrivée, le passeport sanitaire qui lui aura été remis à la frontière.

A Paris, cette présentation du passeport sanitaire devra être faite à la préfecture de police ou aux mairies.

Devront également être faites à la préfecture de police ou aux mairies les déclarations des personnes logeant chez elles, à Paris, des voyageurs venus d'Espagne, en exécution du décret du 18 juin 1890.

ART. 2. — Les infractions aux dispositions qui précèdent seront poursuivies conformément à la loi du 3 mars 1822.

ART. 3. — Les autorités sanitaires, constituées en exécution de la loi du 3 mars 1822 antérieurement au présent décret, le gouverneur général de l'Algérie, les préfets, les maires, les commissaires spéciaux des chemins de fer, les commissaires de police, les commissaires de surveillance administrative, les agents des douanes et généralement tous les agents de la force publique sont délégués, chacun dans les limites de sa circonscription, pour assurer l'exécution du présent décret, qui sera publié au *Journal officiel* et inséré au *Bulletin des lois*.

Fait à Paris, le 28 juin 1890.

Signé : CARNOT.

Par le Président de la République :
Le *ministre de l'Intérieur*,
Signé : CONSTANS.

6° *Décret du 2 juillet 1890.* — (*Visite médicale. Obligation pour les maires de la faire faire et pour les voyageurs de la subir*).

LE PRÉSIDENT DE LA RÉPUBLIQUE FRANÇAISE,

Sur le rapport du ministre de l'Intérieur,

Vu la loi du 3 mars 1822 sur la police sanitaire et notamment l'article 14 ainsi conçu :

Sera puni d'un emprisonnement de trois à quinze jours et d'une amende de cinq à cinquante francs quiconque, sans avoir commis aucun des délits qui viennent d'être spécifiés, aurait contrevenu en matière sanitaire aux règlements généraux ou locaux, aux ordres des autorités compétentes;

Vu les décrets des 18 et 28 juin 1890 relatifs aux déclarations auxquelles sont astreints les voyageurs venant d'Espagne et les personnes qui les reçoivent;

Vu l'avis du Comité de direction des services de l'hygiène,

Décrète :

Article premier. — Tout maire auquel aura été faite la déclaration d'arrivée dans sa commune d'un voyageur venant d'Espagne devra faire visiter ce voyageur par un médecin désigné à cet effet pendant un délai de cinq jours au minimum à partir du jour de l'entrée de ce voyageur en France. En cas d'impossibilité, il devra en référer au préfet ou sous-préfet par les voies les plus rapides.

Art. 2. — Toute personne venant d'Espagne est tenue de subir pendant cinq jours au moins à partir de son entrée en France la visite d'un médecin désigné à cet effet.

Celles qui viendraient à se rendre dans une nouvelle commune avant l'expiration de ce délai sont tenues de faire une nouvelle déclaration conformé à celle prescrite par le décret du 28 juin.

Art. 3. — Toute personne, venant d'Espagne et empêchée par un motif quelconque de se rendre dans la commune désignée par elle aux autorités sanitaires de la frontière, est tenue, dans les douze heures de son arrivée, de le déclarer au maire de la commune où elle s'arrête. Le maire fera procéder à la visite médicale prescrite par l'article 1er du présent décret.

Art. 4. — Les infractions aux dispositions qui précèdent seront poursuivies conformément à la loi du 3 mars 1822.

Art. 5. — Les autorités sanitaires, constituées en exécution de la loi du 3 mars 1822 antérieurement au présent décret, les préfets, les maires, les commissaires spéciaux des chemins de fer, les commissaires de police, les commissaires de surveillance administrative, les agents des douanes et généralement tous les agents de la force publique sont délégués, chacun dans les limites de sa circonscription, pour assurer l'exécution du présent décret, qui sera publié au *Journal officiel* et inséré au *Bulletin des lois*.

Fait à Paris, le 2 juillet 1890.

Signé : CARNOT.

Par le Président de la République :

Le ministre de l'Intérieur,
Signé : Constans.

7e Circulaire du ministre des Travaux publics aux administrateurs des compagnies de chemins de fer. — (Surveillance médicale des voyageurs en cours de route).

Messieurs,

M. le Ministre de l'Intérieur vient de m'informer que, dès l'apparition du choléra en Espagne, il a organisé sur divers points de la frontière, et notamment sur les voies ferrées, à Hendaye et à Cerbère, des postes de surveillance sanitaire, où les voyageurs sont l'objet d'un examen médical. Ceux qui sont trouvés malades y sont soignés; ceux qui paraissent suspects sont retenus; ceux qui sont reconnus sains reçoivent un passeport sanitaire et, par carte postale, on avise de leur arrivée les maires des communes où ils ont déclaré se rendre. Les mêmes mesures sont d'ailleurs prises dans les ports pour les voyageurs arrivant d'Espagne par mer.

D'autre part, un décret du 28 juin dernier, rendu en exécution de la loi du 3 mars 1822, oblige toutes les personnes venant d'Espagne à faire connaître la commune dans laquelle elles se rendent. Aux termes d'un autre décret du 2 juillet courant, ces mêmes personnes, au cas où elles seraient empêchées pour un motif quelconque d'aller dans la commune désignée par elles à la frontière, sont tenues de notifier cet empêchement au maire de la commune où elles s'arrêtent, dans les douze heures de leur arrivée. Les unes et les autres doivent, en vertu de ce dernier décret, recevoir pendant cinq jours au moins la visite d'un médecin délégué par l'administration. Or il se peut (et le fait se serait produit sur le réseau d'Orléans) qu'un voyageur venant d'Espagne soit pris d'indisposition pendant le trajet et contraint de s'arrêter dans une gare intermédiaire. C'est alors surtout qu'une surveillance plus étroite s'impose dans l'intérêt de la santé publique, et elle ne pourra s'exercer que si le maire de la commune sur le territoire de laquelle se trouve la station intermédiaire est immédiatement prévenu.

En conséquence, et suivant le désir exprimé par M. le Ministre de l'Intérieur, je vous serai obligé, Messieurs, d'inviter tous les agents de votre compagnie, qui seraient à même de constater la descente d'un voyageur avant son arrivée à la destination marquée sur son billet, à interroger ce voyageur sur sa provenance. S'il venait d'Espagne, avertissement devrait en être immédiatement donné par le chef de gare ou son suppléant au maire de la commune, pour qu'il puisse faire procéder sans retard à la visite médicale prescrite.

Je vous prie de m'accuser réception de la présente communication et de me faire connaître, en même temps, la suite qu'elle aura reçue sur votre réseau.

Recevez, Messieurs, etc.

Pour le ministre des Travaux publics :
Le Conseiller d'État,
Directeur des chemins de fer,
Signé : GAY.

B

Rapport du D Charrin.

RAPPORT GÉNÉRAL AU MINISTRE DE L'INTÉRIEUR SUR LE FONCTIONNEMENT DES POSTES SANITAIRES ÉTABLIS DANS LA PARTIE ORIENTALE DES PYRÉNÉES.

Paris, 9 mars 1891.

Monsieur le Ministre, vous m'avez fait l'honneur de me charger d'organiser des postes sanitaires ayant mission de surveiller la partie Est de la frontière pyrénéenne, pendant l'épidémie de choléra qui a sévi en Espagne en 1890. Depuis l'ouverture de ces postes et après vous avoir fait connaître leur personnel et leur fonctionnement, chaque semaine je vous ai adressé un rapport qui vous a mis au courant du mouvement des voyageurs, du nombre des désinfections et des divers incidents.

Je désire actuellement vous soumettre une vue d'ensemble sur les opérations de ces établissements.

Poste de Cerbere.

Ouverture le 21 juin 1890 ; fermeture le 9 décembre 1890.

Personnel médical : MM. Galangau Antoine, Dr-médecin à Port-Vendres ; Cassan Vincent, Dr-médecin à Banyuls-sur-Mer ; Monod Jacques, étudiant de Paris (attaché un mois) ; Mouret Jules, prosecteur à Montpellier (trois mois) ; Bouquet Paul, étudiant de Montpellier (trois mois et demi) ; Reynes Polydore, étudiant de Montpellier (un mois).

Personnel administratif : MM. Thiellement Édouard, commissaire spécial de police ; Dagneau Jules, inspecteur spécial de police ; Espiaut Henri, inspecteur ; Rigal Thomas, Invert Pierre, Invert Elisa, Cauquil Isidore, infirmiers ; Rey Pierre, Maurin Louis, expéditionnaires ; Obled Emile, mécanicien, chargé de l'étuve ; Guillaume Jacques, expéditionnaire (quatre mois et demi).

```
Nombre des voyageurs. . . . . . . . . . . . . .   19 812
Nombre des passeports. . . . . . . . . . , . . . .    505
Nombre des désinfections. . . . . . . . . . . . .   3 096
```

Poste du Perthus.

Ouverture le 23 juin 1890 ; fermeture le 6 novembre 1890.

Personnel médical : MM. Calmon Barthélemy, Dr-médecin à Céret ; Poujol Gustave, étudiant à Montpellier ; Lasalle Lucien, interne à Cette (depuis le 3 novembre).

Personnel administratif : MM. Decamps Jean, commissaire spécial de police au Perthus; Vinges Joseph, infirmier.

Nombre des voyageurs. 4 852
Nombre des passeports. 4 852
Nombre des désinfections.   966

Poste de Bourg-Madame.

Ouverture le 1ᵉʳ juillet 1890; fermeture le 17 septembre 1890.

Personnel médical : MM. Colomet Firmin, officier de santé à Osséja; Marti Pierre, D' à Latour de Carol; Gichon Louis, externe à Montpellier.

Personnel administratif : MM. Eymery Louis, commissaire spécial de police à Bourg-Madame; Puig François, infirmier.

Nombre des voyageurs. 4 000
Nombre des passeports. 4 000
Nombre des désinfections.   10

Poste du Pont-du-Roy.

Ouverture le 27 juin 1890; fermeture le 27 septembre 1890.

Personnel médical : MM. Ollé Jules, Dʳ-médecin à Saint-Gaudens; Marty Édouard, interne à Toulouse; Dirat Maximilien, interne à Toulouse.

Personnel administratif : MM. Siman Arnaud, Esclarmonde, gardiens du poste.

Nombre des voyageurs. 8 550
Nombre des passeports. 1 351
Nombre des désinfections. 1 190

Poste d'Arles-sur-Tech.

Le 16 août 1890, on a ouvert au lieu dit « le Pas-du-Loup », commune d'Arles-sur-Tech, un poste dirigé par le Dʳ Venance Paraive.

Trois semaines après on a supprimé ce poste.

Le nombre des voyageurs entrés en France par cette voie n'avait été que de 9, tous venus de points voisins de la frontière.

Dès lors, la surveillance qui résultait des visites communales a paru suffisante et ce poste n'a pas été maintenu. Je dois aussi rappeler la surveillance active exercée dans certains ports du littoral, à Cette, à Port-Vendres, à la Nouvelle (Aude). Ces ports, le dernier plus spécialement, sont en communication constante avec les régions contaminées. Entre autres marchandises, ils reçoivent des fruits et particulièrement des tomates. Tous ces chargements ont été repoussés, des cargaisons débarquées ont été détruites par le feu.

En somme, monsieur le Ministre, les divers postes ont visité, dans lt partie est des Pyrénées, 37 223 voyageurs ; ont distribué 10 708 passeports et ont opéré 5 262 désinfections.

En général, les mesures sanitaires ont été bien accueillies et par le fait elles n'avaient absolument rien de vexatoire, surtout si on les compare aux anciennes quarantaines terrestres, en particulier pour l'Espagne en 1885.

A Cerbère, poste de beaucoup le plus important parmi ceux de la partie orientale des Pyrénées, l'arrêt des trains était suffisant pour que la visite des personnes, la désinfection du linge, pussent s'exécuter avant le départ de la correspondance. Il faut noter, ainsi que nous l'avons fait à diverses reprises dans nos précédents rapports, le mode de cette désinfection du linge par les étuves, comme l'un des plus grands progrès réalisés en la matière et comme l'une des mesures les plus efficaces.

Quelques incidents peu nombreux et peu graves se sont produits.

Quelques déclarations n'ont pas été faites; quelques-unes ont été reconnues fausses. Ces faits ont motivé l'intervention de la police, voire même des tribunaux; des procès-verbaux ont été dressés, des condamnations légères ont été prononcées. Le bon côté de ces incidents a été de montrer que non seulement il y avait des ordres donnés, des règlements sanitaires à observer, mais qu'il y avait également des sanctions, des peines à encourir pour ceux qui ne s'y soumettaient pas.

Les malades retenus après examen médical se réduisent à des cas isolés, leur rétention à quelques heures, sauf pour un voyageur atteint d'une gastro-entérite grave, soigné pendant quatre jours au lazaret de Cerbère, d'où il est sorti très amélioré.

Je dois également rappeler parmi les incidents celui de Lunel.

La création des postes sanitaires visait deux buts principaux :

1° Visiter les voyageurs et retenir les suspects, visiter les marchandises et désinfecter ce qui était contaminé;

2° Signaler, aux autorités des diverses localités où se rendaient les passagers, l'arrivée de ces derniers, de façon à ce qu'ils fussent soumis à une surveillance médicale. Connaître trop tardivement une épidémie, lorsque déjà son extension est considérable, constitue un des grands obstacles à son extinction. En appliquant rigoureusement le système du double passeport sanitaire, système expliqué dans de précédents rapports, l'autorité supérieure du comité de direction devait être forcément mise au courant avec promptitude; elle pouvait dès lors intervenir plus efficacement. C'était là, en somme, la seconde partie de l'expérience tentée; c'est cette seconde partie que l'incident de Lunel a permis de réaliser; je résume cet incident en deux mots, l'ayant antérieurement fait connaître longuement.

Un voyageur venant de pays contaminés passe à Cerbère se rendant dans son pays. Il est signalé à la mairie de Lunel par le poste sanitaire, et lui-même, à son arrivée, fait sa déclaration. Puis il est pris de phénomènes de gastro-entérite grave, phénomènes qui avaient débuté à son départ d'Espagne. Ces phénomènes s'aggravent, le diagnostic de choléra est porté par son médecin et par des professeurs de l'École de Montpellier; le diagnostic se confirme; le malade contagionne sa mère qui le soignait et qui succombe en vingt-quatre heures à une attaque foudroyante avec tous les signes du mal. Lui-même, après plusieurs alternatives, finit par guérir. Ici, en raison des négligences de l'adjoint faisant fonctions de maire, négligences qui lui ont valu une suspension de quinze jours, l'autorité supérieure a été prévenue avec trois jours de retard. Néanmoins, dès qu'il a eu connaissance des faits, le comité de direction a pu prendre à temps toutes les mesures recommandées en pareil cas, mesures qui ont été exposées ailleurs, et le fléau s'est éteint sur place.

En terminant, Monsieur le Ministre, je dois à nouveau porter à votre connaissance le concours empressé que j'ai rencontré, non seulement de la part des médecins des commissaires de police de surveillance, mais encore de la part de l'administration des douanes, des chemins de fer, de la gendarmerie, des employés de tous ordres. Le succès a couronné leurs efforts.

Veuillez agréer, etc.

Signé : CHARRIN.

C

Rapport du Dr Netter.

RAPPORT GÉNÉRAL DU DOCTEUR NETTER AU MINISTRE DE L'INTÉRIEUR SUR LE FONCTIONNEMENT DES POSTES SANITAIRES ÉTABLIS VERS LA PARTIE OCCIDENTALE DES PYRÉNÉES.

Paris, 9 mars 1891.

Monsieur le Ministre, j'ai l'honneur de vous exposer d'une façon sommaire le fonctionnement des services sanitaires à la partie occidentale de la frontière d'Espagne en 1890.

Les mesures que vous avez prescrites semblent avoir eu les meilleurs résultats. Alors que le choléra existait manifestement en Espagne, il n'a pas pénétré en France et cependant les relations entre les deux nations n'ont souffert aucun dommage appréciable.

On ne saurait, en effet, attacher une grande importance au trouble introduit dans ces relations par l'interdiction de l'entrée des chiffons, des objets de literie, des fruits ou légumes développés au niveau du sol. Le mouvement des voyageurs n'a subi aucune entrave et les mesures de désinfection n'ont donné lieu à aucune avarie non plus qu'à un retard appréciable.

La tâche incombant au personnel des postes sanitaires a été assez complexe :

1° Examen médical des voyageurs. Arrêt des suspects et, s'il y avait lieu, isolement et soins médicaux dans les lazarets,

2° Établissement d'un passeport sanitaire et d'une lettre d'avis. Ces mesures permettent aux autorités de la localité où se rend le voyageur de surveiller ce dernier et de le soumettre à une visite médicale ;

3° Visite des bagages et désinfection des objets souillés.

1° De ces trois ordres de mesures une seule avait déjà été mise en vigueur dans des cas analogues. Cet examen médical n'a pas fait retenir de nombreux malades ou suspects et parmi ceux-ci il n'y a pas eu un seul cholérique. Si le cas s'était produit chacun des postes eût pu sans aucun doute rendre les plus grands services. Les lazarets étaient tous aussi isolés que possible, éloignés de tout cours d'eau, approvisionnés des principaux médicaments et surtout des désinfectants. Les déjections auraient été rendues inoffensives et recueillies dans des fosses bien cimentées.

2° L'établissement des passeports et cartes sanitaires n'a présenté aucune difficulté. Cette mesure nouvelle avait pour complément la visite des voyageurs au point d'arrivée. Le nombre des cartes distribuées n'a pas été égal à celui des voyageurs ayant traversé la frontière. Cela tient à ce que beaucoup de ces voyageurs étaient connus des médecins du poste qui savaient que ces personnes étaient amenées par leur profession à se rendre tous les jours dans la localité espagnole la plus voisine, fort loin de tout foyer cholérique.

3° La désinfection a été aussi satisfaisante que possible dans le poste muni d'étuves à vapeur sous pression. Dans les postes moins importants il a fallu recourir à des moyens moins sûrs : eau bouillante, solution de sublimé, d'acide phénique. L'importance de ces postes est tout à fait accessoire en comparaison de celui d'Hendaye. S'il y passe des voyageurs, il y passe peu de bagages et surtout d'objets nécessitant une désinfection.

Les trois ordres de mesures prises en 1890 sont bien commandées par les notions aujourd'hui presque universellement acceptées sur l'étiologie du choléra. Nécessité de l'intervention d'un germe pathogène fourni par le malade et contenu dans les déjections, germe véhiculé par le malade, par les objets qui auront été souillés par ces déjections, par l'eau où seront parvenues ces dernières. Les mesures que vous avez prescrites à la demande du comité de direction de l'hygiène publique visent encore le danger auquel peuvent donner lieu les personnes en état d'incubation cholérique. Ces personnes, saines au moment où elles traversent la frontière, ne sont pas soustraites à la surveillance médicale. Elles doivent être visitées pendant les cinq jours qui suivent leur arrivée. De la sorte, si le mal s'était déclaré, l'isolement eût été possible. On a pu craindre des fausses déclarations. Elles ne sont certainement pas nombreuses. La plupart des voyageurs possèdent des pièces d'identité. Les Espagnols surtout ne voyagent pas sans cédule. Du reste les autorités du point d'arrivée ne sont pas seulement avisées par le poste sanitaire, elles doivent l'être également sous peine d'amende et de prison par le voyageur lui-même et par les personnes qui lui donnent asile. Aucun des voyageurs ayant traversé la moitié occidentale de la frontière n'a été pris de maladie au point d'arrivée.

Postes. — Les postes qui ont été ouverts dans ma direction ont été au nombre de 6 : Hendaye, Béhobie, Dancharinea, Arnéguy, le Peillou, Gabas.

Les postes d'Hendaye et de Béhobie ont été ouverts du 21 juin au 10 décembre. Ceux de Dancharinea, Arneguy, le Peillou, du 1er juillet au 1er novembre.

Celui de Gabas du 1er juillet au 1er octobre.

Ces postes sont loin d'avoir une égale importance.

Le plus important de beaucoup est celui d'Hendaye, sur la voie ferrée. Dans ce poste 72 000 voyageurs se sont présentés à la visite. Ce chiffre est plus élevé de 4 000 que celui de 1888, de 6 000 que le chiffre de 1887. Il montre que les mesures sanitaires n'ont porté aucune entrave à la circulation. La direction de ce poste a été confiée à M. le docteur Camino, qui s'en est acquitté de la façon la plus satisfaisante. Sa tâche cependant a été bien délicate pour bien des raisons. Il n'a pas eu seulement à se préoccuper du nombre et de la qualité des voyageurs. Il a dû s'inquiéter de ne donner lieu à aucun retard à la circulation des trains S'il a rencontré auprès des personnels de l'administration de la Sûreté, de la Douane, du chemin de fer un concours précieux auquel il convient d'adresser nos remerciements, cette multiplicité d'autorités parallèles et indépendantes n'a pu cependant aller sans heurts, ni froissements qui eussent pu être nuisibles avec une autre personnalité.

Les collaborateurs de M. Camino méritent aussi une mention. Dans l'ordre médical : M. le docteur Durruty, d'Hendaye ; MM. Vic et Pinatel, étudiants de la faculté de Paris ; Dangerfield, Dallan, de Coquel et Sabrogès, de la faculté de Bordeaux ; MM. Pourtet, commissaire spécial à la gare, Barre et Laporte, commissaires adjoints, ont prêté un concours très précieux.

Le personnel médical d'Hendaye a desservi en même temps le poste de Béhobie et celui du bac de Santiago.

A Béhobie, il a passé 22 000 personnes, mais il n'a dû être distribué que 500 cartes.

Le poste du Peillou, le plus important des postes secondaires, a livré passage à 3 759 voyageurs. Il y a été fait 289 désinfections, 5 voyageurs ont été maintenus en observation, 4 refoulés en Espagne. Ce poste a été dirigé par M. Hareguy, assisté de MM. Camrieu et Portes, étudiants de Bordeaux. Au poste du Peillou a été adjoint pendant quelque temps un petit poste à Lescun, dirigé par le docteur Garnault. Ce poste n'a donné passage qu'à une soixantaine de personnes. Son utilité est contestable.

Le poste de Dancharine1, dirigé par le docteur Eliçagaray, de Sarre, assisté par MM. Portes et Jaulin, n'a retenu que deux suspects et visité 570 voyageurs.

A Arnéguy, les voyageurs, peu nombreux en temps ordinaire, l'ont été plus au moment de la foire de Pampelune. Le docteur Darrieux, de Saint-Jean-Pied-de-Port, a été secondé avec beaucoup de zèle par MM. Cornet et Porge. Le nombre de voyageurs signalés est de 129.

Enfin le poste de Gabas, confié à M. le docteur Lacoste, des Eaux-Chaudes, n'a délivré qu'un petit nombre de passeports en raison du mauvais état des chemins sur le versant espagnol.

On peut objecter à ceux qui voudraient attribuer aux mesures prescrites la préservation de notre pays en 1890 : 1° la faible diffusion de l'é, démie en Espagne; 2° son éloignement de la frontière du côté des Basses-Pyrénées; 3° les mesures prises de ce côté par les Espagnols pour préserver Saint-Sébastien, séjour de la cour.

Ces objections sont sans doute spécieuses. Elles n'enlèvent rien à l'opportunité des mesures prescrites qui devraient certainement être reprises si, en 1891, le choléra faisait dans la péninsule une nouvelle apparition.

M. le Ministre pourrait être assuré que dans une nouvelle campagne l'expérience acquise en 1890 ne serait pas perdue. Les emplacements trouvés sont convenables et l'aménagement des lazarets en partie préparé. Les autorités administratives, le personnel des douanes, de la gendarmerie sauront prêter le même concours. Les médecins qui ont dirigé nos postes sont à la hauteur de la tâche qui leur incomberait et l'on peut être assuré du concours du nombre d'étudiants nécessaires.

L'installation de postes nouveaux est même prévue en cas de besoin à Lic, à Gavarny, à Saint-Étienne-de-Baigorry, à Saint-Larry, dans la vallée d'Aure.

Veuillez, etc.

Signé : NEITER.

Les mesures ordonnées en 1890 pour défendre la France contre l'invasion du choléra se résument donc en deux ordres de faits. En ce qui concerne les personnes : tous les voyageurs examinés à la frontière; les malades ou les suspects retenus et soignés; les bien portants surveillés à leur point d'arrivée pendant la durée présumée d'incubation de la maladie. En ce qui concerne les choses : quelques-unes, les chiffons, certains fruits, certains légumes repoussés; des autres, toutes celles qui paraissent susceptibles de conserver et de transmettre le mal soumises avant leur entrée sur notre territoire à une désinfection rigoureuse.

Les peines, édictées par la loi de 1822, ont été maintes fois appliquées par les tribunaux, et ont donné une sanction effective aux ordres du gouvernement.

Quel a été le résultat? Pendant que le choléra sévissait de l'autre côté des Pyrénées, plus de 135 000 personnes venant d'Espagne se sont présentées à notre frontière de terre. Trois ou quatre seulement ont été retenues après l'examen médical. Une seule a introduit le choléra en France, dans une ville et dans un quartier où, en 1884 et 1885, ce fléau avait fait de nombreuses victimes. Le malade transmit le mal à sa mère qui mourut. Mais l'administration, immédiatement avertie, agit aussitôt de la manière la plus énergique, et la maladie fut étouffée sur place.

Ainsi, en 1890, l'application de la loi de 1822 semble bien avoir préservé la France du choléra.

ANNEXE IV

MÉDECINS SANITAIRES MARITIMES

A

Circulaire du ministre de l'Intérieur à MM. les directeurs des compagnies de navigation maritime, sur le rôle des médecins sanitaires à bord des navires.

Monsieur le Directeur, cinq navires infectés de peste se sont présentés au Frioul en l'espace de quelques semaines. Pour chacun de ces navires on peut considérer comme certain que la contamination a été opérée par la présence à bord de rats malades; le danger est évident, et le moyen d'y faire face tout indiqué. La destruction des rongeurs s'impose : elle doit être poursuivie sans interruption, au départ, en cours de traversée, à l'arrivée, conformément aux instructions ministérielles des 17 juillet 1899 [1], 1er octobre 1900 [2] et 26 septembre 1901 [3]. Ce n'est pas seulement l'intérêt sanitaire qui est engagé, mais bien un véritable intérêt commercial : on ne peut se dissimuler que la peste s'étend progressivement à toutes les parties du monde et constituera pour longtemps sinon un état endémique, du moins une menace permanente. Le maintien, dans ces conditions, de mesures prophylactiques trop restrictives apporterait à la navigation des charges et des entraves qu'on peut et qu'on doit lui éviter. Le seul moyen d'obtenir ce résultat consiste dans le concours même des intéressés; les garanties que demande la santé sont aujourd'hui rationnellement et scientifiquement établies : rien n'est plus aisé, pratiquement, que d'en assurer la mise en œuvre.

Les germes pathogènes peuvent être transportés par les individus,

1. Tome XXIX, p. 363.
2. Tome XXX, p. 595.
3. Ci-après, p. 15.

les objets ou les marchandises souillés, les rats ou les souris : à ces
risques, on oppose la visite médicale, la mise en observation ou
l'isolement des malades, la désinfection, la recherche et la destruction des rongeurs.

Il faut y joindre la rigoureuse propreté du bord, la surveillance
constante des locaux affectés aux équipages et spécialement aux
chauffeurs, la désinfection périodique et fréquente de ces locaux,
la séparation immédiate du linge sale, l'emploi de cales spéciales et
étanches permettant de mettre à part les marchandises de provenances suspectes, de telle sorte que la désinfection et la sulfuration
ne soient applicables qu'à cette partie de la cargaison et non à
l'ensemble, la production de certificats d'origine dûment établis,
l'approvisionnement de sérums (particulièrement antipesteux), en
un mot toutes les mesures de préservation que comportent des
relations suivies entre pays contaminés et pays sains.

Tout cela se trouve inscrit dans les règlements et dans les instructions qui les complètent et les commentent ; tout cela est susceptible
d'être effectué au départ et en cours de route par les compagnies
et sous la responsabilité de leurs médecins.

Quels que soient la compétence, le zèle et l'activité des autorités
sanitaires des ports d'arrivée, quel que soit l'outillage mis à leur
disposition, ce n'est pas en quelques heures, qui paraissent
toujours trop longues, que la visite médicale, l'inspection du bord
et les désinfections nécessaires peuvent être pratiquées de
manière à assurer la rigoureuse exécution des proscriptions sanitaires.

L'intervention du service sanitaire ne devrait être, en réalité, dans
la presque généralité des cas, qu'un contrôle et un complément de
garantie : c'est à cela que doivent tendre tous les efforts combinés
des administrations sanitaires et des services maritimes. Plus la
part faite au médecin du bord sera effective, plus le concours du
commandement aura été largement et intelligemment compris, et
plus les facilités données à l'arrivée seront grandes. Inversement,
plus les conditions d'hygiène et de prophylaxie auront été négligées
à bord, plus les autorités sanitaires auront le devoir d'être sévères
et d'exagérer les précautions. Aucune concession ne devra être faite
parce qu'aucune excuse ne serait désormais valable ; l'accord doit
être complet de part et d'autre et la rigueur même des prescriptions
administratives ne pourrait que servir les intérêts du commerce en
le forçant à rompre avec des pratiques dont il aurait à supporter
toutes les conséquences. Il importe, en tout cas, que les passagers
et les importateurs sachent bien que la responsabilité des retards et
des dommages causés incomberait non aux autorités sanitaires qui
font leur devoir en appliquant les règlements, mais aux capitaines
qui, par parti pris ou négligence, rendent nécessaires des mesures
normalement évitables.

J'appelle donc toute votre attention, Monsieur le Directeur, sur ces considérations. Je n'ignore pas que des progrès sérieux ont déjà été réalisés dans la voie indiquée, mais il reste encore beaucoup à faire. C'est à vous qu'il appartient de donner aux commandants des navires des instructions très précises, de constituer un personnel médical, d'assurer à ce dernier la part d'influence et d'autorité qu'il doit avoir auprès du commandement, de régler, d'une façon très nette, les attributions respectives des uns et des autres.

Je suis résolu, de mon côté, à exiger de tout le personnel sanitaire relevant de mon administration la stricte exécution des règles qui viennent d'être rappelées et qui me paraissent les plus propres à sauvegarder, en les conciliant, les divers et graves intérêts en cause.

B

Circulaire du 20 octobre 1901, aux directeurs des circonscriptions sanitaires maritimes, sur le même objet.

Je vous adresse, ci-joint, un certain nombre d'exemplaires d'une circulaire ayant pour objet de rappeler aux compagnies de navigation les obligations qui, au point de vue sanitaire, leur incombent, et l'intérêt même qu'elles ont à s'y conformer.

Je ne puis que vous recommander de vous inspirer, dans vos rapports avec les représentants des services maritimes, des considérations et des règles ainsi exposées; le jour où les armateurs et commandants de navires auront compris que les intérêts commerciaux et sanitaires sont solidaires, que l'application rationnelle et constante des mesures de prophylaxie relativement faciles est la meilleure assurance contre des retards et des mesures onéreuses à l'arrivée, il est bien évident qu'un grand progrès aura été réalisé, profitable à tous. Je ne doute pas que vous ne mettiez tous vos efforts à avancer ce moment, et je constaterai avec satisfaction les résultats obtenus.

Votre auxiliaire le plus efficace doit être, à cet égard, le médecin du bord. L'institution des médecins sanitaires maritimes remonte à près de cinq ans; on peut considérer leur recrutement comme assuré : il importe maintenant que leur mission se dégage des difficultés premières et devienne effective. Les devoirs et les obligations du médecin sanitaire maritime sont définis par le règlement du 4 janvier 1896. Il suffit de rappeler qu'ils consistent notamment à visiter les navires au départ, à s'assurer que la pharmacie du bord possède les approvisionnements de sérum nécessaires, à poursuivre, pendant tout le cours de la traversée, le nettoyage prophylactique des locaux occupés par les équipages et les chauffeurs, la destruction des rats, la séparation des linges sales, la désinfection de tous les objets susceptibles de contenir des germes ou de nuire à la salubrité du bord, sans parler des mesures exceptionnelles qui seraient motivées par des cas de maladies contagieuses.

Si toutes ces précautions ont été bien prises, si le commandant a prêté son concours au médecin, si les déclarations de celui-ci méritent une confiance justifiée par ses services et ses antécédents, si enfin l'examen du bord permet d'en contrôler l'exactitude, les prescriptions sanitaires que le navire pourrait être astreint à subir seront réduites au minimum.

Si, au contraire, les conditions sanitaires du bâtiment n'offrent aucune garantie, si le médecin n'a rien fait ou si son action a été entravée par le commandement, les mesures prophylactiques devront être rigoureusement appliquées à l'arrivée, exagérées même, sans préjudice des dispositions disciplinaires dont serait passible le médecin.

Les médecins sanitaires se sont plaints parfois que leur intervention n'avait pas de sanction : cette sanction appartient aux autorités sanitaires des ports d'arrivée ; il importe qu'elle soit désormais effective, pour le capitaine du navire, comme pour le médecin lui-même.

Si l'on ne peut donner au médecin du bord une autorité susceptible de faire échec, le cas échéant, au commandement, il n'en est pas moins indispensable qu'une part nettement déterminée soit faite à ses conseils et à son action. Cette part d'autorité puisera d'ailleurs sa plus grande force dans l'influence morale et personnelle du médecin. Il importe que celui-ci se pénètre plus de ses devoirs que de ses droits : les seconds découleront naturellement de l'application des premiers. Il faut enfin que le médecin trouve dans les autorités sanitaires des ports le soutien, et, comme il a été dit plus haut, la sanction de ses actes.

Je vous prie, Monsieur le Directeur, d'insister dans ce sens, toutes les fois que l'occasion se présentera, auprès des médecins sanitaires, surtout avant leur débarquement. Vous ne manquerez pas, en outre, de me signaler ceux de ces médecins qui ne se conformeraient pas aux prescriptions qu'ils ont à remplir, comme aussi ceux qui accompliraient leur mission avec intelligence et dévouement.

Je vous serai obligé de m'accuser réception de la présente circulaire.

Pour le ministre :
Le conseiller d'État, directeur,
HENRI MONOD.

C

Décret du 13 décembre 1901, contenant des dispositions applicables aux médecins sanitaires maritimes.

Monsieur le Président,

Le titre III du décret du 4 janvier 1896, portant règlement général de police sanitaire maritime, détermine les conditions de recrutement des médecins sanitaires à bord des navires, leurs attributions et leurs obligations.

L'expérience qui a été faite depuis lors de ces dispositions a permis de reconnaître qu'il serait utile de les compléter et de les préciser sur quelques points.

Le rôle des médecins sanitaires maritimes aura d'autant plus d'efficacité, leur intervention présentera d'autant plus d'autorité, qu'ils auront acquis par l'exercice de leur profession une compétence pratique plus étendue.

Il importe d'établir une distinction entre les médecins inscrits au tableau qui n'ont eu en vue qu'un titre ou qu'une occasion éventuelle de voyager et ceux qui apportent au service sanitaire un concours, sinon permanent, du moins assez fréquent pour justifier réellement leur inscription, pour inspirer confiance par leurs déclarations, pour acquérir, le cas échéant, des droits aux emplois vacants dans le service du littoral.

C'est le but du projet de décret que j'ai l'honneur de soumettre, Monsieur le Président, à votre haute sanction.

Veuillez agréer, Monsieur le Président, l'hommage de mon profond respect.

Le président du Conseil,
ministre de l'Intérieur et des Cultes,
WALDECK-ROUSSEAU.

2° — DÉCRET DU 13 DÉCEMBRE 1901 [1]

Le Président de la République française,

Sur le rapport du président du Conseil, ministre de l'Intérieur et des Cultes;

Vu la loi du 3 mars 1822 sur la police sanitaire;

Vu les décrets des 4 janvier 1896, 15 février 1900 et 9 novembre 1901;

Vu l'avis de l'inspection générale des services sanitaires,

Décrète :

Article premier. — Il est procédé chaque année dans le courant du mois de janvier à la revision du tableau institué par l'article 10 du décret du 4 janvier 1896 susvisé.

1. Décret publié au *Journal officiel de la République française* le 28 décembre 1901.

Sont seuls portés en tête de ce tableau, pour former une catégorie distincte, les médecins qui ont fait à bord des navires un séjour représentant une moyenne d'au moins un mois de navigation par an depuis leur inscription. Cette liste est publiée et affichée d'une manière permanente au siège de chaque circonscription sanitaire maritime.

Le titre de médecin sanitaire maritime est essentiellement lié à l'exercice des fonctions sanitaires sur les navires et ne peut être porté par les inscrits qu'autant qu'ils remplissent effectivement ces fonctions ou qu'ils figurent sur la liste spécifiée ci-dessus.

Art. 2. — En vue de l'établissement du tableau annuel, il est tenu, au siège de chacune des circonscriptions sanitaires maritimes, un registre spécial indiquant les noms et prénoms des médecins, la date exacte de leur embarquement, les noms des navires et la nature des voyages effectués.

Les médecins sanitaires maritimes doivent se présenter, tant au départ qu'à l'arrivée, aux directeurs des circonscriptions sanitaires maritimes et apposer leur signature sur le registre ci-dessus prescrit, en regard des renseignements concernant leur voyage.

Art. 3. — Un extrait récapitulatif de ce registre est adressé au ministre dans les premiers jours du mois de janvier, faisant connaître pour chaque médecin la date de la décision ministérielle qui a autorisé son inscription au tableau et le nombre total des mois de navigation accomplis depuis lors. Dans ce nombre peuvent être compris tous les voyages effectués, alors même qu'ils l'auraient été en dehors des dispositions prévues par l'article 15 du décret du 4 janvier 1896.

Cet envoi est accompagné, s'il y a lieu, du rapport annuel prescrit par l'article 26 du décret de 1896, ainsi que des observations ou propositions des directeurs des circonscriptions sanitaires maritimes.

Art. 4. — Le jury institué par le décret du 9 novembre 1901 pour l'examen des candidatures aux fonctions médicales du service sanitaire maritime est également appelé à formuler son avis dans les cas où, en vertu de l'article 27 du décret du 4 janvier 1896, un médecin sanitaire maritime serait susceptible d'être rayé du tableau à titre temporaire ou définitif.

Art. 5. — Sont modifiées les dispositions du décret du 4 janvier 1896 qui seraient contraires au présent décret.

Fait à Paris, le 13 décembre 1901.

ÉMILE LOUBET.

Par le Président de la République :
Le président du Conseil,
ministre de l'Intérieur et des Cultes,
WALDECK-ROUSSEAU.

ANNEXE V

EXAMENS D'APTITUDE
DES AGENTS SANITAIRES

A

Rapport à Monsieur le Président de la République.

Monsieur le Président,

La police sanitaire maritime, régie par la loi du 3 mars 1822 et
le décret du 4 janvier 1896, a pour objet de mettre le littoral français à l'abri de l'importation des maladies pestilentielles exotiques
telles que le choléra, la fièvre jaune et la peste.

Depuis les découvertes de la science pastorienne, les mesures de
prophylaxie applicables ont pris un caractère de précision et d'efficacité qu'elles ne pouvaient atteindre auparavant. La recherche
des germes par les procédés de la bactériologie, la connaissance des
conditions particulières dans lesquelles ils se transportent, se conservent ou se développent, la possibilité de les détruire par la désinfection, constituent aujourd'hui les éléments essentiels de la défense
sanitaire. Ces éléments nouveaux ont apporté au fonctionnement
du service des modifications plus ou moins profondes : ils exigent
notamment de la part des agents auxquels incombe la responsabilité
des mesures une vigilance et une compétence technique capables
de donner à la santé publique comme aux intérêts commerciaux
toutes les garanties qu'ils comportent. Il n'est pas nécessaire d'insister sur l'importance que peuvent prendre à ce double point de
vue leurs décisions lorsqu'elles s'appliquent à des relations commerciales de plus en plus rapides ou fréquentes avec des pays contaminés, comme aussi de plus en plus influencées par la concurrence.

Pour obtenir ces garanties il est indispensable d'assurer au recrutement du personnel technique chargé de diriger et d'administrer
le service sanitaire des règles l'obligeant à justifier de connaissances

et d'expérience antérieurement acquises. Ces connaissances et cette expérience doivent porter sur l'épidémiologie, la bactériologie, la pratique médicale et technique des services sanitaires en France ou aux colonies, l'aptitude administrative à assurer le fonctionnement des dits services.

Le littoral de la France est réparti en sept circonscriptions ayant chacune à sa tête un directeur, docteur en médecine, nommé par le ministre. Le siège de ces circonscriptions se trouve naturellement placé dans les ports les plus importants. Sous la dépendance des chefs de circonscription existent, dans les autres ports, des agents dont quelques-uns sont également docteurs en médecine. Dans les ports principaux enfin, les directeurs de la Santé sont eux-mêmes secondés par un ou plusieurs médecins attachés au service et nommés dans les mêmes conditions.

Ces trois catégories de médecins (directeurs, agents principaux et médecins de la Santé) ont pour attributions de reconnaître les navires à leur arrivée, de les inspecter, de leur appliquer dans chaque cas les mesures prescrites par le règlement, d'opérer s'il y a lieu la visite médicale des passagers et équipages, d'ordonner et de surveiller la désinfection, de prescrire et de diriger dans les circonstances exceptionnelles le débarquement et l'internement aux lazarets.

Le projet de décret que j'ai l'honneur de soumettre, Monsieur le Président, à votre haute sanction, détermine les dispositions d'après lesquelles il devra être pourvu à l'avenir à la désignation des fonctionnaires précités, dont le nombre s'élève actuellement à 22. Un jury spécial est institué pour examiner les titres des candidats tant sous le rapport technique que sous le rapport administratif : les membres qui le composent répondent aux diverses compétences ainsi envisagées; ils sont choisis soit parmi les membres du Comité consultatif d'hygiène publique de France, soit parmi les inspecteurs généraux des services administratifs relevant les uns et les autres de mon Département.

Si vous voulez bien, Monsieur le Président, adopter ces proposition, je vous serai reconnaissant de revêtir de votre signature le projet de décret ci-annexé.

Le président du Conseil,
ministre de l'Intérieur et des Cultes,
WALDECK-ROUSSEAU.

B

Décret du 9 novembre 1901 [1].

Le Président de la République française,

Sur le rapport du président du Conseil, ministre de l'Intérieur et des Cultes;

Vu la loi du 3 mars 1822 sur la police sanitaire;

Vu le décret du 4 janvier 1896 portant règlement de police sanitaire maritime,

Décrète :

Article premier. — Les directeurs de la Santé, les médecins de la Santé ou de lazarets et les agents principaux ou ordinaires, docteurs en médecine, sont nommés en France par le ministre de l'Intérieur, sur l'avis d'un jury spécial institué conformément à l'article 3 ci-dessous et qui a pour mission d'apprécier les titres des candidats.

Art. 2. — Lorsqu'il y a lieu de pourvoir à l'une des fonctions ci-dessus énumérées, cette vacance est portée à la connaissance des intéressés par un avis publié au *Journal officiel* et affiché dans les principaux ports. Les candidats sont invités à produire dans le délai de quinze jours leur demande accompagnée de l'exposé de leurs titres et de toutes les justifications utiles.

Les candidats doivent faire valoir notamment leurs connaissances spéciales touchant : l'épidémiologie des maladies toxiques; la bactériologie; la pratique des services sanitaires qu'ils auraient acquise en France, aux colonies, dans la marine ou dans l'armée, particulièrement en ce qui concerne la désinfection, l'application des règlements en vigueur et l'aptitude administrative que comporte la direction de ces services.

Art. 3. — Le jury chargé d'apprécier les titres des candidats est composé de sept membres ainsi désignés :

Le président ou, à son défaut, le vice-président du Comité consultatif d'hygiène publique de France, qui remplit les fonctions de *président du jury*;

Le directeur de l'assistance et de l'hygiène publiques au ministère de l'Intérieur ou, à son défaut, le chef du bureau de l'hygiène publique;

L'inspecteur général ou, à son défaut, l'inspecteur général adjoint des services sanitaires;

---

1. Décret publié au *Journal officiel de la République française* le 28 novembre 1901.

Deux membres du Comité consultatif d'hygiène publique désignés par le ministre;

Deux inspecteurs généraux des services administratifs désignés par le ministre.

Le chef du bureau de l'hygiène ou, à son défaut, le sous-chef de bureau assiste aux séances avec voix consultative.

L'inspecteur des services de la Santé dans les ports remplit les fonctions de *secrétaire*.

ART. 4. — Le jury se réunit sur la convocation du ministre.

L'inspecteur général des services sanitaires ou, à son défaut, l'inspecteur général adjoint est chargé de présenter un rapport sur les diverses candidatures.

Le jury est appelé à donner son avis au double point de vue de l'aptitude technique et administrative sur chacun des candidats ainsi que sur les titres et garanties spéciales qu'il peut présenter à l'obtention des fonctions sollicitées.

ART. 5. — Le jury peut être appelé à donner son avis sur les fautes professionnelles commises par les médecins en fonctions, sur leur mise en disponibilité ou leur remplacement.

ART. 6. — Le ministre de l'Intérieur et des Cultes est chargé de l'exécution du présent décret, qui sera publié au *Journal officiel de la République française* et inséré au *Bulletin des lois*.

Fait à Paris, le 9 novembre 1901.

ÉMILE LOUBET.

Par le Président de la République :
Le président du Conseil,
ministre de l'Intérieur et des Cultes,

WALDECK-ROUSSEAU.

ANNEXE VI

LE LAZARET DU FRIOUL

A

Affaire du *Sénégal*.

La *Revue générale des sciences* avait organisé pour le mois de septembre dernier une croisière en Syrie et en Palestine.

Cent quatre-vingt-treize passagers s'embarquaient à Marseille le 14 septembre sur le *Sénégal*, paquebot des Messageries maritimes. Ces passagers comptaient de nombreuses personnalités appartenant au monde parlementaire, médical et scientifique.

Au départ d'Ajaccio, un maître d'équipage fut reconnu malade, et son cas parut assez suspect pour qu'on décidât le retour immédiat à Marseille. On eut grandement raison, car le maître d'équipage était atteint de la peste, dont il mourut. On dut débarquer les tour-' des et les isoler au lazaret du Frioul. Il se montrèrent très mécontents du service sanitaire.

Un des passagers, M. le Dr Bucquoy, se fit l'écho des mécontentements à la tribune de l'Académie de médecine le 29 octobre 1901. M. le professeur Proust, inspecteur général des services sanitaires, répondit à M. Bucquoy dans la séance du 5 novembre, et M. Henri Monod, dans la séance du 12 novembre, lui répondit à son tour par le discours suivant :

MESSIEURS,

Mon premier mot sera pour remercier notre collègue, l'honorable M. Bucquoy, de la forme courtoise qu'il a donnée aux si naturelles doléances des passagers du *Sénégal*. L'administration sanitaire ne peut s'attendre à trouver beaucoup de bonne humeur chez ceux que leur mauvaise étoile conduit dans les lazarets, — ce ne sont pas, comme l'a très bien dit M. Bucquoy, des lieux de délices. — Il suffit, pour qu'elle soit reconnaissante, que les plaintes se produisent avec modération, et lorsque, comme dans les cas présent, elles sont appuyées sur une incontestable compétence, elle a le vif désir de pouvoir en tirer profit pour l'amélioration de ses services.

J'adresse aussi mes remerciements à l'Académie de ce qu'elle a bien voulu maintenir la question à son ordre du jour. Sur les critiques que M. Bucquoy avait formulées, M. l'Inspecteur général Proust a bien dit tout l'essentiel. Néanmoins, peut-être sera-t-il de quelque intérêt pour vous, Messieurs, de connaître sur ces divers points ce qu'en écrivait le directeur de la Santé à Marseille, M. le D' Catelan, non pas dans une défense rédigée après coup, mais dans le rapport quotidien qu'il adressait, au cours de l'affaire qui vous occupe, à l'administration centrale. L'Académie aura ainsi sous les yeux tous les éléments de la question sur laquelle on l'invite à se prononcer, et sur la partie scientifique de laquelle elle a qualité pour se prononcer.

J'entre immédiatement en matière et je vous prie, Messieurs, de m'excuser si je suis amené, par la force des choses, à rappeler certains faits déjà mentionnés par M. l'Inspecteur général des services sanitaires.

Un des griefs les plus justement produits par M. Bucquoy est la malpropreté du *Sénégal*.

Le *Sénégal* est arrivé à Marseille le 28 août. Il avait une patente *brute*, puisqu'il avait fait escale à Alexandrie, port contaminé (art. 5 du règlement de 1896), mais il était considéré comme *indemne*, puisqu'il n'avait eu ni décès, ni cas de maladie pestilentielle à bord (art. 6 du même règlement). Les passagers et l'équipage furent soumis à la visite médicale, laquelle ne révéla rien de suspect. Le linge sale, les effets à usage, les objets de literie, furent désinfectés. Dans le rapport mensuel adressé le 31 août au ministère, et où sont énumérés les navires arrivés à Marseille au cours du mois écoulé, je trouve, sous le n° 58 :

Le *Sénégal*, — arrivé le 28, — venant de Beyrouth, — ayant fait escale à Alexandrie, — patente brute. — 85 hommes d'équipage, — 254 passagers, — ayant à bord un médecin et une étuve; — 400 colis ont été soumis à la désinfection par l'étuve du Frioul.

Le service sanitaire avait procédé comme il fait toujours, comme le règlement lui prescrit de procéder. Celui-ci, en effet, ordonne la visite médicale et la désinfection du linge sale pour les navires indemnes; il n'ordonne la désinfection du linge que sale pour les navires infectés, c'est-à-dire ayant eu des cas de maladie pestilentielle. Or, cette manière de procéder s'est montrée inefficace, puisque des rats infectés étaient restés à bord, puisque, le 18 septembre, un cas de peste dénonça la présence sur le navire de rats malades dont la maladie devait remonter au 25 août, jour où le *Sénégal* avait quitté Alexandrie. Cette constatation établit que ce qui a suffi contre le choléra ne suffit pas contre la peste. Il y aura donc à faire autrement à l'avenir, à agir plus rigoureusement à l'égard des navires indemnes, et telle est la grande leçon qui ressort de l'aventure du *Sénégal.* Cette expérience doit avoir pour résultat de rendre obligatoire sur tous les navires provenant de ports contaminés de peste et déchargeant leurs marchandises dans nos ports la sulfuration de la cale, destructrice des rats. La réforme nécessite une légère augmentation de personnel que sans doute les Chambres ne nous refuseront pas. Mais au moment de l'arrivée du *Sénégal* le service de Marseille n'avait pas les moyens d'agir autrement qu'il n'a fait. Il a exécuté le règlement et ne pouvait aller au delà.

Serait-ce au départ du *Sénégal,* le 14 septembre, que ce service aurait manqué à son devoir? M. le Dr Bucquoy le pense. Il s'exprime en ces termes :

> La première faute a été de nous embarquer sur un bateau à qui a manqué *avant le départ* une inspection sanitaire suffisante, aussi bien de la part des Messageries maritimes que du *service de la Santé.*

Pour des raisons pratiques qu'il serait trop long d'exposer, l'inspection sanitaire officielle des navires au départ est d'une exécution extrêmement difficile. Nous n'avons cependant pas reculé devant ces difficultés quand nous avions en France le choléra. Nous avons considéré alors que c'était un devoir strict de ne pas laisser sortir un navire sans s'être assuré, dans la mesure du possible, qu'il n'offrait aucun danger. Mais cette inspection rigoureuse n'était pratiquée que dans les ports contaminés. Le 14 septembre, le port de Marseille était indemne; il l'est encore; à aucun moment il n'a été contaminé de peste. Pense-t-on que dans ces conditions le commerce eût supporté la gêne énorme, le retard considérable, le discrédit peut-être, qui fussent résultés de l'inspection sanitaire de tous les navires quittant Marseille? Une telle mesure ne pourrait être imposée à notre commerce, au commerce de tous les autres pays qu'à la suite d'une entente internationale. Dans l'état actuel des choses, elle est impraticable.

Mon ami, le Dr Leroux, qui était parmi les passagers du *Sénégal,* a raconté avec humour sa courte odyssée dans la *Gazette hebdomadaire,* et, au sujet du maître d'équipage qui a si malheureusement succombé et dont M. Bucquoy a parlé en termes qui nous ont touchés : « Peut-être, dit-il, était-il souffrant la veille, et une simple visite eût-elle suffi pour empêcher son embarquement. » La visite réclamée par le Dr Leroux avait eu lieu. Voici, en effet, ce qu'écrivait le Dr Catelan dans son troisième rapport sur cette affaire, celui du vendredi 20 septembre :

> Le *Sénégal* est parti avec un équipage soigneusement examiné, tout à fait bien portant à cette époque, n'ayant eu, pendant son séjour de dix-sept jours à Marseille, aucun cas de maladie, ni même d'indisposition quelconque.

Il est donc très probable que le maître d'équipage n'a été atteint qu'en cours de route. Rien n'avait pu faire soupçonner au service de Marseille ce fait sans précédent, comme l'a très bien dit M. Bucquoy, de l'éclosion de la peste sur un navire sorti d'un port indemne, ayant quitté depuis vingt-sept jours le port où, vraisemblablement, il a embarqué le fléau [1].

Le retard mis au débarquement des passagers et le maintien de l'équipage sur le *Sénégal* ont été vivement reprochés au service.

Quant à l'équipage, la lettre du Dr Catelan que M. Bucquoy vous a lue, expose, il me semble, d'une manière claire, les raisons qui

---

1. « La question des rats est également fort importante, dit le Dr Leroux. Le Prof[r] Proust, dans son dernier voyage d'inspection à Marseille, vient de prescrire la destruction des rats. C'est fort bien, mais pourquoi a-t-on attendu qu'éclatât une épidémie de peste à bord du *Sénégal* pour faire ces prescriptions? Tout le monde sait que les rats et leurs puces sont les véhicules de la peste. Comment ne s'en est-on pas occupé?... Si les engins connus sont insuffisants, il serait peut-être bon de chercher mieux. Enfin, il existe des moyens de destruction des rats, puisque le Prof[r] Proust vient d'en prescrire l'application. Mais pourquoi attendre une épidémie? »

Voici un passage de ces instructions ministérielles qui montrent l'extrême danger de la présence des rats, soit dans les lazarets, soit sur les navires, et indiquent les moyens de s'en débarrasser.

« Les rats et les souris sont des agents très actifs de la propagation de la peste. Lorsqu'ils sont atteints, la maladie ne tarde pas à sévir parmi la population des lieux où ils passent ou dans lesquels ils séjournent. L'épizootie de ces rongeurs précède de peu de jours l'épidémie humaine.

« Aussi convient-il d'éviter **à *tout* prix** leur présence dans les lazarets et sur les navires....

« Lorsqu'un navire est à quai, les amarres et cordages qui le retiennent doivent être munis de balais, entonnoirs, ou mieux d'écrans, etc., disposés de façon à empêcher les rats de se servir de ces amarres et cordages pour pénétrer dans le navire ou en sortir. Les passerelles doivent être levées pendant la nuit.

« Avant le chargement, il faut s'assurer qu'il n'existe pas de rats sur le navire. S'il en existe ou qu'on le craigne, il faut les détruire par les moyens ci-dessus indiqués. Le navire doit être désinfecté à l'acide sulfureux avant tout chargement, dans toutes les parties où les rats peuvent séjourner les autres locaux doivent être désinfectés avec la solution de sublimé salée à 1 gramme pour 1 000 de bichlorure de mercure, pour 2 grammes de sel marin également pour 1 litre d'eau distillée. Les cadavres des rats doivent être brûlés....

« *De la parfaite exécution de ces instructions dépend le régime sanitaire à imposer aux navires. Elle permettra d'autant plus d'éviter l'application rigoureuse de ce régime que la destruction des rats aura été mieux et plus rapidement assurée.* »

On pense que ces instructions ont été inspirées par l'aventure du *Sénégal*. Celle-ci est du mois de septembre dernier; celles-là sont du 17 juillet 1899.

(Ce passage a été omis dans le discours prononcé à l'Académie comme faisant double emploi avec des indications données à la séance précédente par M. l'Inspecteur général Proust.)

ont mis le directeur de Marseille dans l'obligation de laisser l'équipage à bord du *Sénegal*, ce qu'il considère d'ailleurs comme une prescription réglementaire, jusqu'au moment où il put être transbordé sur l'*Ortégal*.

Le règlement, écrit M. Catelan, veut que l'équipage reste à bord, et cependant j'obtins de la Compagnie un deuxième navire. Mais cela ne se fait pas en cinq minutes. On ne décharge pas si vite un *Ortégal*. En outre, la plupart des passagers réclamèrent très vivement lorsque l'on fit courir le bruit que les matelots allaient être mêlés aux passagers à terre. Certains étrangers allèrent même jusqu'à demander la protection de leur gouvernement contre le voisinage de l'équipage.

La lenteur du débarquement a été motivée par l'incertitude du diagnostic porté sur le premier cas.

Dans son second rapport, celui du 19 septembre, M. Catelan écrivait :

Prévenu par la direction des Messageries maritimes, j'etais allé vers sept heures du matin au Frioul, accompagné de M. Gauthier, afin d'attendre le navire et de procéder immédiatement à son examen bactériologique. Malheureusement, l'examen ne donne pas de résultat positif et laisse place au doute. J'ai conféré avec MM. Bucquoy, Desmons, Chauffard. Ces messieurs, dont la décision a fait ramener le navire à Marseille, ne peuvent donner un avis ferme. Ils déclarent seulement qu'il y a adénite infectieuse, dont le microscope peut seul déterminer la nature.

M. le Dr Charles Leroux insiste sur cette incertitude du diagnostic au début.

Le diagnostic est forcément réservé, dit-il, à raison de notre inexpérience générale en fait de peste. Le 17 septembre, la plaque d'adénite s'empâte davantage; la peau est plus rouge; on craint la suppuration, ce qui donne à tous quelque espoir et laisse toujours planer l'indécision du diagnostic.

Et, plus loin, après la visite médicale :

D'après le Dr Jacques, il est peu probable qu'il s'agisse là d'un cas de peste, en raison des caractères un peu anormaux de l'adénite, et surtout de l'absence de douleurs des ganglions, qui, dans la peste, sont ordinairement isolés et fort douloureux au toucher.

On était donc très incertain.

Dans ces conditions, continue le directeur de la Santé de Marseille, il n'y avait qu'un parti à prendre. J'ai mis le *Sénégal* en isolement de rigueur, avec ses passagers à bord, jusqu'à ce que les cultures entreprises par le Dr Gauthier eussent donné un résultat. Celui-ci demande quarante-huit heures pour répondre. Si l'on reconnaît que cette adénite n'est pas d'origine pesteuse, le *Sénégal* pourra continuer sa croisière avec patente nette. Il s'agit d'attendre.

Comme on le voit, on comptait avoir à attendre deux jours. Mais, ce jour là même, en faisant partir son rapport, M. Catelan ajoutait :

Au moment de fermer cette lettre, je suis informé d'un fait grave. On me téléphone qu'un nouveau cas vient de se produire dans le poste occupé par le premier malade. Il n'y a donc plus de doute, d'autant moins que le D Gauthier, a l'instant même, me fait savoir que les examens sont un peu plus probants sur les frottis prélevés sur le premier malade. Enfin, sur les quatre rats que j'avais donné ordre de capturer, le dernier vient d'être autopsié et examiné, et trouvé profondément infecté. Je prends toutes les dispositions pour débarquer dès demain matin les passagers du *Sénégal*.

On se demande comment le directeur de la Santé eût pu agir autrement qu'il n'a fait. Supposez un instant que l'événement eût été inverse, que décidément le diagnostic de peste eût été écarté, et que, cependant, sur une simple présomption, on eût obligé tous les passagers du *Sénégal* à débarquer dans ces installations rudimentaires du Frioul; ne saute-t-il pas aux yeux, comme l'a indiqué M. l'Inspecteur général, que des plaintes, qui auraient paru très légitimes, se fussent élevées, et qu'on n'aurait pas eu assez de récriminations contre les exigences ridicules du service sanitaire?

D'ailleurs, c'est sur la demande des passagers eux-mêmes, c'est du moins d'accord avec eux, que le débarquement a été retardé. Voici ce qu'écrit M. le D Faivre, inspecteur des services de la Santé dans les ports :

MM. Galetti et Gauthier, medecins de la Santé, nous ont dit, à M. Proust et à moi, que les passagers s'étaient mis d'accord avec le service sanitaire pour attendre, avant de débarquer, le resultat de l'examen bacteriologique. Dans le cas où cet examen aurait ete negatif et où aucun autre incident ne se serait produit, ils auraient repris leur voyage.

Ce qui est confirmé en ces termes par M. Catelan :

Le 18, à trois heures et demie, je me rendis le long du bord et j'eus une longue conference avec MM. Bucquoy, Chauffard, Desmons, etc. L'examen ne donnait que des resultats très douteux. Alors, après leur avoir fait reconnaître qu'ils etaient *en droit* de reprendre la mer après dépôt du malade, mais avec inscription a la patente du fait qui avait motivé leur retour, ces messieurs convinrent avec nous que, pour epuiser toutes les chances de reprendre la croisière, on attendrait jusqu'au samedi matin le resultat des cultures et inoculations.

J'attire, d'ailleurs, l'attention de l'Académie sur un point. Le lazaret, tel que nous le possédons au Frioul, le lazaret qui permet de séparer les passagers du navire contaminé, constitue par lui-même, et si défectueux qu'il soit, un progrès important. Presque partout ailleurs, c'est à bord que la période d'observation s'écoule, et ce n'est pas seulement l'équipage, ce sont les passagers qui seraient restés sur le *Sénégal*, si ce navire, au lieu de rentrer à Marseille, fût arrivé à Anvers ou à Hambourg. Pour nous faire honte de notre établissement sanitaire, auquel, M. Proust l'a plus d'une fois rappelé à cette tribune, le D Koch a rendu une si éclatante justice, pour lui opposer un établissement meilleur, il a fallu chercher jusqu'au Japon. Allez-y voir! Je ne sais pas ce que valent les installations sanitaires de Nagazaki ; mais il y a une chose que je sais, parce que c'est la leçon que l'expérience, que le bon sens nous apprennent, c'est que si ces installations de Nagazaki équivalent, comme on le dit, à celles d'un hôtel de premier ordre, cette situation heureuse ne durera pas, à moins que le lazaret soit utilisé d'une manière permanente. Ce qui n'est pas employé se détériore fatalement. Or, quelle est notre situation au Frioul? M. Proust vous l'a dit : pendant la dernière période décennale, de 1891 à 1900, le nombre total des passagers de 1re classe a été de 119; le nombre de journées passées au lazaret du Frioul pendant ces dix ans, par des passagers de toutes classes, a été de 49 : cinq en moyenne par année. J'ajoute que, pendant cette longue période, le nombre de navires soumis à l'isolement a été de huit. Il est bien difficile, alors qu'en moyenne on reçoit dans un établissement de 10 à 12 personnes par an, d'être outillé de manière à en recevoir tout à coup 174 dans les conditions d'un parfait confort. Je reviendrai sur ce point tout à l'heure, quand je parlerai des installations du Frioul; je voulais seulement indiquer ici que l'existence seule d'un lazaret permettant le débarquement est un progrès sur ce qui se pratique presque dans tous les autres pays, et je me résume sur ce point. Si l'équipage a été maintenu sur le *Sénégal*, du 20 au 24 septembre, c'est qu'il était impossible de faire autrement. Si le débarquement a été tardif, c'est que le diagnostic est demeuré quelque temps incertain, et ce retard a eu l'assentiment des passagers les mieux qualifiés.

On a fait grief au service sanitaire de Marseille de l'absence ou de l'insuffisance du sérum. L'honorable M. Bucquoy s'est exprimé en ces termes :

> Un fait qui nous a particulièrement émus, c'est le manque de sérum antipesteux à bord du *Sénégal*.... Nous avons été aussi singulièrement surpris quand nous apprenions que, *quatre jours après notre arrivée au Frioul,* on manquait encore de sérum.

Je n'ai pas qualité pour défendre la Compagnie des Messageries maritimes. Je n'ai qu'une chose à dire sur ce point, c'est que nous avons recommandé, — ici encore nous ne pouvons pas, en l'état actuel de la législation, faire autre chose, — nous avons recommandé aux compagnies de navigation de se munir de sérums, notamment de sérums antipesteux. Il y a tout lieu d'espérer qu'après l'affaire du *Sénégal* nos conseils seront écoutés.

Là où l'action du gouvernement peut s'exercer, elle s'exerce dans ce sens, comme M. Proust vous l'a montré par l'arrêté de ministre de l'Intérieur du 3 septembre 1900, relatif aux navires soumis au régime de l'émigration. Pour les navires qui ne dépendent à aucun degré de l'administration, la persuasion est la seule arme dont nous puissions disposer.

Quant au sérum du lazaret, il y a, me semble-t-il, une petite erreur dans le ? ' _! de M. Bucquoy quand il dit que, quatre jours après l'arrivée du *Sénégal*, le sérum manquait pour les inoculations préservatrices. Le *Sénégal* est arrivé le mercredi, à 11 heures du matin. Il y a eu quatre jours écoulés depuis son arrivée le dimanche matin à 11 heures. Or, presque toutes les inoculations étaient pratiquées le samedi à 5 heures du soir. Il n'est donc pas tout à fait exact de dire que quatre jours après l'arrivée, c'est-à-dire le dimanche, on manquait de sérum. On n'en manquait pas même la veille, le samedi, puisque, ce jour-là, les passagers qui consentirent à être inoculés le furent. La vérité est qu'on n'en a jamais manqué.

M. Catelan nous écrit à ce sujet :

La provision de sérum nécessaire pour tout un grand navire, équipage et passagers, est toujours prête. Chaque fois qu'on entame la réserve de 400 doses que j'ai toujours sous la main, je demande par télégramme 200 flacons. Je répète que c'est au moment où un nouveau navire se présente que, immédiatement, pour remplacer la réserve mise en consommation, je demande par dépêche télégraphique une provision nouvelle. (Lettre du 2 novembre 1900.)

Mais pourquoi, dit M. Bucquoy, les injections n'ont-elles pas été conseillées tout d'abord?

Les rapports quotidiens du directeur vont répondre.

Rapport du 20 septembre, c'est-à dire du jour même du débarquement : *J ai fait dire et afficher que des provisions du sérum sont à la disposition des personnes qui désireront se faire immuniser.*

21 septembre : J'ai envoyé le Dr Jacques à bord du *Sénégal* pour proposer à l'équipage une vaccination immédiate. Il démontrera aux hommes que les marins du *Laos* ont été indemnes grâce à cette précaution.

Je me suis rendu au Frioul à la demande du corps médical interné. Ces messieurs désirent surtout être inoculés avec du sérum *frais*. Au moment de l'arrivé du *Sénégal*, il me restait des provisions demandées à l'époque du *Laos* environ 90 à 100 tubes de serum [1]. Je télégraphiai à l'Institut Pasteur pour avoir directement 200 tubes.

L'Institut Pasteur les envoya et on eut du sérum *frais*, c'est-à-dire fraîchement arrivé de Paris. Mais entre temps, et dès le samedi à 5 heures, les inoculations avaient été pratiquées par le Dr Jacques. Il n'y avait pas de raison pour se défier du sérum dont on disposait alors. « On sait, dit le Dr Leroux lui-même, que le sérum préparé en flacons hermétiquement fermés se conserve avec toutes ses propriétés au moins une année. » M. Bucquoy s'écrie : « Chose incroyable! On n'avait pas de sérum *frais* au Frioul! » A quoi bon entretenir dans tous nos lazarets du sérum frais si le sérum âgé de quelques semaines que nous possédons est tout aussi efficace?

---

1. Rapport du 27 septembre.

Sur l'équipage du *Sénégal*, l'intervention du Dr Jacques eut un plein succès. M. Catelan écrit, en effet, le 23 septembre :

L'équipage entier, officiers, garçons, femmes de chambre, etc., s'est soumis aux injections depuis hier. J'espère que tous, sans exception, auront été injectés ce soir.

A ce moment, le sérum frais de l'Institut Pasteur n'était pas arrivé. Par surcroît de prudence, M. Catelan emprunta 50 flacons à l'hôpital militaire; il les restitua le 26 septembre n'ayant eu à faire usage d'aucun.

L'on s'est donc trompé en pensant que le sérum avait fait défaut. Il aurait peut-être été surabondant si le directeur de la Santé eût commis la faute de vouloir l'imposer dès le début. Tout en le recommandant, comme les instructions le lui prescrivaient, il a su se le faire réclamer, et peut-être est-il ainsi parvenu plus facilement à le faire accepter.

Il faut bien le reconnaître, Messieurs, sur ce terrain des conquêtes modernes, les plus admirables de la science, les agents sanitaires sont parfois fort embarrassés. Jusqu'à quel point sont-ils autorisés à insister pour l'usage d'un remède nouveau, pour l'emploi des vaccinations préventives? L'embarras devient extrême quand un directeur de la Santé se trouve en présence d'illustrations médicales.

Le public croit — et je ne sais jusqu'à quel point il a tort — que l'avis par lequel l'Académie de médecine et le Comité consultatif d'hygiène publique de France déclarent qu'il n'y a pas lieu de s'opposer à la vente de tel ou tel sérum implique seulement que ce sérum est sans danger, mais n'a pas la valeur d'une solennelle consécration scientifique. Nous avons cru pouvoir prescrire dans nos instructions de recommander l'emploi du sérum antipesteux, même préventivement. Mais ces recommandations ont été peu écoutées. Jusqu'ici, ce n'était pas de la disette du sérum que nous avions à nous plaindre. Si, cette fois, tous les passagers, à l'exception de huit ou neuf personnes, et tout l'équipage se sont fait inoculer, ce résultat heureux est certainement dû à l'intervention des hommes éminents qui, comme nous l'a dit notre collègue, ont donné l'exemple en se faisant inoculer les premiers, et si l'Académie profite de la présente conjoncture pour sanctionner ce qui a été pratiqué par les hommes éminents dont je parle, et pour donner aux inoculations du sérum antipesteux, soit curatives, soit préventives, l'autorité de son approbation, elle procurera aux agents sanitaires une force nouvelle pour exécuter les instructions qu'ils ont depuis longtemps reçues.

Il faut passer condamnation sur l'installation, au point de vue du bien-être, de notre grand lazaret de la Méditerranée. Les passagers du *Sénégal* ont trouvé cette installation des plus médiocres. Ils ont eu grandement raison. Oh non! monsieur Bucquoy, tout n'est pas pour le mieux dans le meilleur des mondes. Et qu'eussiez-vous dit si vous aviez été débarqué au Frioul il y a quelques années?

En 1899, nous avons obtenu des crédits importants pour l'amélioration de nos services sanitaires dans les ports. Ce n'a pas été sans soulever des critiques assez acerbes. Néanmoins, je ne doute pas que les Chambres ne votent pour la défense contre la peste les sommes qui seraient reconnues nécessaires. Seulement, cette nécessité est difficile à démontrer. Il est souvent malaisé d'obtenir des crédits pour des dépenses dont le bienfait est, par la force des choses, négatif, n'apparaît pas clairement, peut toujours être contesté, et dont l'utilité ne se manifeste avec éclat que lorsque les dépenses n'ont pas été faites à temps et que le mal s'est produit.

Des crédits obtenus en 1899, une grande partie a été employée au Frioul. Mais, dans le programme des travaux, ceux à faire au lazaret, à ce lazaret qui recevait, dans les pavillons de 1re classe, de quinze à vingt personnes par an, ne venaient qu'en seconde ligne. Que voulez-vous? On a été au plus pressé. Il a fallu installer et outiller un laboratoire. Des bâtiments tombaient en ruines : il a fallu les réparer. On a fait une distribution d'eau, des bains-douches, des lavabos, des water-closets. On a affrété une chaloupe à vapeur. On a installé des appareils à désinfection. On a fait un appontement, relié aux bâtiments par des voies Decauville. Tout cela, qui était d'une extrême urgence, achevé, il n'est presque rien resté pour améliorer le lazaret proprement dit. Ces dépenses étaient, au regard des autres, considérées un peu comme des dépenses de luxe. D'autant que les dépenses d'établissement eussent eu pour corollaire une augmentation sensible des dépenses permanentes d'entretien, et que l'on hésitait, pour procurer un peu plus de confort à une très faible quantité de passagers pendant un très petit nombre de jours, à imposer une charge permanente aux contribuables. L'on a donc, à ce moment, porté tout l'effort sur les dépenses intéressant directement la défense sanitaire du pays. De là le fâcheux état dans lequel se trouve le lazaret du Frioul.

Récemment, nous avons désiré connaître ce que coûterait la mise en état de l'établissement, de manière à parer aux critiques futures. Nous avons demandé un projet d'amélioration. L'architecte du Frioul nous a soumis les plans d'un lazaret modèle, qui pourrait lutter, sans doute, celui-là, avec le lazaret de Nagazaki. Il coûterait, seulement pour les travaux de construction, 1 800 000 francs. Pour un établissement qui a jusqu'ici fonctionné en moyenne cinq jours par an, le morceau semble gros, et si un tel projet était présenté au Parlement, les passagers du *Sénégal*, qui ont eu le bonheur d'avoir parmi eux un si habile et si brillant avocat, risqueraient de rencontrer à la Commission du budget un ancien ministre des finances, qui lui ressemble fort, et qui pourrait bien cette fois n'être pas de leur avis.

Il y a cependant quelque chose à faire. Il semble impossible qu'on n'admette pas que l'extension de la peste dans la Méditerranée nous crée des obligations nouvelles. Pendant des années peut-être, des navires provenant de ports contaminés, même des navires infectés, se présenteront au port de Marseille. Ce n'est plus par dizaines, c'est par centaines que les passagers afflueraient au Frioul. Nous souhaitons bien le contraire, mais c'est cela qu'il faut prévoir. Le lazaret doit être installé de manière à recevoir les passagers dans des conditions meilleures que celles où il les reçoit aujourd'hui. La question doit être soigneusement et promptement examinée, et c'est encore un des services que l'accident du *Sénégal* nous aura rendus.

Dans cette occurrence, tout s'est réuni pour compliquer une situation déjà très embarrassée. Le retour inopiné du *Sénégal* ne pouvait pas ne pas prendre le service sanitaire par surprise. Ce service venait d'épuiser ses approvisionnements pour les passagers du *Laos*. Son personnel, si réduit par les limites de son budget, — et vous verrez tout à l'heure combien il est laborieux de recruter ce personnel, — était surmené. Pendant la période d'observation, l'arraisonnement d'autres navires arrivant chaque jour de ports contaminés obligeait à séparer Ratoneau de Pomègue, où se trouve l'établissement des bains, et cette séparation imposait aux passagers du *Sénégal* une privation cruelle. Peut-être faudra-t-il créer au Frioul même un second établissement balnéaire : c'est une grosse dépense que l'on espérait éviter.

Oui, les difficultés ont été extrêmes pour la direction de la Santé, et des concours sur lesquels elle avait cru pouvoir compter lui ont fait défaut. Je citerai deux exemples de ces complications inattendues.

J'avais été frappé, dans le récit du Dr Leroux, de la manière dont il raconte l'arrivée au Frioul des passagers. Rien ne semblait préparé pour les recevoir; personne ne semblait chargé de les accueillir; la distribution des places dut être faite par le directeur de la croisière, M. Olivier. J'ai demandé à M. Catelan des indications précises sur ce point. Il explique dans une lettre, qu'il serait trop long de lire, que le débarquement avait été étudié par lui la veille avec le plus grand soin, qu'il avait donné des instructions minutieuses au Dr Jacques; mais celui-ci, qui devait, ce jour-là même, donner la libre pratique à l'*Ernest-Symons*, ayant été retenu sur ce navire quelques minutes de plus qu'on n'avait compté, l'impatience des passagers de quitter le bord devint telle, que, sans attendre le Dr Jacques, — et on devait l'attendre, — on a armé les embarcations, on y a entassé passagers et bagages, et l'ordre prévu fut ainsi complètement bouleversé. Il fut, du reste, vite rétabli, car, le jour même, le Dr Galetti écrivait au Dr Catelan :

Le débarquement est terminé. La distribution des chambres et des places à table a été laissée aux soins de M. le Directeur de la croisière.

M. le Dr Jacques me rapporte qu'elle s'est accomplie à la satisfaction générale, chacun ayant apporté la plus parfaite bonne grâce à se soumettre aux nécessités de la situation.

La hâte extrême de quitter le bord était bien naturelle, mais on voit que l'on ne saurait incriminer la direction de la Santé.

Voici mon second exemple : M. Catelan, se rendant bien compte de l'insuffisance de son personnel devant les personnages qui débarquaient au Frioul, ne se contentant pas de ses 18 auxiliaires, dont les aptitudes le laissaient en défiance, s'était préoccupé d'assurer aux passagers du *Sénégal* des serviteurs mieux dressés. Dès le 19 septembre, avant le débarquement, il écrivait :

Je vous serais reconnaissant, Monsieur le Ministre, étant donné qu'il y a à bord 50 à 70 dames ou demoiselles, de faire faire une démarche auprès de la Compagnie des Messageries maritimes, afin que les femmes de chambre du bord soient débarquées en même temps, ainsi que quelques garçons, pour assurer le service des intéressés.

Il n'attend pas, du reste, le résultat de la démarche qu'il sollicite du ministre ; il la fait lui-même ; il y réussit, et, tout joyeux de son succès, il biffe au crayon rouge ce passage de son rapport, et écrit en marge : « Annulé. M. le Directeur de la Compagnie des Messageries maritimes à Marseille m'a accordé la demande. »

Mais, le lendemain, il fallut déchanter :

Les passagers, écrit-il, ont absolument refusé les services des garçons et des femmes de chambres du paquebot.

M. Bucquoy m'a dit n'avoir pas eu connaissance de ce refus, qui a évidemment été opposé à M. Catelan par celui qui avait qualité pour représenter les passagers dans les affaires administratives, mais le refus est certain. Le directeur revient sur ce point le 21 septembre :

Pour ce qui concerne la propreté, le service des chambres, j'avais obtenu que 4 garçons et 4 femmes de chambres du *Sénégal* fussent débarqués pour assurer cette partie du service : les passagers eux-mêmes les ont refusés formellement, disant qu'ils préféraient se servir que d'avoir un pareil personnel.

Ainsi, la possibilité du moindre contact avec une parcelle quelconque de l'équipage causait des terreurs, peut-être explicables, mais vraiment exagérées.

Nous avions, en 1889, obtenu des crédits spéciaux nous permettant un personnel supplémentaire, à la condition formelle que ce personnel serait licencié dès que sa présence ne serait pas indispensable. Cet engagement, l'administration sanitaire l'a tenu scrupuleusement, trop scrupuleusement peut-être, peut-être prématurément, et, au moment de l'arrivée du *Sénégal*, nous n'avions au Frioul, comme l'a dit M. Bucquoy, que 8 employés. C'est le personnel normal. M. Catelan a immédiatement engagé 18 autres serviteurs. Voici comment il s'exprime, à cet égard, dans son rapport du 21 septembre :

Vous savez, Monsieur le Ministre, que nous avons au Frioul seulement 8 employés, tous assez âgés, pour la garde, la surveillance et la propreté des chambres des trois pavillons de 1ʳᵉ classe et des deux pavillons de 2ᵉ classe. Que faire? J'ai recruté 18 auxiliaires; j'en ai mis 2 à chaque pavillon, destinés à servir les passagers. Mais croit-on que ce soient des gens de service déjà stylés et bien dressés? Il est impossible d'en avoir. Même en y mettant des prix exagérés, on ne trouvera pas de garçons de salle, des femmes de service pour aller s'interner, avec l'idée que la peste peut les atteindre. Nous recrutons des gens que la faim pousse à accepter toutes les tâches. Nous choisissons les moins mauvais, quand encore nous avons le choix....

Deux jours après, c'est le même refrain :

23 septembre. — On est obligé de se contenter des services que peuvent rendre des journaliers recrutés sur place et embauchés à titre d'hommes de peine. On ne trouve pas de *garçons de service* proprement dits qui acceptent les conditions de recrutement. Quelles que soient les condoléances des intéressés, je suis impuissant.

Je citerai encore, au point de vue des installations du Frioul et des difficultés du service, les passages suivants des rapports de M. Catelan :

19 septembre. — Le lazaret a été mis en état (presque) après le départ des internés du *Laos.* Mais les maçons sont encore à Ratoneau pour la réfection des salles précédemment occupées par les pestiférés du *Laos.*
20 septembre. — J'ai fait transporter au lazaret un approvisionnement suffisant de médicaments pour tous les cas urgents qui pourraient se produire. La pharmacie fonctionne comme d'habitude. En outre, les passagers ont été prévenus qu'ils avaient toute latitude, dans la limite large des règlements, pour faire venir de la ville toutes choses qui leur plairaient, jeux, livres, musique, pianos, etc. Un correspondant en ville va être chargé des commissions dont la liste me sera adressée chaque jour. Enfin, toutle personnel a reçu les ordres les plus précis pour atténuer, autant que possible, les ennuis et les difficultés qui découlent d'une situation aussi imprévue. Je fais chercher une infirmière qui consente, en cas de maladie chez une de ces dames passagères, à s'interner au lazaret. Le nombre des auxiliaires attachés au service des pavillons sera augmenté s'il est reconnu insuffisant. Le service du restaurant sera surveillé de très près. Les vivres, à l'arrivée, seront examinés par les médecins du lazaret, et toute réclamation me sera immédiatement transmise....
21 septembre. — Le directeur de la Santé, lui ouvrît-on les crédits les plus larges, ne peut refaire les bâtiments et les logements. Le matériel d'ameublement réglementaire est au complet partout. C'est, il est vrai, un matériel peu confortable, bon il y a cinquante ans; qu'y puis-je faire? Le renouveler quand il manque, et le remplacer par des objets réglementaires, pas autre chose.
23 septembre. — Pour comble de difficulté, les arrivages au Frioul sont doublés, triplés, ainsi que l'état hebdomadaire le porte. Nous attendons après-demain le général Voyron et son état-major, ainsi que des troupes

rapatriées. C'est une complication qui met notre personnel sur les dents, et il est presque impossible, il est au-dessus de mes forces et de mes moyens, d'assurer à plein les mesures de police au lazaret.

... Je fais tous mes efforts pour donner satisfaction aux demandes des passagers. Je ne puis malheureusement changer la disposition des locaux, surtout du restaurant.

J'achète des objets de lingerie, etc. Les passagers, au nombre de 174, étant tous de 1re classe, nos approvisionnements sont tout à fait insuffisants.

24 septembre. — Un des principaux griefs des passagers est l'impossibilité de profiter des bains et bains-douches, si ce n'est à des intervalles irréguliers. Cela provient de ce que le service de surveillance des navires qui arrivent des ports contaminés nécessite, à moins de confusion et de collisions inévitables, l'éloignement des passagers et leur cantonnement dans les pavillons. Depuis l'internement des passagers du *Sénégal*, le *Iangtsé*, arrivé hier soir et expédié ce matin, est le huitième navire qui s'est présenté pour ces opérations habituelles.

M. Catelan rend d'ailleurs pleine justice aux passagers du *Sénégal*.

20 septembre. — Les passagers ont pris leur situation par le bon côté; ils s'ingénient à se créer des distractions. En somme, ces personnes de haute éducation, ces vrais savants et hommes du monde, ont compris immédiatement les nécessités de la situation que les circonstances leur imposent et seront les premiers à rendre notre tâche moins pénible.

Le directeur eût certainement désiré voir plus qu'il n'a fait les passagers du *Sénégal*. Mais pendant les sept jours passés par ceux-ci au Frioul, dix-sept navires, venant de ports contaminés de peste, nécessitant en conséquences des mesures de précaution attentives, sont entrés dans le port de Marseille. On comprend que le directeur ait été écrasé de travail. Son premier souci était, et devait être, de garantir le pays contre la terrible maladie. Il n'en a pas moins fait en faveur des passagers du *Sénégal* ce qui dépendait de lui : cela résulte, il me semble, avec évidence, des rapports dont j'ai lu des extraits.

Le 20 septembre, le ministre de l'Intérieur avait télégraphié au directeur de la Santé :

Je vous autorise à recruter un personnel auxiliaire et à engager toutes les dépenses recommandées par les circonstances.

Le 23, le ministre avait télégraphié au préfet des Bouches-du-Rhône :

Veuillez recommander au directeur de la Santé de prendre les mesures nécessaires pour assurer aux personnes internées toutes les facilités compatibles avec les exigences du service. Je ne doute pas que votre administration ne prête à ce fonctionnaire, pour le seconder dans cette tâche, le concours le plus empressé, *et je vous serai obligé d'y veiller personnellement.*

Malgré tous ces efforts, des mécontentements se produisirent, et sans doute ils ne pouvaient pas ne pas se produire, étant données la qualité exceptionnelle des internés et la qualité très médiocre des installations et du personnel. Aussi M. Catelan écrivait le 21 septembre :

Les passagers n'ont jusqu'ici adressé aucune réclamation, mais je sais qu'ils sont très irrités, d'abord de la mésaventure qui leur arrive, et dont nous sommes destinés à payer les frais, quoique bien innocents, ensuite et surtout de ce que les installations du Frioul ne sont pas assez confortables, assez luxueuses. A cela nous ne pouvons rien.... J'espère que ces messieurs et ces dames se rendront compte de tout le dévouement que le personnel met à leur service. A l'impossible nul n'est tenu, et il faut bien reconnaître qu'à l'époque où nous sommes on se plaindra de tout, on réclamera sur tout à chaque fois qu'il y aura internement de rigueur pour cause d'épidémie.

Et le 24 septembre :

Les defectuosités, tant pour le matériel que pour le personnel sanitaire, frappent très vivement toutes les personnes qui subissent l'internement. Elles ne peuvent pas ne pas se plaindre, si peu que ce soit, du personnel auxiliaire avec lequel on est obligé de suppléer au manque d'un personnel auxiliaire habitué et dressé à ce service.

Je fais tous les efforts possibles, et nos médecins et officiers sanitaires me prêtent à cet égard le concours le plus dévoué, pour atténuer les défectuosités, les pénibles conditions où se trouvent des personnes jetées tout à coup en dehors d'habitudes où le confortable moderne est une sorte de nécessité.

En effet, suivant les passagers qui débarquent, les exigences diffèrent, et par suite les satisfactions. Les passagers de l'*Équateur*, qui ont succédé à ceux du *Sénégal*, ont, en quittant le Frioul, envoyé leurs félicitations et leurs remerciements au directeur : « Ça me change », écrit mélancoliquement M. Catelan.

Pour la date à laquelle s'est terminée la mise en observation, les choses se sont passées comme elles se passent toujours. Le règlement de 1896 dit que la période d'isolement pour cause de suspicion de peste ne peut dépasser dix jours. Il n'oblige pas d'étendre la période jusque-là. Les conditions physiques et morales où se trouvaient les passagers du *Sénégal* permettaient certainement de la limiter en deçà de ce délai. Le 26 septembre, le ministre de l'Intérieur télégraphiait au préfet des Bouches-du-Rhône :

Après avoir pris l'avis de M. l'Inspecteur général des services sanitaires, en ce moment absent de Paris, je consens, comme vous le proposez, M. le directeur de la Santé et vous, à ce que la durée de l'observation subie par le *Sénégal* soit fixée à sept jours pleins si aucun fait nouveau ne se produit. Le débarquement, qui est, d'après le règlement, le point de départ de la période d'observation, ayant eu lieu le 20 septembre à midi, la libre pratique pourra être accordée après-demain vendredi si, je le répète, aucun fait nouveau ne s'est produit d'ici là.

Le préfet se rendit au Frioul. « J'y étais moi-même depuis le matin, écrit M. Catelan. Nous avons assisté au départ des passagers, dont la plupart ont manifesté leur surprise de n'avoir pas été aussi mal qu'on le leur avait fait craindre. »

Deux faits, Messieurs, d'inégale importance, fort heureux tous deux, veulent être rappelés ici.

Le premier a été reconnu de bonne grâce par M. Bucquoy. Aucun des passagers du *Sénégal* ne semble avoir souffert sérieusement des faits dont ils se plaignent. Cette circonstance leur facilitera la résignation, et comme ce sont tous de bons citoyens, ils finiront peut-être par se féliciter d'un mécompte dont les internés futurs recueilleront le bénéfice, grâce aux réformes qu'il aura, j'espère, déterminées.

Le second fait, auquel M. Bucquoy n'a pas fait allusion, est très digne de fixer l'attention de l'Académie. Détournons les yeux de cet âpre rocher du Frioul, et portons nos regards vers la France. Nous compatissons comme il convient aux ennuis qu'ont subis les passagers si distingués du *Sénégal*, mais puisque aussi bien aucun d'eux n'a été atteint dans sa santé, nous pouvons sans dureté de cœur envisager la question sous un aspect plus général. Il y a cinq ans et demi que la peste nous menace, et cette menace va grandissant avec une rapidité formidable. Le nombre des navires venus de pays contaminés de peste et entrés dans les ports français a été de :

1896	11
1897	80
1898	209
1899	368
1900	655

en tout 1 243 navires, dont 801 sont arrivés à Marseille. Pendant ces cinq années, nos services sanitaires, et spécialement celui de Marseille, se sont donc trouvés en présence d'un péril nouveau et effrayant, car les conquêtes de la science, restées assez longtemps incertaines, ne suffisaient pas à effacer les souvenirs terrifiants du passé. Quel a été le résultat de ces efforts obscurs, multipliés par les services sanitaires dans nos ports de France ? Ont ils, ou n'ont-ils pas, réussi jusqu'à présent à préserver notre pays ? La peste semble s'être installée en Égypte ; il y a eu de la peste en Portugal ; il y en a eu en Écosse ; il y en a eu, il y en a en Angleterre ; il n'y a pas eu, jusqu'au moment où je parle, un seul cas de peste sur le territoire français. Voilà ce qu'il ne faut pas perdre de vue ; voilà ce qui est aussi sans précédent ; et voilà ce qui doit assurer à plusieurs de nos agents, et particulièrement à M. le Dr Catelan, la reconnaissance publique.

Et sans doute nous déplorons, comme vous tous, les lacunes du service; nous les avouons; nous ne négligerons rien de ce qui dépendra de nous pour qu'à l'avenir les hospitalisés d i Frioul aient tout le bien-être compatible avec des installations nécessairement temporaires et avec l'état des crédits qui nous sont alloués par les Chambres. Mais, par-dessus tout, nous nous efforcerons de poursuivre la défense, jusqu'ici victorieuse, de notre territoire contre l'ennemi qui le menace, et, dans cette œuvre patriotique, l'appui et les conseils de l'Académie nous seront d'ur précieux secours.

B

Affaire de l' « Oroya » [1].

1° LETTRE DE M. LE PROF' CAZENEUVE

à M. Combes, président du Conseil, ministre de l'Intérieur.

Lyon, le 20 mars 1903.

Monsieur le Président du Conseil,

J'ai l'honneur d'appeler toute votre attention éclairée sur l'organisation matérielle très défectueuse du lazaret du Frioul, à Marseille, aussi bien que sur le fonctionnement du service sanitaire de ce lazaret.

En cas de maladies contagieuses, constatées à bord, les bateaux qui arrivent à Marseille sont assujettis à la mise en observation réglementaire. Les passagers sont alors reçus au lazaret du Frioul, où ils séjournent un temps variable, qui est fixé par décision du service de Santé.

En principe, rien de mieux.

Un cas de peste est signalé à bord. Il faut éviter l'introduction du fléau à Marseille. On isole les passagers, pendant quelque temps, soit du bateau qu'on désinfectera, soit du pestiféré. Je ne m'él ve nullement contre ces mesures de prophylaxie.

Mais ce que je prétends, et tous les hygiénistes aussi bien que les hommes de bon sens seront avec moi, c'est que le séjour au lieu de quarantaine jouisse, sinon d'un confortable somptueux, du moins d'une appropriation convenable réclamée par l'hygiène elle-même la plus réglementaire.

Or, l'organisation matérielle du Frioui est tellement défectueuse

1. Je ne pense pas qu'il y ait indiscrétion, et je n'ai d'autre part aucun scrupule à insérer ici ces documents, la lettre de M. Cazeneuve ayant été publiée dans le *Temps*, où aucune mention ne fut faite de ma réponse, dont copie avait été envoyée à M. Cazeneuve par le président du Conseil. Cette publication et celle qui précède auront l'avantage de faire connaître en détail le fonctionnement de notre principal lazaret.

que je ne crains pas de déclarer qu'elle est une véritable honte pour notre France civilisée.

Que constatons-nous en effet?

Je laisse la parole à mon honorable collègue de la Faculté de médecine de Lyon, le Prof' Teissier, qui, au retour du Congrès médical du Caire, a été obligé, du 10 janvier dernier au 16 du même mois, de séjourner avec toute sa famille dans ce lazaret.

Il avait même le malheur poignant de ramener un fils atteint de fièvre typhoïde.

Le Frioul, établissement d'observation où sont retenus les passagers susceptibles de tomber malades, puisqu'ils sont censés être en période d'incubation, n'est nullement agencé pour recevoir des hôtes de ce genre.

La garde en est confiée à un vieux ménage, chargé d'ouvrir, de temps à autre, les fenêtres et d'aérer les bâtiments. Mais il n'y a aucun personnel. C'est la vieille gardienne qui est censée faire les lits. En réalité, les chambres ne sont jamais faites. J'affirme que, pendant six jours que nous sommes restés au Frioul, nos chambres n'ont pas été faites une seule fois.

J'ai vu nos co-passagers porter leurs malles et cirer leurs bottes. Les lits ne sont pas sortables avec des matelas plus courts que les sommiers et des draps grossiers qui ne recouvrent pas le lit. Dans la chambre figure une table juste assez grande pour recevoir une petite cuvette.

L'éclairage est inconnu. Quant au chauffage, il est impraticable. Par le vent du nord, les cheminées refoulent affreusement : il y a donc impossibilité d'allumer du feu.

Dans les chambres sans cheminée, ce qui est le cas de notre dortoir à quatre lits, le froid était tel que c'est à peine si nous avons pu obtenir 7° pendant la nuit, même avec deux poêles à pétrole.

Et les deux dernières nuits de notre séjour, j'ai dû veiller debout mon enfant dans de telles conditions.

Quant au pauvre malade, son lit était à droite d'une porte fermant sur lui, et chaque fois qu'on l'ouvrait, il était glacé. Grâce a l'obligeance du Docteur Galetti, directeur du lazaret, j'ai pu le défendre un peu du froid, les deux derniers jours, en faisant clouer des bourrelets et en disposant une couverture en paravent entre la porte et le lit.

Mais chaque coup de mistral remplissait sa chambre de fumée.

Il est impossible, d'ailleurs, dans les locaux ouverts, de se défendre contre le vent, qui fait battre toutes les portes pendant la nuit et trouble tout repos.

Au point de vue de l'alimentation, on est livré à la merci du tenancier du restaurant, qui n'a guère que des conserves défraîchies et des eaux minérales vieillies. (Les plus fraîches datent de la quarantaine du *Sénégal!*)

Il n'y a pas d'eau potable : on n'a que de l'eau de citerne amenée de Marseille le plus souvent. Le restaurateur possède un filtre démodé et suspect. L'administration n'a pas de filtre, offrant toute garantie, pour le service courant. Enfin, il n'y a ni chaise à porteurs ni brancard pour transporter un passager malade ou blessé.

On ne peut compter sur aucun serviteur pour rendre quelques services à un passager malade. Cette pénurie de ressources concerne le service des passagers de 1re classe.

Pour les autres, il n'en faut pas parler, — c'est la misère noire. Quant aux émigrés, ils sont entassés dans des hangars ouverts à tous les vents.

Il est absolument inhumain cependant d'abriter ainsi de pauvres gens. L'habitude de la misère n'est pas une excuse pour leur infliger un traitement aussi sommaire.

Vu de la mer, le Frioul paraît un établissement confortable. Ce sont de belles constructions presque monumentales, avec de beaux volets verts; mais derrière les murs de façade en superbes pierres, c'est le dénûment le plus lamentable.

Ne disons pas que ce tableau est poussé au noir, car il ne fait que confirmer ce que nous savions déjà par l'aventure célèbre du bateau le *Sénégal* en 1901, sur lequel se trouvaient M. Raymond Poincaré et dix-sept médecins tous éminents, propres à bien voir et à bien juger.

Ces passagers de marque firent grand tapage, avec juste raison, contre l'organisation matérielle défectueuse de ce lazaret, convaincus que leurs protestations seraient entendues en haut lieu et susciteraient un projet d'amélioration rapidement exécuté.

L'Académie de médecine retentit de leurs doléances. L'intervention de M. le Dr Bucquoy à la tribune de cette compagnie est présente à la mémoire de tous ceux qui se préoccupent de l'hygiène dans notre pays.

L'année dernière, à cette même tribune, intervenait M. le Dr Vallin, l'éminent hygiéniste, qui soulignait, dans des conclusions motivées, la nécessité urgente d'améliorer ce lazaret et son fonctionnement sanitaire.

Qu'a-t-on fait depuis ces protestations de personnes si autorisées? Rien.

D'autre part, n'est-il pas légitime, en principe, de réduire ce séjour dans le lazaret au temps strictement utile pour mettre la ville de Marseille à l'abri de tout danger de contamination ?

Pour atteindre ce but, n'y a-t-il pas lieu de réorganiser le service médical sur des bases irréprochables?

Au lieu de faire peser sur un directeur unique la responsabilité d'une décision toujours grave, qui touche aux convenances très respectables des passagers aussi bien qu'aux intérêts mêmes de la ville à protéger, ne serait-il pas préférable de confier à trois personnes la mission délicate de se prononcer? Un chirurgien, un médecin et un bactériologiste, tous trois nommés au concours, ne devraient-ils pas, dans une grande ville comme Marseille, constituer un corps consultatif, arbitre des mesures à prendre?

Je ne veux pas, dans cette lettre que je veux écourter, vous exposer, jour par jour, heure par heure, les tribulations subies dans ce lazaret par le Prof^r Teissier et sa famille.

Je tiens à votre disposition le journal de son séjour, d'une véracité non douteuse, qui est particulièrement instructif et qui met en lumière les imperfections du service médical actuel.

Est-il admissible, dans notre civilisation moderne, au milieu des progrès si remarquables des sciences médicales, que la liberté individuelle soit à la merci d'une erreur de diagnostic ou d'une lenteur de diagnostic, fruits du mauvais vouloir ou de l'incompétence ?

Dans l'aventure du Prof Teissier, six jours ont été nécessaires pour prendre une décision à l'occasion d'un passager atteint d'un abcès de l'aine dont l'origine et la nature étaient faciles à établir rapidement, alors même qu'on pouvait soupçonner un bubon pesteux.

Personne ne me contredira lorsque j'affirmerai que dans l'état actuel de la bactériologie il ne faut pas six jours pour poser un diagnostic différentiel.

Pendant ces hésitations, le fils du Dr Teissier se mourait de la fièvre typhoïde dans un milieu où il était impossible de lui donner des soins, bains froids et le reste.

Je ne veux pas, Monsieur le Président du Conseil, vous adresser une question à la tribune, ni vous interpeller sur cette situation pitoyable du lazaret du Frioul et le contrôle sanitaire qui y fonctionne. Je suis de ceux qui n'aiment pas à abuser des instants précieux de la Chambre, alors que tant de projets de loi à discuter et à voter sont en souffrance. J'ai, d'autre part, une confiance absolue dans votre compétence comme médecin, puis dans votre sollicitude vigilante comme ministre de l'Intérieur pour demander au Parlement les crédits nécessaires aux améliorations urgentes à apporter dans un service important.

Le Parlement, à son tour, ne pourra se dérober à une obligation qui lui est imposée par la prévoyance hygiénique la plus élémentaire, autant que par des sentiments humanitaires auxquels personne ne peut rester indifférent.

Ce n'est pas d'ailleurs au lendemain de la mise en vigueur de la loi sur la protection de la santé publique, qui impose aux communes et aux départements de si lourdes responsabilités et de si graves devoirs, que l'État doit hésiter à prendre souci de la vie des citoyens dans la sphère de ses propres attributions. A cet égard, les passagers qui séjournent au lazaret du Frioul sont aussi dignes d'être protégés que les habitants de Marseille.

Veuillez agréer, etc.

Dr P. CAZENEUVE,
Professeur à la Faculté de médecine de Lyon,
Député de Lyon,
Président du Conseil général du Rhône.

2° RAPPORT PRÉSENTÉ PAR M. HENRI MONOD, DIRECTEUR DE L'HYGIÈNE PUBLIQUE, A MONSIEUR LE PRÉSIDENT DU CONSEIL, MINISTRE DE L'INTÉRIEUR

Naples, le 25 avril 1903.

MONSIEUR LE PRÉSIDENT,

Au mois de janvier dernier, trente-quatre passagers du navire anglais *Oroya* ont été retenus en observation au lazaret du Frioul : au nombre de ces passagers se trouvaient M. le Prof Teissier et quatre membres de sa famille, parmi lesquels son fils aîné qui, déjà malade au moment du débarquement, est mort peu de temps après son retour à Lyon. M. le Prof Cazeneuve, député du Rhône, vous a adressé une lettre dans laquelle il vous transmet les doléances de M. Teissier contre, d'une part la décision qui a ordonné la mise en observation des passagers de l'*Oroya*, d'autre part l'installation et le fonctionnement du lazaret du Frioul. Les plaintes de M. Teissier ne pouvaient manquer d'être examinées avec une scrupuleuse attention par votre administration. L'autorité qui s'attache à la situation scientifique du plaignant, le respect que commande son caractère personnel, la sympathie qu'inspire le grand malheur qui l'a frappé, la précision de quelques-unes de ses critiques, le désir de profiter de toute occasion pour mieux connaître et pour améliorer la marche des services sanitaires, tout se réunissait pour que la lettre de l'honorable député de Lyon fût l'objet d'un examen particulièrement attentif. Tel a été votre sentiment, Monsieur le Président, et c'est pourquoi vous avez bien voulu, sur ma proposition, me charger de procéder à une enquête sur place.

J'ai fait cette enquête avec le concours de M. le Dr Faivre, inspecteur des services de la Santé dans les ports, et j'ai l'honneur de vous en faire connaître les résultats.

L'enquête a porté sur les deux points suivants :

1° Les passagers de l'*Oroya* ont-ils été retenus au lazaret sans nécessité et par conséquent en violation des règlements sanitaires?

2° Ont-ils été placés dans les conditions matérielles absolument défectueuses signalées par M. le Prof^r Teissier?

1° OBSERVATION IMPOSÉE AUX PASSAGERS.

Le vapeur anglais *Oroya* venant d'Australie, après escale à Port-Saïd, est arrivé au Frioul le 10 janvier au matin avec 178 passagers. Le navire s'était arrêté à Naples, où il s'était vu refuser la libre pratique parce qu'un chauffeur indien présentait depuis le 5 des symptômes suspects de peste. Au Frioul le malade fut examiné par M. le Dr Catelan, directeur de la Santé, M. le Dr Galetti, qui

remplit les fonctions de médecin en chef du lazaret, et M. le
D᷉ Gauthier, médecin de la Santé et bactériologiste du service
sanitaire, qui a traité au Frioul un certain nombre de pesteux et a
été lui-même atteint de la peste en 1900. C'est dire que cet examen
clinique a été effectué avec le soin et la compétence désirables.
Il n'a pas donné cependant des résultats concluants, non plus
que l'examen bactériologique extemporané. M. le D᷉ Gauthier se
mit alors en mesure de procéder à des recherches plus complètes
(cultures et inoculations à des animaux) qui nécessitaient un assez
long délai. Cependant il fallait prendre une décision à l'égard du
navire, du malade et des passagers à destination de Marseille. La
présence de ce cas suspect de peste plaçait, sans contestation
possible, l'*Oroya* dans la catégorie des navires dits « infectés »
(article 56 du règlement général de police sanitaire maritime), mais,
comme l'article 65 autorise le débarquement des passagers qui en
font la demande, « à condition qu'ils se soumettent aux mesures
prescrites pour les navires infectés », le directeur de la Santé permit
à ceux des voyageurs qui le désiraient de descendre au Frioul.
34 passagers profitèrent de cette faculté, dont 18 de 1ʳᵉ classe et 16
de 3ᵉ. Le navire repartit à destination de Plymouth et Londres, emme-
nant son malade et les 144 passagers qui préférèrent rester à bord.

M. le Prof᷉ Teissier a exprimé cette opinion [1] que le chauffeur de
l'*Oroya* n'était pas atteint de peste, mais seulement d'une adénite
vulgaire absolument insuffisante pour justifier les mesures prises à
l'égard du navire et des passagers. En admettant que cela fût,
il n'en resterait pas moins à établir qu'au moment de l'arrivée à
Marseille le diagnostic d'adénite vulgaire s'imposait et que l'hypothèse de peste ne pouvait pas être admise. Or, j'ai dit plus haut que
le malade avait été examiné au Frioul par trois médecins dont la
compétence ne saurait être discutée ; deux d'entre eux avaient eu
déjà l'occasion d'observer et de traiter des cas de peste. Sur l'*Oroya*,
le malade avait été également vu par le médecin du bord et celui-
ci avait même prié M. le Dʳ Teissier de vouloir bien lui prêter le
concours de ses lumières. Semblable demande fut adressée à
M. Teissier par les médecins du Frioul et, chaque fois, M. Teissier
se refusa à visiter le chauffeur, alléguant qu'il ne voulait pas ris-
quer de contagionner les membres de sa famille. M. Teissier serait
évidemment mieux qualifié pour contester la nature de la maladie
s'il avait consenti à voir le malade. Il semble aussi que l'objection
qu'il opposa à cette visite prouve que lui-même n'était pas convaincu que le cas fût inoffensif.

Le navire, avant de venir au Frioul, s'était donc présenté à
Naples, où il n'avait pas été admis. On savait à Marseille que

<hr>

1. Lettre de M. le Prof᷉ Teissier à M. le Prof᷉ Cavenave en date du
12 mars 1903. — *Bulletin médical*, nᵉ du 28 février 1903.

l'*Oroya* n'avait pas eu la libre pratique en Italie; on s'y préoccupait déjà des conditions dans lesquelles ce navire se présenterait et il eût fallu une démonstration scientifique indiscutable pour que le service de la Santé ne considérât pas comme *suspect* le malade qui se trouvait à bord.

Cependant M. le Dr Gauthier poursuivait ses recherches bactériologiques. Le 14 janvier, il en transmettait à son chef le résultat négatif; mais il se refusait à déclarer qu'il ne s'agissait pas de peste. M. Catelan en informait votre département, auquel il communiquait en même temps une dépêche reçue la veille de Gibraltar et indiquant que, lors du passage de l'*Oroya* en vue de ce port, l'état du chauffeur ne s'était pas aggravé et qu'il n'avait pas été constaté à bord de nouveau cas.

D'après ces renseignements, votre administration estima, sur l'avis de M. le Profr Proust, inspecteur général des services sanitaires, qu'il y avait lieu de donner la libre pratique aux passagers retenus au Frioul. Le télégramme adressé à M. le Dr Catelan le 14, à 7 h. 40 du soir, fut transmis par lui au lazaret le lendemain à la première heure et communiqué aux quarantenaires par les soins de M. le Dr Galetti.

M. le profr Teissier, auquel le personnel sanitaire n'a cessé de témoigner les plus grands égards, en fut averti le premier, mais les dispositions qu'il dut prendre pour assurer le transport à Lyon de son fils ne lui permirent pas de profiter dès le 15 de l'autorisation donnée et il prolongea jusqu'au 16 au matin son séjour au Frioul. M. le directeur de la Santé m'a déclaré que, désireux d'éviter au jeune malade un transport qui lui semblait pouvoir être dangereux, il comptait offrir à M. le Prof. Teissier de s'installer dans l'appartement réservé aux inspecteurs (pavillon de l'administration), mais que la surexcitation de M. Teissier et le langage qu'il lui tint en présence de ses subordonnés furent tels qu'il ne put pas même en faire la proposition.

Je conclus, en ce qui concerne l'observation imposée aux passagers de l'*Oroya*, que les règlements sanitaires ont été rigoureusement observés par la direction de la Santé de Marseille, à laquelle on ne saurait adresser à cet égard la moindre critique. Elle aurait encouru un blâme sévère si elle eût agi autrement qu'elle n'a fait.

2° CONDITIONS DANS LESQUELLES LES PASSAGERS DE « L'OROYA » ONT ÉTÉ PLACÉS AU FRIOUL.

Dans la lettre qu'il vous a adressée le 20 mars dernier, M. le Prof. Cazeneuve, député du Rhône, s'exprime ainsi :

L'organisation matérielle du Frioul est tellement défectueuse que je ne crains pas de déclarer qu'elle est une véritable honte pour notre France

civilisée. Que constatons-nous en effet? Je laisse la parole à mon honorable collègue de la Faculté de médecine de Lyon, le Prof' Teissier.

« Le Frioul, établissement d'observation où sont retenus les passagers
susceptibles de tomber malades, puisqu'ils sont censés être en période
d'incubation, n'est nullement agencé pour recevoir des hôtes de ce
genre. La garde en est confiée à un vieux ménage, chargé d'ouvrir, de
de temps à autre, les fenêtres et d'aérer les bâtiments. Mais il n'y a
aucun personnel. C'est la vieille gardienne qui est censée faire les lits.
En réalité, les chambres ne sont jamais faites. J'affirme que, pendant
six jours que nous sommes restés au Frioul, nos chambres n'ont pas été
faites une seule fois. J'ai vu nos co-passagers étrangers porter leurs
malles et cirer leurs bottes. Les lits ne sont pas sortables avec des
matelas plus courts que les sommiers et les draps grossiers qui ne
recouvrent pas le lit. Dans la chambre figure une table assez grande
pour recevoir une petite cuvette. »

J'ai examiné sur place et sans aucune idée préconçue la valeur
de chacune de ces critiques.

Il existe au lazaret du Frioul cinq pavillons destinés au logement
des passagers, dont trois pour la 1re classe contenant ensemble
105 lits, et deux pour les 2e et 3e classes contenant chacun 100 lits.
Les 18 passagers de 1re classe de l'*Oroya* ont été placés dans le
pavillon dit « des services généraux » contenant 24 lits et au rez-
de-chaussée duquel se trouve le restaurant. Les passagers avaient
ainsi la facilité de prendre leurs repas sans sortir.

A l'entretien de chacun des pavillons (et non du lazaret entier,
comme le croit M. Teissier) est affecté un garde secondé par sa
femme. Il y avait donc deux personnes, âgées à la vérité, mais
cependant actives, pour le service des 18 passagers de 1re classe.
Minutieusement interrogés par moi, ces gens m'ont affirmé que
chaque jour ils avaient fait toutes les chambres et tous les lits. La
gardienne, petite arlésienne extrêmement propre, très dégourdie,
s'est montrée émue jusqu'aux larmes lorsque je lui ai lu la déclaration de M. Teissier affirmant que jamais les chambres n'ont été
faites. Elle affirme, elle, qu'elles les a faites chaque jour avec un
soin particulier; que le « pauvre jeune homme » lui a montré comment il désirait que le sien fût fait; qu'elle a eu les meilleurs rapports avec cette famille. Voilà deux affirmations absolument contraires, et il faut choisir entre elles. J'ai tenu à m'assurer que cette
femme sait faire un lit et ai constaté qu'elle s'y prend d'une façon
convenable. J'ai consulté le médecin chef du lazaret, M. le
Dr Galetti, qui était présent à mon enquête et auquel M. Teissier
rend le meilleur témoignage; M. Galetti ne doute pas que la gardienne dise la vérité. Il n'avait reçu aucune plainte au sujet de l'entretien des chambres. Comment supposer que si les chambres
n'avaient pas été faites, les 18 passagers de 1re classe eussent supporté la chose en silence? Ou comment admettre que les gardiens,
auxquels la famille Teissier avait été spécialement recommandée,
qui voyaient les égards exceptionnels dont elle était l'objet et que

justifiaient à la fois la situation personnelle de M. Teissier et la maladie de son fils, eussent manqué pour eux seuls aux devoirs qu'ils accomplissaient chaque jour pour les autres? Un dernier trait paraît décisif. « Quand ils sont partis, nous dit la vieille gardienne, M. et Mme Teissier m'ont bien récompensée. » Ceci témoigne de la générosité de M. Teissier, mais qui croira qu'il ait donné un large pourboire à la femme qui, uniquement chargée de faire les chambres, ne les aurait pas faites une seule fois?

Force est de penser que les souvenirs de M. Teissier, obscurcis par la douleur, ne lui représentent pas, en cette circonstance, les faits dans leur exactitude.

M. Teissier a vu ses co-passagers porter leurs malles et cirer leurs bottes. Il devrait dire : j'ai vu *un* passager porter sa malle et cirer ses bottes. Ainsi réduite, l'allégation de M. Teissier est confirmée par M. le Dr Galetti. Il est vrai qu'un passager anglais, M. M***, a ciré lui-même ses chaussures. M. Galetti s'en est aperçu le dernier jour et lui a exprimé son regret qu'il n'eût pas cru devoir s'adresser pour cela aux gardiens. Au moment du départ, le même passager a porté sa valise du pavillon au bateau sans attendre le garde, mais il l'a fait, a ajouté M. Galetti, « en manière de plaisanterie, affectant même de la mettre sur son épaule ». De ces deux menus faits est-il légitime de tirer les conclusions générales que tire M. Teissier?

Celui-ci déclare encore que les draps ne recouvrent pas les lits. Les lits ont 1 m. 90 de long et 1 mètre de large; les draps, que j'ai mesurés, ont 3 mètres de long sur 2 mètres de large. Il est donc inexact de dire qu'ils ne recouvrent pas le lit. Je reconnais cependant que le confort des voyageurs gagnerait à ce qu'ils fussent un peu plus longs et j'ai recommandé que, lors des futurs achats pour les logements de 1re classe, on achetât des draps d'une longueur de 3 m. 50.

Le mobilier des chambres semble insuffisant à M. Teissier. Le mobilier est uniforme pour toutes les chambres, fixé par un règlement qu'a approuvé le ministre de l'Intérieur. Il est certainement très simple. Peut-être l'est-il trop, surtout pour les passagers de 1re classe.

Je vous proposerai, monsieur le Ministre, de modifier sur ce point le règlement actuel, et d'ajouter au mobilier des chambres de 1re classe une armoire et un lavabo en marbre. Si vous voulez bien approuver ma proposition, l'intervention de M. Teissier aura eu le résultat utile d'attirer l'attention sur ce point et d'avoir ainsi provoqué une amélioration dont profiteront les voyageurs futurs. Ceux-ci, et l'administration elle-même, lui en seront reconnaissants.

Depuis ma visite au Frioul, j'ai visité le lazaret de Poveglia, à Venise, l'un des deux lazarets de l'Italie. J'ai constaté que l'ameublement des chambres de 1re classe est encore plus simplifié que celui des chambres du Frioul.

L'eclairage, continue M. le Prof' Tessier, est inconnu au Frioul. Quant au chauffage, il est impraticable. Par le vent du nord les cheminées refoulent affreusement; il y a donc impossibilité d'allumer du feu. Dans les chambres sans cheminée, ce qui est le cas de notre dortoir à quatre lits, le froid était tel que c'est à peine si nous avons pu obtenir 7° pendant la nuit, même avec deux poêles à pétrole. Et les deux dernières nuits de notre séjour, j'ai dû veiller debout mon enfant dans de telles conditions.

Quant au pauvre malade, son lit était à droite d'une porte fermant sur lui, et, chaque fois qu'on l'ouvrait, il était glacé. Grâce à l'obligeance du D' Galetti, directeur du lazaret, j'ai pu le défendre un peu du froid, les deux derniers jours, en faisant clouer des bourrelets et en disposant une couverture en paravent entre la porte et le lit. Mais chaque coup de mistral remplissait sa chambre de fumée. Il est impossible d'ailleurs, dans des locaux ouverts, de se défendre contre le vent, qui fait battre toutes les portes pendant la nuit et trouble tout repos.

L'éclairage n'est pas inconnu au Frioul puisque les salles du restaurant sont convenablement éclairées au moyen de lampes à pétrole et que chaque chambre est munie d'un chandelier de cuivre, les passagers, d'après le règlement en vigueur, devant se fournir eux-mêmes de bougies, lesquelles leur sont vendues au prix d'un tarif affiché. Mais ce système n'est pas d'accord avec les exigences des habitudes actuelles. J'ai donné des instructions pour que chacune des chambres affectées aux passagers de 1re classe renfermât désormais une lampe à pétrole, sans préjudice des bougies qui seraient fournies aux quarantenaires, à raison d'une bougie pour deux jours.

En ce qui concerne le chauffage, tout le monde sait quelles difficultés il présente à Marseille aux jours de mistral. Sur le rocher du Frioul il souffle parfois avec une violence telle qu'il devient en effet impossible d'entretenir du feu dans certaines pièces. J'ai invité le directeur de la Santé à faire étudier par l'architecte un projet en vue de fixer sur le haut des cheminées des coudes mobiles qui, sous l'impulsion même du vent se placeraient de telle sorte que le tirage ne fût plus contrarié. Mais je ne fonde pas grand espoir sur cet essai et j'ai bien peur que ces coudes soient assez vite emportés par quelque rafale. S'ils résistent, l'eau de la mer n'en altérera-t-elle pas très vite le fonctionnement? Nul n'ignore que l'on se défend malaisément du froid dans le Midi. Heureusement il y est rare. C'est une fatalité bien déplorable qu'il ait été aussi vif et le vent aussi violent pendant que M. Teissier fils était malade au Frioul, mais il est injuste d'en rendre le service sanitaire responsable. Il me paraît, d'après les renseignements que j'ai recueillis, que celui-ci a fait ce qui dépendait de lui pour atténuer le mal.

On avait laissé à M. Teissier le choix de son appartement. La chambre qu'il choisit était une vaste pièce à quatre lits, une des deux (sur 18) qui n'ont pas de cheminée. Pour chauffer ces pièces et celle où la cheminée fonctionnait mal en raison du vent, on fit immédiatement venir de Marseille des poêles à pétrole et, dit M. Teissier, on en mit deux dans sa chambre. On ne pouvait guère faire mieux. Les efforts du personnel pour préserver le malade sont ainsi attestés par M. Teissier lui-même.

Au point de vue de l'alimentation, dit M. Tessier, on est livré à la merci du tenancier du restaurant, qui n'a guère que des conserves défraîchies et des eaux minérales vieillies. (Les plus fraîches datent de la quarantaine du *Sénégal!*) Il n'y a pas d'eau potable; on n'a que de l'eau de citerne, amenée de Marseille le plus souvent. Le restaurateur possède un filtre démodé et suspect. L'administration n'a pas de filtre offrant toute garantie pour le service courant.

J'ai visité avec soin le restaurant, inspectant les armoires et les offices où sont placées les provisions. Il est certain que le restaurant devient insuffisant lorsque le lazaret est occupé par un grand nombre de passagers; cette insuffisance a été spécialement signalée en 1902 à propos de l'affaire du *Sénégal*, et il y aura une importante réforme à faire sur ce point. Mais, pour les 34 quarantenaires de l'*Oroya*, notamment pour les 18 passagers de 1re classe, le restaurant a fonctionné d'une façon convenable.

C'est dans l'après-midi du 10 que leur débarquement fut décidé; à 7 h. 1/4 le dîner était servi. Le restaurateur s'était rendu à Marseille à bord d'un remorqueur mis à sa disposition et en avait ramené un cuisinier et des aides, en même temps qu'il rapportait les provisions nécessaires.

Voici les menus que j'ai retrouvés; les autres étaient à l'avenant, ayant été, comme l'indique le règlement, présentés matin et soir à l'approbation du médecin chef du lazaret.

<table>
<tr><td>

DÉJEUNER DU 11 JANVIER

Hors-d'œuvre variés.
Œufs à la Béchamel.
Navarin à la bourgeoise.
Côtelettes au cresson.
Desserts assortis.

</td><td>

DÉJEUNER DU 14 JANVIER

Hors-d'œuvre variés.
Œufs brouillés aux champignons.
Foie de veau a l'anglaise.
Rosbif aux pommes rissolées.
Desserts assortis.

</td></tr>
<tr><td>

DÉJEUNER DU 15 JANVIER

Hors-d'œuvre variés.
Omelette fines herbes.
Veau sauté aux petits pois.
Gigot de mouton rôti.
Desserts assortis.

</td><td>

DINER DU 15 JANVIER

Consommé de volaille royale.
Volaille gros sel.
Petits pois au jambon.
Longes de mouton rôties.
Soufflé chocolat.
Desserts assortis.

</td></tr>
</table>

Est-il juste d'insinuer, comme le fait M. le Prof^r Teissier, que ses compagnons et lui n'ont été nourris que de conserves défraîchies?

Aucune plainte n'a été élevée contre la nourriture par les autres passagers : j'ai même trouvé sur le livre du restaurateur une appréciation élogieuse de cette nourriture, signée par un passager, M. M***, ce même M. M*** qui cirait ses bottes et portait sa valise.

Quelques-unes des bouteilles d'eaux minérales qui se trouvaient au Frioul dataient de la quarantaine précédente. Qu'y a-t-il là de surprenant? Quand M. Tessier commande de l'eau minérale à ses malades, a-t-il le moyen de s'assurer depuis combien de temps la bouteille est dans les magasins du pharmacien? Il a exprimé le désir d'avoir de l'eau de Pougues-Saint-Léger; on en a immédiatement fait venir de Marseille. Depuis combien de temps était-elle à Marseille? Ni lui, ni nous, ne pouvons le savoir.

Il n'y a pas d'eau potable, dit encore M. Tessier : *on n'a que de l'eau de citerne amenée le plus souvent de Marseille.* Le rocher du Frioul n'offrant ni source, ni rivière, on ne peut en effet y consommer que de l'eau de citerne; cette eau, recueillie sur les toitures des pavillons, n'est pas de qualité mauvaise et jamais, à la connaissance des médecins de la Santé, elle n'a occasionné d'indispositions. Les citernes sont couvertes et munies de pompes. Les passagers n'ont pas bu de l'eau apportée de Marseille, les citernes des pavillons ayant été plus que suffisantes. C'est pour les douches, les bains et le fonctionnement des appareils de désinfection qu'il a été parfois nécessaire de faire venir de l'eau, après épuisement de la citerne de Pomègues : il y a lieu d'espérer que les améliorations récentes apportées à cette citerne rendront désormais inutiles ces achats d'eau. Pas plus que dans les pavillons, l'eau pour les bains n'a fait défaut aux passagers de l'*Oroya.* Le premier jour, 18 personnes se sont baignées; le lendemain 11 bains ont été donnés et le troisième jour le chiffre des demandes n'a pas excédé 6; le froid s'était déjà fait sentir. Les derniers jours de l'isolement, les cabines de bains ont été délaissées, ce qui est naturel, étant donnée la rigueur de la température.

Le filtre du restaurant est d'un modèle très usité à Marseille. Je reconnais cependant qu'il peut prêter à la critique. J'ai donné des ordres pour que des bougies Chamberland lui soient substituées.

Je continue l'énumération des griefs de M. Teissier : *il n'y a ni chaise à porteurs, ni brancards pour transporter un passager ou blessé. On ne peut compter sur aucun serviteur pour rendre quelques services à un passager malade.*

Il est inexact de dire qu'il n'y a pas de brancard au Frioul. Le brancard couvert qui sert au transport des malades aurait été mis à la disposition de M. Teissier si celui-ci avait prévenu M. le Dr Galetti que M. le médecin-inspecteur Viry devait envoyer au Frioul un brancard militaire. Ce brancard militaire n'a pas même été utilisé. Voici dans quels termes M. le D. Galetti, dans un rapport en date du 8 mars 1903, explique le fait : « Si le brancard de l'armée ne fut pas employé, c'est qu'ayant avisé dans le couloir du pavillon une chaise longue que j'appris appartenir à la famille Teissier, je suggérai à M. le Prof. Teissier l'idée de s'en servir aux lieu et place du brancard, sa construction permettant d'y adapter une sorte de petite tente qui protégea efficacement le malade durant son transport du Frioul au bateau et du bateau à la gare. »

Le personnel n'a pas fait défaut plus que le brancard. Il y avait au Frioul 10 préposés ou gardes, sans parler des mariniers de la chaloupe, qui auraient porté le malade du pavillon au bateau, si M. Teissier ne se fût assuré le concours d'infirmiers militaires. Il semble que ce soient les facilités mêmes qui lui ont été données par l'autorité sanitaire qui ont fait supposer à M. Teissier que « l'on ne peut compter au Frioul sur aucun serviteur pour rendre quelques services à un passager malade ».

J'estime néanmoins qu'il serait possible de mettre un terme aux plaintes, justes ou non, des voyageurs, aussi bien à celles qui s'adressent au personnel servant, lequel étant si rarement utilisé est fatalement assez médiocre, qu'à celles qui concernent l'alimentation. Le moyen serait que l'armement continuât pendant la période d'observation à nourrir et à servir ses passagers; ce serait parfaitement juste et mettrait fin à tous les embarras. C'est la solution qui a prévalu en Italie, à ce que m'a déclaré le *Medico-Provencial* de la province de Venise, M. le Dr Guiho-Wolner. C'est celle que j'aurai l'honneur de vous proposer de soumettre à l'examen du Comité consultatif d'hygiène[1]. Ici encore, si vous partagez mon opinion, l'action de M. le Prof. Teissier aura été profitable.

Cette pénurie de ressources, ajoute M. Teissier, concerne le service de première classe. Pour les autres, il n'en faut pas parler : c'est la misère noire. Quant aux émigrés, ils sont entassés dans des hangars ouverts à tous les vents. Il est absolument inhumain cependant d'abriter ainsi de pauvres gens. L'habitude de la misère n'est pas une excuse pour leur infliger un traitement aussi sommaire.

En raison de la rigueur de la température, M. le Directeur de la Santé a fait installer dans le pavillon de la seconde classe les 16 passagers de 3e classe; à l'un d'entre eux, presque sans ressources, on n'a rien réclamé pour sa nourriture. Il n'y avait pas d'émigrants à bord de l'*Oroya*. Ceux qui viennent de Syrie, et que les règlements obligent à subir au Frioul la visite médicale et des mesures de désinfection, disposent à cet effet de locaux spéciaux bien clos et bien chauffés, aménagés dans le grand hangar de Pomègues. En

1. Le Comité consultatif a été en effet saisi de la question par M. le président du Conseil. Il n'en a pas encore délibéré (août 1903).

cas de quarantaine, les passagers de cette catégorie seraient logés dans les hangars de Ratoneau qui sont parfaitement fermés. Sur ce point encore les censures de M. Teissier sont empreintes d'une si forte exagération qu'il est véritablement impossible d'en rien retenir.

J'ai étudié un par un les griefs de M. le Prof. Teissier et montré sur quels points, très limités, il semble juste d'en tenir compte. J'ajoute cette observation générale que, de tous les passagers de l'*Oroya*, il a été le seul à se plaindre.

Plusieurs des autres, en quittant le Frioul, ont témoigné leur satisfaction de la manière dont ils avaient été traités.

En résumé, le lazaret du Frioul présente, à côté d'avantages de premier ordre et auxquels les plus hautes autorités françaises et étrangères ont rendu justice, des défectuosités de détails résultant de son inutilisation habituelle et surtout de l'insuffisance des crédits affectés à son entretien et à son fonctionnement. Ces défectuosités, vivement ressenties par certains passagers que leur détention forcée rend plus irritables, entretiennent au sujet de nos lazarets cette opinion erronée que le service sanitaire français est inférieur à sa tâche. Les faits protestent contre une telle insinuation. Depuis 1896 la peste sévit aux Indes; elle s'est répandue dans les cinq parties du monde; le Portugal, l'Italie, l'Angleterre, pays voisins du nôtre, ont été atteints par cette affection; dans la seule année 1901, 16 navires infectés se sont présentés au Frioul et ont débarqué au lazaret 27 pesteux. Le service de la Santé a jusqu'ici réussi à arrêter la maladie aux portes de Marseille, et cette grande ville, non plus que le reste du territoire français, n'a eu à en souffrir ni dans son état sanitaire ni dans son commerce. Après tout, comme le faisait remarquer un journal de Marseille, *le Petit Provençal*, en annonçant l'enquête dont vous m'aviez chargé, c'est là ce qui importe à la population de Marseille comme à celle de la France. Au regard de ce résultat, dont le service de la Santé peut à bon droit se montrer fier, les incommodités d'installation apparaissent comme d'importance secondaire. Votre administration, Monsieur le Président, n'en est pas moins désireuse de poursuivre l'amélioration de l'état de choses actuel, et elle le fera dans la mesure où le Parlement croira devoir lui en fournir les moyens.

Veuillez agréer, Monsieur le Président, l'assurance de mon respectueux dévouement.

Le conseiller d'État, directeur
de l'assistance et de l'hygiène publiques,
HENRI MONOD.

ANNEXE VII

LOI DU 15 FÉVRIER 1902

RELATIVE A LA PROTECTION DE LA SANTÉ PUBLIQUE

Le Sénat et la Chambre des députés ont adopté,

Le Président de la République promulgue la loi dont la teneur suit :

TITRE I. — DES MESURES SANITAIRES GÉNÉRALES

CHAPITRE I. — MESURES SANITAIRES GÉNÉRALES.

Article premier. — Dans toute commune, le maire est tenu, afin de protéger la santé publique, de déterminer, après avis du conseil municipal et sous forme d'arrêtés municipaux portant règlement sanitaire :

1° Les précautions à prendre, en exécution de l'article 97 de la loi du 5 avril 1884[2], pour prévenir ou faire cesser les maladies transmissibles visées à l'article 4 de la présente loi, spécialement les mesures de désinfection ou même de destruction des objets à l'usage des malades ou qui ont été souillés par eux, et généralement des objets quelconques pouvant servir de véhicule à la contagion;

2° Les prescriptions destinées à assurer la salubrité des maisons

1. Promulguée au *Journal offic'el* du 19 février 1902.

2.   Loi du 5 avril 1884 sur l'organisation municipale.

. . . .

Art. 97. — La police municipale a pour objet d'assurer le bon ordre, la sûreté et la salubrité publiques.

Elle comprend notamment :

. . . .

6° Le soin de prévenir, par des précautions convenables, et celui de faire cesser, par la distribution des secours nécessaires, les accidents et les fléaux calamiteux, tels que les incendies, les inondations, les maladies épidémiques ou contagieuses, les épizooties, en provoquant, s'il y a lieu, l'intervention de l'administration supérieure.

et de leurs dépendances, des voies privées, closes ou non à leurs extrémités, des logements loués en garni et des autres agglomérations, quelle qu'en soit la nature, notamment les prescriptions relatives à l'alimentation en eau potable ou à l'évacuation des matières usées.

ART. 2. — Les règlements sanitaires communaux ne font pas obstacle aux droits conférés au préfet par l'article 99 de la loi du 5 avril 1884[1].

Ils sont approuvés par le préfet, après avis du conseil départemental d'hygiène. Si, dans le délai d'un an à partir de la promulgation de la présente loi, une commune n'a pas de règlement sanitaire, il lui en sera imposé un, d'office, par un arrêté du préfet, le conseil départemental d'hygiène entendu.

Dans le cas où plusieurs communes auraient fait connaître leur volonté de s'associer, conformément à la loi du 22 mars 1890[2], pour

---

1.   LOI DU 5 AVRIL 1884.

ART. 99. — Les pouvoirs qui appartiennent au maire, en vertu de l'article 91, ne font pas obstacle au droit du préfet de prendre, pour toutes les communes du département ou plusieurs d'entre elles, et dans tous les cas où il n'y aurait pas été pourvu par les autorités municipales, toutes mesures relatives au maintien de la salubrité, de la sûreté et de la tranquillité publiques.

Ce droit ne pourra être exercé par le préfet à l'égard d'une seule commune qu'après une mise en demeure au maire restée ins résultat.

2.   LOI DU 22 MARS 1890 SUR LES SYNDICATS DE COMMUNES.

ARTICLE UNIQUE. — Il est ajouté à la loi du 5 avril 1884 un titre ainsi conçu :

TITRE VIII. — DES SYNDICATS DE COMMUNES

ART. 169. — Lorsque les conseils municipaux de deux ou de plusieurs communes d'un même département ou de départements limitrophes ont fait connaître, par des délibérations concordantes, leur volonté d'associer les communes qu'ils représentent en vue d'une œuvre d'utilité intercommunale et qu'ils ont décidé de consacrer à cette œuvre des ressources suffisantes, les délibérations prises sont transmises par le préfet au ministre de l'Intérieur, et, s'il y a lieu, un décret rendu en Conseil d'État autorise la création de l'association, qui prend le nom de syndicats de communes.

D'autres communes que celles primitivement associées peuvent être admises, avec le consentement de celles-ci, à faire partie de l'association. Les délibérations prises à cet effet par les conseils municipaux de ces communes et des communes déjà syndiquées sont approuvées par décret simple.

ART. 170. — Les syndicats de communes sont des établissements publics investis de la personnalité civile.

Les lois et règlements concernant la tutelle des communes leur sont applicables.

Dans le cas où les communes syndiquées font partie de plusieurs dépar-

l'exécution des mesures sanitaires, elles pourront adopter les mêmes règlements, qui leur seront rendus applicables suivant les formes prévues par ladite loi.

ART. 3. — En cas d'urgence, c'est-à-dire en cas d'épidémie ou d'un autre danger imminent pour la santé publique, le préfet peut ordonner l'exécution immédiate, tous droits réservés, des mesures prescrites par les règlements sanitaires prévus par l'article premier. L'urgence doit être constatée par un arrêté du maire, et, à son défaut, par un arrêté du préfet, que cet arrêté spécial s'applique à une ou plusieurs personnes ou qu'il s'applique à tous les habitants de la commune.

ART. 4. — La liste des maladies auxquelles sont applicables les

tements, le syndicat ressortit à la préfecture du département auquel appartient la commune siège de l'association.

ART. 171. — Le syndicat est administré par un comité.

. . . .

ART. 172. — La commune siège du syndicat est fixée par le décret d'institution, sur la proposition des communes syndiquées.

Les règles de la comptabilité des communes s'appliquent à la comptabilité des syndicats.

. . . .

ART. 177. — Le budget du syndicat pourvoit aux dépenses de création et d'entretien des établissements ou services pour lesquels le syndicat est constitué.

Les recettes de ce budget comprennent :

1° La contribution des communes associées. Cette contribution est obligatoire pour lesdites communes pendant la durée de l'association et dans la limite des nécessités du service telle que les délibérations initiales des conseils municipaux l'ont déterminée. Les communes associées pourront affecter à cette dépense leurs ressources ordinaires ou extraordinaires disponibles. Elles sont, en outre, autorisées à voter, à cet effet, cinq centimes spéciaux ;

2° Le revenu des biens, meubles ou immeubles, de l'association ;

3° Les sommes qu'elle reçoit des administrations publiques, des associations, des particuliers, en échange d'un service rendu ;

4° Les subventions de l'État, du département et des communes ;

5° Les produits des dons ou legs.

Copie de ce budget et des comptes du syndicat sera adressée chaque année aux conseils municipaux des communes syndiquées.

Les conseillers municipaux de ces communes pourront prendre communication des procès-verbaux des délibérations du comité et de la commission de surveillance.

ART. 178. — Le syndicat peut organiser des services intercommunaux autres que ceux prévus au décret d'institution, lorsque les conseils municipaux des communes associées se sont mis d'accord pour ajouter ces services aux objets de l'association primitive. L'extension des attributions du syndicat doit être autorisée par décret rendu dans la même forme que le décret d'institution.

. . . .

ART. 179. — Le syndicat est formé soit à perpétuité, soit pour une durée déterminée par le décret d'institution.

. . . .

dispositions de la présente loi sera dressée, dans les six mois qui en suivront la promulgation, par un décret du Président de la République, rendu sur le rapport du ministre de l'Intérieur, après avis de l'Académie de médecine et du Comité consulatif d'hygiène publique de France. Elle pourra être revisée dans la même forme.

ART. 5. — La déclaration à l'autorité publique de tout cas de l'une des maladies visées à l'article 4 est obligatoire pour tout docteur en médecine, officier de santé ou sage-femme qui en constate l'existence. Un arrêté du ministre de l'Intérieur, après un avis de l'Académie de médecine et du Comité consultatif d'hygiène publique de France, fixe le mode de la déclaration.

ART. 6. — La vaccination antivariolique est obligatoire au cours de la première année de la vie, ainsi que la revaccination au cours de la onzième et de la vingt et unième année.

Les parents ou tuteurs sont tenus personnellement de l'exécution de ladite mesure.

Un règlement d'administration publique, rendu après avis de l'Académie de médecine et du Comité consulatif d'hygiène publique de France, fixera les mesures nécessitées par l'application du présent article.

ART. 7. — La désinfection est obligatoire pour tous les cas des maladies prévues à l'article 4; les procédés de désinfection devront être approuvés par le ministre de l'Intérieur, après avis du Comité consultatif d'hygiène publique de France.

Les mesures de désinfection sont mises à exécution, dans les villes de 20 000 habitants et au-dessus, par les soins de l'autorité municipale, suivant des arrêtés du maire, approuvés par le préfet, et, dans les communes de moins de 20 000 habitants, par les soins d'un service départemental.

Les dispositions de la loi du 21 juillet 1856 et des décrets et arrêtés ultérieurs, pris conformément aux dispositions de la dite loi, sont applicables aux appareils de désinfection.

Un règlement d'administration publique, rendu après avis du Comité consultatif d'hygiène publique de France, déterminera les conditions que ces appareils doivent remplir au point de vue de l'efficacité des opérations à y effectuer.

ART. 8. — Lorsqu'une épidémie menace tout ou partie du territoire de la République ou s'y développe, et que les moyens de défense locaux sont reconnus insuffisants, un décret du Président de la République détermine, après avis du Comité consultatif d'hygiène publique de France, les mesures propres à empêcher la propagation de cette épidémie.

Il règle les attributions, la composition et le ressort des autorités et administrations chargées de l'exécution de ces mesures, et leur délègue, pour un temps déterminé, le pouvoir de les exécuter. Les frais d'exécution de ces mesures, en personnel et en matériel, sont à la charge de l'État.

Les décrets et actes administratifs qui prescrivent l'application de ces mesures sont exécutoires dans les vingt-quatre heures, à partir de leur publication au *Journal officiel*.

ART. 9. — Lorsque pendant trois années consécutives le nombre des décès dans une commune a dépassé le chiffre de la mortalité moyenne de la France, le préfet est tenu de charger le conseil départemental d'hygiène de procéder, soit par lui-même, soit par la commission sanitaire de la circonscription, à une enquête sur les conditions sanitaires de la commune.

Si cette enquête établit que l'état sanitaire de la commune nécessite des travaux d'assainissement, notamment qu'elle n'est pas pourvue d'eau potable de bonne qualité en quantité suffisante, ou bien que les eaux usées y restent stagnantes, le préfet, après une mise en demeure à la commune non suivie d'effet, invite le conseil départemental d'hygiène à délibérer sur l'utilité et la nature des travaux jugés nécessaires. Le maire est mis en demeure de présenter ses observations devant le conseil départemental d'hygiène.

En cas d'avis du conseil départemental d'hygiène contraire à l'exécution des travaux ou de réclamation de la part de la commune, le préfet transmet la délibération du conseil au ministre de l'Intérieur, qui, s'il le juge à propos, soumet la question au Comité consultatif d'hygiène publique de France. Celui-ci procède à une enquête dont les résultats sont affichés dans la commune.

Sur les avis du conseil départemental d'hygiène et du Comité consultatif d'hygiène publique, le préfet met la commune en demeure de dresser le projet et de procéder aux travaux.

Si, dans le mois qui suit cette mise en demeure, le conseil municipal ne s'est pas engagé à y déférer, ou si, dans trois mois, il n'a pris aucune mesure en vue de l'exécution des travaux, un décret du Président de la République, rendu en Conseil d'État, ordonne ces travaux, dont il détermine les conditions d'exécution. La dépense ne pourra être mise à la charge de la commune que par une loi.

Le Conseil général statue, dans les conditions prévues par l'article 46 de la loi du 10 août 1871 [1], sur la participation du département aux dépenses des travaux ci-dessus spécifiés.

ART. 10. — Le décret déclarant d'utilité publique le captage d'une

____

1. C'est-à-dire que cet objet est un de ceux sur lesquels le conseil général statue définitivement. « Les délibérations par lesquelles le conseil général statue définitivement sont exécutoires si, dans le délai de vingt jours à partir de la clôture de la session, le préfet n'en a pas demandé l'annulation pour excès de pouvoir ou pour violation d'une disposition de la loi ou d'un règlement d'administration publique » (Art. 47 de la loi du 10 août 1871).

source pour le service d'une commune déterminera, s'il y a lieu, en même temps que les terrains à acquérir en pleine propriété, un périmètre de protection contre la pollution de la dite source. Il est interdit d'épandre sur les terrains compris dans ce périmètre des engrais humains et d'y forer des puits sans l'autorisation du préfet. L'indemnité qui pourra être due au propriétaire de ces terrains sera déterminée suivant les formes de la loi du 3 mais 1841 sur l'expropriation pour cause d'utilité publique, comme pour les héritages acquis en pleine propriété.

Ces dispositions sont applicables aux puits ou galeries fournissant de l'eau potable empruntée à une nappe souterraine.

Le droit à l'usage d'une source d'eau potable implique, pour la commune qui le possède, le droit de curer cette source, de la couvrir et de la garantir contre toutes les causes de pollution, mais non celui d'en dévier le cours par des tuyaux ou rigoles. Un règlement d'administration publique déterminera, s'il y a lieu, les conditions dans lesquelles le droit à l'usage pourra s'exercer.

L'acquisition de tout ou partie d'une source d'eau potable par la commune dans laquelle elle est située peut être déclarée d'utilité publique par arrêté préfectoral, quand le débit à acquérir ne dépasse pas deux litres par seconde.

Cet arrêté est pris sur la demande du conseil municipal et l'avis du conseil d'hygiène du département. Il doit être précédé de l'enquête prévue par l'ordonnance du 23 août 1835. L'indemnité d'expropriation est réglée dans les formes prescrites par l'article 16 de la loi du 21 mai 1836 [1].

CHAPITRE II. — MESURES SANITAIRES RELATIVES AUX IMMEUBLES

ART. 11. — Dans les agglomérations de 20 000 habitants et au-dessus aucune habitation ne peut être construite sans un permis du maire constatant que, dans le projet qui lui a été soumis, les conditions de salubrité prescrites par le règlement sanitaire, prévu à l'article 1er, sont observées.

A défaut par le maire de statuer dans le délai de vingt jours, à partir du dépôt à la mairie de la demande de construire, dont il sera délivré récépissé, le propriétaire pourra se considérer comme autorisé à commencer les travaux.

L'autorisation de construire peut être donnée par le préfet en cas de refus du maire.

Si l'autorisation n'a pas été demandée ou si les prescriptions du règlement sanitaire n'ont pas été observées, il est dressé procès-verbal. En cas d'inexécution de ces prescriptions, il est procédé conformément aux dispositions de l'article suivant.

---

1. Il s'agit ici des formes très simplifiées adoptées en matière vicinale.

Art. 12. — Lorsqu'un immeuble, bâti ou non, attenant ou non à la voie publique, est dangereux pour la santé des occupants ou des voisins, le maire ou, à son défaut, le préfet, invite la commission sanitaire prévue par l'article 20 de la présente loi à donner son avis :

1° Sur l'utilité et la nature des travaux;

2° Sur l'interdiction d'habitation de tout ou partie de l'immeuble jusqu'à ce que les conditions d'insalubrité aient disparu.

Le rapport du maire est déposé au secrétariat de la mairie à la disposition des intéressés.

Les propriétaires, usufruitiers ou usagers sont avisés, au moins quinze jours d'avance, à la diligence du maire et par lettre recommandée, de la réunion de la commission sanitaire, et ils produisent, dans ce délai, leurs observations.

Ils doivent, s'ils en font la demande, être entendus par la commission, en personne ou par mandataire, et ils sont appelés aux visites et constatations de lieux.

En cas d'avis contraire aux propositions du maire, cet avis est transmis au préfet, qui saisit, s'il y a lieu, le conseil départemental d'hygiène.

Le préfet avise les intéressés, quinze jours au moins d'avance, par lettre recommandée, de la réunion du conseil départemental d'hygiène et les invite à produire leurs observations dans ce délai. Ils peuvent prendre communication de l'avis de la commission sanitaire, déposé à la préfecture, et se présenter, en personne ou par mandataire, devant le conseil; ils sont appelés aux visites et constatations de lieux.

L'avis de la commission sanitaire ou celui du conseil d'hygiène fixe le délai dans lequel les travaux doivent être exécutés ou dans lequel l'immeuble cessera d'être habité en totalité ou en partie. Ce délai ne commence à courir qu'à partir de l'expiration du délai de recours ouvert aux intéressés par l'article 13 ci après ou de la notification de la décision définitive intervenue sur le recours.

Dans le cas où l'avis de la commission n'a pas été contesté par le maire, ou, s'il a été contesté, après notification par le préfet de l'avis du conseil départemental d'hygiène, le maire prend un arrêté ordonnant les travaux nécessaires ou portant interdiction d'habiter, et il met le propriétaire en demeure de s'y conformer dans le délai fixé.

L'arrêté portant interdiction d'habiter devra être revêtu de l'approbation du préfet.

Art. 13. — Un recours est ouvert aux intéressés contre l'arrêté du maire devant le conseil de préfecture, dans le délai d'un mois à dater de la notification de l'arrêté. Ce recours est suspensif.

Art. 14. — A défaut de recours contre l'arrêté du maire ou si l'arrêté a été maintenu, les intéressés qui n'ont pas exécuté, dans le délai imparti, les travaux jugés nécessaires, sont traduits devant le tribunal de simple police, qui autorise le maire à faire exécuter les travaux d'office, à leurs frais, sans préjudice de l'application de l'article 471, § 15, du Code pénal [1].

En cas d'interdiction d'habitation, s'il n'y a pas été fait droit, les intéressés sont passibles d'une amende de 16 francs à 500 francs et traduits devant le tribunal correctionnel, qui autorise le maire à faire expulser, à leurs frais, les occupants de l'immu

ART. 15. — La dépense résultant de l'exécution des travaux est garantie par un privilège sur les revenus de l'immeuble, qui prend rang après les privilèges énoncés aux articles 2101 et 2103 du Code civil.

ART. 16. — Toutes ouvertures pratiquées pour l'exécution des mesures d'assainissement, prescrites en vertu de la présente loi, sont exemptes de la contribution des portes et fenêtres pendant cinq années consécutives, à partir de l'achèvement des travaux.

ART. 17. — Lorsque, par suite de l'exécution de la présente loi, il y aura lieu à la résiliation des baux, cette résiliation n'emportera, en faveur des locataires, aucuns dommages et intérêts.

ART. 18. — Lorsque l'insalubrité est le résultat de causes extérieures et permanentes, ou lorsque les causes d'insalubrité ne peuvent être détruites que par des travaux d'ensemble, la commune peut acquérir, suivant les formes et après l'accomplissement des formalités prescrites par la loi du 3 mai 1841, la totalité des propriétés comprises dans le périmètre des travaux.

Les portions de ces propriétés qui, après assainissement opéré, resteraient en dehors des alignements arrêtés par les nouvelles constructions, pourront être revendues aux enchères publiques, sans que les anciens propriétaires ou leurs ayants droit puissent demander l'application des articles 60 et 61 de la loi du 3 mai 1841, si les parties restantes ne sont pas d'une étendue ou d'une forme qui permette d'y élever des constructions salubres.

TITRE II. — DE L'ADMINISTRATION SANITAIRE

ART. 19. — Si le préfet, pour assurer l'exécution de la présente loi, estime qu'il y a lieu d'organiser un service de contrôle et

---

1. Code pénal. ART. 471. — Seront punis d'amende, depuis 1 franc jusqu'à 5 francs inclusivement :

1° . . . .

15° Ceux qui auront contrevenu aux règlements légalement faits par l'autorité administrative, et ceux qui ne se seront pas conformés aux règlements ou arrêtés publiés par l'autorité municipale, en vertu des articles 3 et 4, titre XI, de la loi du 16-24 août 1790, et de l'article 46, titre I", de la loi du 19-22 juillet 1791.

. . . .

d'inspection, il ne peut y être procédé qu'en suite d'une délibération du Conseil général réglementant les détails et le budget du service.

Dans les villes de 20 000 habitants et au-dessus et dans les communes d'au moins 2 000 habitants, qui sont le siège d'un établissement thermal, il sera institué, sous le nom de bureau d'hygiène, un service municipal chargé, sous l'autorité du maire, de l'application des dispositions de la présente loi.

Art. 20. — Dans chaque département, le Conseil général, après avis du conseil d'hygiène départemental, délibère, dans les conditions prévues par l'article 48, § 5, de la loi du 10 août 1871, sur l'organisation du service de l'hygiène publique dans le département, notamment sur la division du département en circonscriptions sanitaires et pourvues chacune d'une commission sanitaire, sur la composition, le mode de fonctionnement, la publication des travaux et les dépenses du conseil départemental et des commissions sanitaires.

A défaut par le Conseil général de statuer, il y sera pourvu par un décret en forme de règlement d'administration publique.

Le conseil d'hygiène départemental se composera de dix membres au moins et de quinze au plus. Il comprendra nécessairement deux conseillers généraux, élus par leurs collègues, trois médecins, dont un de l'armée de terre ou de mer, un pharmacien, l'ingénieur en chef, un architecte et un vétérinaire.

Le préfet présidera le conseil, qui nommera dans son sein, pour deux ans, un vice-président et un secrétaire chargé de rédiger les délibérations du conseil.

Chaque commission sanitaire de circonscription sera composée de cinq membres au moins et de sept au plus, pris dans la circonscription. Elle comprendra nécessairement un conseiller général, élu par ses collègues, un médecin, un architecte ou tout autre homme de l'art et un vétérinaire.

Le sous-préfet présidera la commission, qui nommera dans son sein, pour deux ans, un vice-président et un secrétaire chargé de rédiger les délibérations de la commission.

Les membres des conseils d'hygiène et ceux des commissions sanitaires, à l'exception des conseillers généraux qui sont élus par leurs collègues, sont nommés par le préfet pour quatre ans et renouvelés par moitié tous les deux ans; les membres sortants peuvent être renommés.

Les conseils départementaux d'hygiène et les commissions sanitaires ne peuvent donner leur avis sur les objets qui leur sont soumis en vertu de la présente loi que si les deux tiers au moins de leurs membres sont présents. Ils peuvent recourir à toutes mesures d'instruction qu'ils jugent convenables.

Art. 21. — Les conseils d'hygiène départementaux et les commissions sanitaires doivent être consultés sur les objets énumérés à l'article 9 du décret du 18 décembre 1848 [1], sur l'alimentation en eau potable des agglomérations, sur la statistique démographique et la géographie médicale, sur les règlements sanitaires communaux et généralement sur toutes les questions intéressant la santé publique, dans les limites de leurs circonscriptions respectives.

ART. 22 (Loi du 7 avril 1903 [2]). — Le préfet de la Seine a dans ses attributions, à Paris :

1° Tout ce qui concerne la salubrité des habitations et de leurs dépendances, sauf celle des logements loués en garni ;

2° La salubrité des voies privées closes ou non à leurs extrémités ;

3° Le captage et la distribution des eaux ;

4° La désinfection, la vaccination et le transport des malades.

1. ARRÊTÉ DU PRÉSIDENT DU CONSEIL DES MINISTRES, CHARGÉ DU POUVOIR EXÉCUTIF, DU 18 DÉCEMBRE 1848, SUR L'ORGANISATION DES CONSEILS D'HYGIÈNE PUBLIQUE ET DE SALUBRITÉ.

. . . .

ART. 9. — Les conseils d'hygiène d'arrondissement sont chargés de l'examen des questions relatives à l'hygiène publique de l'arrondissement, qui leur seront renvoyées par le préfet ou le sous-préfet. Ils peuvent être spécialement consultés sur les objets suivants :

1° L'assainissement des localités et des habitations ;

2° Les mesures à prendre pour prévenir et combattre les maladies endémiques, épidémiques et transmissibles ;

3° Les épizooties et les maladies des animaux ;

4° La propagation de la vaccine ;

5° L'organisation et la distribution des secours médicaux aux malades indigents ;

6° Les moyens d'améliorer les conditions sanitaires des populations industrielles et agricoles ;

7° La salubrité des ateliers, écoles, hôpitaux, maisons d'aliénés, établissements de bienfaisance, casernes, arsenaux, prisons, dépôts de mendicité, asiles, etc. ;

8° Les questions relatives aux enfants trouvés ;

9° La qualité des aliments, boissons, condiments et médicaments livrés au commerce ;

10° L'amélioration des établissements d'eaux minérales appartenant à l'État, aux départements, aux communes et aux particuliers, et les moyens d'en rendre l'usage accessible aux malades pauvres ;

11° Les demandes en autorisation, translation ou révocation des établissements dangereux, insalubres ou incommodes ;

12° Les grands travaux d'utilité publique, constructions d'édifices, écoles, prisons, casernes, ports, canaux, réservoirs, fontaines, halles: établissement des marchés, routoirs, égouts, cimetières; la voirie, etc., sous le rapport de l'hygiène publique.

2. LOI DU 7 AVRIL 1903 (promulguée au *Journal officiel* du 9 avril). — Article unique : « Les articles 22, 23 et 24 de la loi du 15 février 1902 sont modifiés ainsi qu'il suit : » Les nouveaux articles sont substitués dans le texte ci-dessus à ceux qui figuraient dans la loi du 15 février 1902.

Pour la désinfection et le transport des malades, il donnera suite aux demandes qui lui seraient adressées par le préfet de police.

Il nomme une commission des logements insalubres, composée de trente membres, dont quinze sur la désignation du conseil municipal de Paris. La durée de leur mandat est de six ans avec renouvellement par tiers tous les deux ans. A chacun de ces renouvellements, le préfet nomme dix membres, dont cinq sur la désignation du conseil municipal.

Cette commission exerce, pour toute l'étendue de la ville de Paris et dans les limites des attributions conférées au préfet de la Seine, les pouvoirs donnés aux commissions sanitaires de la circonscription par la présente loi; elle est présidée par le préfet de la Seine ou son délégué.

ART. 23 (Loi du 7 avril 1903). — Le préfet de police a dans ses attributions à Paris :

1° La surveillance au point de vue sanitaire des logements loués en garni;

2° Les précautions à prendre pour prévenir ou faire cesser les maladies transmissibles visées par l'article 4 de la loi, spécialement la réception des déclarations;

3° Les contraventions relatives à l'obligation de la vaccination et de la revaccination.

Il continuera à assurer la protection des enfants du premier âge, la police sanitaire des animaux, la police de la médecine et de la pharmacie, l'application des lois et règlements concernant la vente et la mise en vente de denrées alimentaires falsifiées ou corrompues, le fonctionnement du laboratoire municipal de chimie, la réglementation des établissements classés comme dangereux, insalubres ou incommodes, tant à Paris que dans les communes du département de la Seine.

ART. 24 (Loi du 7 avril 1903). — Le préfet de la Seine et le préfet de police sont assistés, chacun dans la limite de ses attributions sanitaires et sous sa présidence, par le conseil d'hygiène publique et de salubrité de la Seine, dont la composition est fixée comme il suit :

Le préfet de la Seine et le préfet de police, présidents.

Deux vice-présidents, pris en dehors des membres de droit, nommés annuellement sur la présentation du conseil d'hygiène, et deux secrétaires administratifs;

Dix-neuf membres à raison de leurs fonctions : le doyen, le professeur d'hygiène et le professeur de médecine légale de la Faculté de médecine de Paris; le directeur de l'École supérieure de pharmacie de Paris; le président du Comité technique de santé des armées, le directeur du service de santé du gouvernement militaire de Paris; le secrétaire général de la préfecture de la Seine; l'inspecteur général de l'assainissement et de la salubrité de l'habitation chargé des services techniques du bureau d'hygiène de la ville de Paris; le directeur ¹⁻ᵉ affaires départementales; le directeur administratif des services municipaux d'architecture; l'ingénieur en chef du service des eaux et de l'assainissement; l'ingénieur en chef des ponts et chaussées chargé du service ordinaire du département; le secrétaire général de la préfecture de police; l'ingénieur en chef des mines chargé du service des appareils à vapeur de la Seine; le chef de la 2ᵉ division de la préfecture de police; l'architecte en chef de la préfecture de police; le chef du service vétérinaire de la Seine; le chef du bureau de l'hygiène de la préfecture de police; l'inspecteur divisionnaire du travail;

Vingt-quatre membres titulaires nommés par le ministre de l'Intérieur, sur la présentation du conseil d'hygiène;

Trois membres du Conseil général de la Seine et trois membres du Conseil municipal de Paris élus par leurs collègues;

Six membres choisis par le ministre de l'Intérieur, soit parmi les représentants de la Seine dans les différentes assemblées électives, soit parmi les personnes qualifiées par leur compétence.

Le conseil d'hygiène et de salubrité de la Seine remplira les attributions données aux conseils départementaux d'hygiène par la présente loi.

Les commissions d'hygiène des arrondissements de Paris continueront à exercer leurs fonctions sous l'autorité et dans les limites des attributions conférées par la présente loi au préfet de police.

Les conseils ou commissions d'hygiène, dans le département de la Seine, en dehors de Paris, exercent les pouvoirs donnés aux commissions sanitaires de circonscription par la présente loi, sous l'autorité soit du préfet de la Seine, soit du préfet de police, suivant qu'elles ont à traiter d'affaires ressortissant à l'une ou à l'autre de leurs administrations.

Les maires des communes, autres que Paris, exercent les attributions sanitaires sous l'autorité soit du préfet de la Seine, soit du préfet de police, suivant les distinctions faites dans les deux articles précédents.

Le préfet de police continuera à appliquer dans les communes du département de la Seine, autres que Paris, les attributions de police sanitaire dont il est actuellement investi.

ART. 25. — Le Comité consultatif d'hygiène publique de France délibère sur toutes les questions intéressant l'hygiène publique, l'exercice de la médecine et de la pharmacie, les conditions d'exploitation ou de vente des eaux minérales, sur lesquelles il est consulté par le Gouvernement.

Il est nécessairement consulté sur les travaux publics d'assainissement ou d'amenée d'eau d'alimentation des villes de plus de 5 000 habitants et sur le classement des établissements insalubres, dangereux ou incommodes.

Il est spécialement chargé du contrôle de la surveillance des eaux captées en dehors des limites de leur département respectif, pour l'alimentation des villes.

Le Comité consultatif d'hygiène publique de France est composé de quarante-cinq membres :

Sont membres de droit : le directeur de l'assistance et de l'hygiène publiques au ministère de l'Intérieur; l'inspecteur général des services sanitaires; l'inspecteur général adjoint des services sanitaires; l'architecte inspecteur des services sanitaires; le directeur de l'administration départementale et communale au ministère de l'Intérieur; le directeur des consulats et des affaires commerciales au ministère des Affaires étrangères; le directeur général des douanes; le directeur des chemins de fer au ministère des Travaux publics; le directeur du travail au ministère du Commerce, des Postes et des Télégraphes; le directeur de l'enseignement primaire au ministère de l'Instruction publique; le président du Comité technique de santé de l'armée; le directeur du service de santé de l'armée; le président du Conseil supérieur de santé de la marine; le président du Conseil supérieur de santé au ministère des Colonies; le directeur des domaines au ministère des Finances; le doyen de la Faculté de médecine de Paris; le directeur de l'École de pharmacie de Paris; le président de la Chambre de commerce de Paris; le directeur de l'administration générale de l'assistance publique à Paris; le vice-président du conseil d'hygiène et de salubrité du département de la Seine; l'inspecteur général du service d'assainissement de l'habitation de la préfecture de la Seine; le vice-président du conseil de surveillance de l'assistance publique de Paris; l'inspecteur général des écoles vétérinaires; le directeur de la carte géologique de France.

Six membres seront nommés par le ministre sur une liste triple de présentation dressée par l'Académie des sciences, l'Académie de médecine, le Conseil d'État, la Cour de cassation, le Conseil supérieur du travail, le Conseil supérieur de l'assistance publique de France.

Quinze membres seront désignés par le ministre parmi les médecins, hygiénistes, ingénieurs, chimistes, légistes, etc.

Un décret d'administration publique réglementera le fonctionnement du Comité consultatif d'hygiène publique en France, la nomination des auditeurs et la constitution d'une section permanente.

TITRE III. — DÉPENSES

ART. 26. — Les dépenses rendues nécessaires par la présente loi, notamment celles causées par la destruction des objets mobiliers, sont obligatoires. En cas de contestation sur leur nécessité, il est statué par décret rendu en Conseil d'État.

Ces dépenses seront réparties entre les communes, les départements et l'État, suivant les règles fixées par les articles 27, 28 et 29 de la loi du 15 juillet 1893[1].

Toutefois, les dépenses d'organisation du service de la désinfection dans les villes de 20 000 habitants et au-dessus sont supportées par les villes et par l'État, dans les proportions établies au barème du tableau A annexé à la loi du 15 juillet 1893. Les dépenses d'organisation du service départemental de la désinfection sont supportées par les départements et par l'État, dans les proportions établies au barème du tableau B.

Des taxes seront établies par un règlement d'administration publique pour le remboursement des dépenses relatives à ce service.

A défaut par les villes et les départements d'organiser les services de la désinfection et les bureaux d'hygiène et d'en assurer le fonctionnement dans l'année qui suivra la mise à exécution de la présente loi, il y sera pourvu par des décrets en forme de règlements d'administration publique.

TITRE IV. — PÉNALITÉ

ART. 27. — Sera puni des peines portées à l'article 471 du Code pénal[2] quiconque, en dehors des cas prévus par l'article 21 de la loi du 30 novembre 1892[3], aura commis une contravention aux prescriptions des règlements sanitaires prévus aux articles 1 et 2, ainsi qu'à celles des articles 5, 6, 7, 8 et 14.

Celui qui aura construit une habitation sans le permis du maire sera puni d'une amende de 16 à 500 francs.

ART. 28. — Quiconque, par négligence ou incurie, dégradera des ouvrages publics ou communaux destinés à recevoir ou à conduire des eaux d'alimentation; quiconque, par négligence ou incurie, laissera introduire des matières excrémentitielles, ou toute autre matière susceptible de nuire à la salubrité, dans l'eau des sources, des fontaines, des puits, citernes, conduites, aqueducs, réservoirs

---

1. Voir le texte de ces articles et les barèmes annexés à la loi du 15 juillet 1893, Annexe XVII, B.

. . . .

2 Voir ci-dessus, sous l'article 14.

3. LOI DU 30 NOVEMBRE 1892 SUR L'EXERCICE DE LA MÉDECINE.

. . . .

ART. 21. — Le docteur en médecine ou l'officier de santé qui n'aurait pas fait la déclaration prescrite par l'article 15 sera puni d'une amende de 50 à 200 francs.

d'eau servant à l'alimentation publique, sera puni des peines portées aux articles 479 et 480 du Code pénal [1].

Est interdit, sous les mêmes peines, l'abandon de cadavres d'animaux, de débris de boucherie, fumier, matières fécales et, en général, de résidus animaux putrescibles dans les failles, gouffres, bétoires ou excavations de toute nature autres que les fosses nécessaires au fonctionnement d'établissements classés.

Tout acte volontaire de même nature sera puni des peines portées à l'article 257 du Code pénal [2].

Art. 29. — Seront punis d'une amende de 100 francs à 500 francs et, en cas de récidive, de 500 francs à 1000 francs, tous ceux qui auront mis obstacle à l'accomplissement des devoirs des maires et des membres délégués des commissions sanitaires, en ce qui touche l'application de la présente loi.

Art. 30. — L'article 463 du Code pénal [3] est applicable dans tous les cas prévus par la présente loi. Il est également applicable aux infractions punies des peines correctionnelles par la loi du 3 mars 1822.

TITRE V. — DISPOSITIONS DIVERSES

Art. 31. — La loi du 13 avril 1850 est abrogée, ainsi que toutes les dispositions et lois antérieures contraires à la présente loi.

Les conseils départementaux d'hygiène et les conseils d'hygiène

---

1. Code pénal. Art. 479. — Seront punis d'une amende de 11 à 15 francs inclusivement :

1° Ceux qui . . . .

Art. 480. — Pourra, selon les circonstances, être prononcée la peine de l'emprisonnement pendant cinq jours au plus :

1° Contre ceux qui . . . .

2. Code pénal. Art. 257. — Quiconque aura détruit, abattu, mutilé ou dégradé des monuments, statues et autres objets destinés à l'utilité ou à la décoration publique, et élevés par l'autorité publique ou avec son autorisation, sera puni d'un emprisonnement d'un mois à deux ans et d'une amende de 100 à 500 francs.

. . . .

3. Code pénal. Art. 463. — . . . .

Dans tous les cas où la peine de l'emprisonnement et celle de l'amende sont prononcées par le Code pénal, si les circonstances paraissent atténuantes, les tribunaux correctionnels sont autorisés, même en cas de récidive, à réduire l'emprisonnement même au-dessous de six jours et l'amende même au-dessous de 16 francs; ils pourront aussi prononcer séparément l'une ou l'autre de ces peines, et même substituer l'amende à l'emprisonnement, sans qu'en aucun cas elle puisse être au-dessous des peines de simple police.

Dans le cas où l'amende est substituée à l'emprisonnement, si la peine de l'emprisonnement est seule prononcée par l'article dont il est fait application, le maximum de cette amende sera de 3000 francs.

. . . .

d'arrondissement actuellement existants continueront à fonctionner jusqu'à leur remplacement par les conseils départementaux d'hygiène et les commissions sanitaires de circonscriptions organisées en exécution de la présente loi.

ART. 32. — La présente loi n'est pas applicable aux ateliers et manufactures

ART. 33. — Des règlements d'administration publique détermineront les conditions d'organisation et de fonctionnement des bureaux d'hygiène et du service de désinfection, ainsi que les conditions d'application de la présente loi à l'Algérie et aux colonies de la Martinique, de la Guadeloupe et de la Réunion.

ART. 34. — La présente loi ne sera exécutoire qu'un an après sa promulgation.

La présente loi, délibérée et adoptée par le Sénat et par la Chambre des députés, sera exécutée comme loi de l'État.

Fait à Paris, le 15 février 1902.

ÉMILE LOUBET.

Le président du Conseil,
ministre de l'Intérieur et des Cultes,
WALDECK-ROUSSEAU.

ANNEXE VIII

RÈGLEMENTS SANITAIRES COMMUNAUX
(ARTICLES 1, 2 ET 3 DE LA LOI DU 15 FÉVRIER 1902.)

———

A

Circulaire ministérielle du 30 mai 1903.

Monsieur le Préfet, la loi du 15 février 1902 relative à la protection de la santé publique donne à notre pays les moyens de lutter avec efficacité contre les causes de mortalité ou de morbidité dont la science a démontré le caractère évitable.

Il vous appartient, Monsieur le Préfet, d'assurer à la nouvelle loi sanitaire le concours des bonnes volontés auquel est subordonné le succès de son exécution. Le mien vous est acquis. Je vous adresserai des instructions pour la mise en œuvre des nouvelles prescriptions légales; et, en outre, je vous prie de me demander tous les éclaircissements et les conseils dont vous pourriez avoir besoin.

La présente circulaire a particulièrement pour objet la réglementation sanitaire prévue par les articles 1, 2 et 3 de la loi.

Obligation pour les maires de prendre des arrêtés
portant règlements sanitaires.

ARTICLE PREMIER. — Dans toute commune, le maire est tenu, afin de protéger la santé publique, de déterminer, après avis du conseil municipal et sous forme d'arrêtés municipaux portant règlement sanitaire :

1º Les précautions à prendre, en 'exécution, de l'article 97 de la loi du 5 avril 1884, pour prévenir ou faire cesser les maladies transmissibles visées à l'article 4 de la présente loi, spécialement les mesures de désinfection ou même de destruction des objets à l'usage des malades ou qui ont été souillés par eux, et généralement des objets quelconques pouvant servir de véhicule à la contagion ;

2º Les prescriptions destinées à assurer la salubrité des maisons et de leurs dépendances, des voies privées, closes ou non à leurs extrémités, des logements loués en garni et des autres agglomérations, quelle qu'en soit la nature, notamment les prescriptions relatives à l'alimentation en eau potable ou à l'évacuation des matières usées.

Cet article formule à nouveau le principe fondamental que la police sanitaire des communes appartient aux maires. Il prescrit obligatoirement à ces magistrats de prendre des dispositions réglementaires en vue d'assurer l'hygiène et la salubrité publiques dans la commune. Enfin, il consacre une extension notable des pouvoirs de police de l'autorité communale.

Déjà la loi municipale du 5 avril 1884, d'accord en cela avec la législation antérieure, rangeait dans la police municipale le soin « d'assurer la salubrité publique », et plus particulièrement celui « de prévenir par des précautions convenables et de faire cesser par la distribution des secours nécessaires les accidents et les fléaux calamiteux, tels que... les maladies épidémiques ou contagieuses » (art. 97).

L'expérience a montré l'inefficacité de cette disposition. Lorsqu'il eût fallu protéger la santé publique par des actes ayant le caractère communal, le maire ne le faisait pas, ces actes devant entraîner des dépenses qui n'étaient pas obligatoires, et qu'il ne tentait même pas de proposer au conseil municipal. Quant aux mesures qu'il eût été utile d'imposer aux individus et à la propriété privée, elles se heurtaient à une jurisprudence si restrictive que la défense de l'intérêt général était impossible. L'article 97 créait donc au maire des obligations qu'il était dans l'impuissance d'exécuter.

Il était nécessaire que le législateur renouvelât et précisât l'expression de sa volonté. L'article premier formule avec clarté les droits désormais incontestables de l'intérêt public, et les dispositions subséquentes de la loi ne font que confirmer sa portée juridique.

Objet du règlement sanitaire.

Quelles devront être les dispositions du règlement sanitaire?

Il a été spécifié dans les travaux préparatoires de la loi que « des instructions ministérielles, déterminées sur l'avis du Comité consultatif d'hygiène publique de France », seraient adressées aux municipalités en vue de les diriger dans la rédaction de ces règlements. Mon administration a invité le Comité consultatif à en établir deux modèles destinés, le premier aux villes, le second aux communes rurales.

Les règlements sanitaires doivent, en effet, être différents, suivant qu'il s'agit des petites ou des grandes communes. M. Waldeck-Rousseau, président du Conseil, s'exprimait ainsi à cet égard dans la séance du Sénat du 20 décembre 1900 : « J'ai hâte de dire que dans les communes de 500 à 1 000 habitants, où l'agglomération est souvent peu considérable par suite de la dispersion de la population, lorsqu'il s'agira de prescrire certaines mesures nécessitées surtout par l'agglomération des habitants, il est clair que ce seront des mesures en quelque sorte élémentaires... » Ce point de vue a été repris par M. le Prof. Cornil, dans un rapport au Comité consultatif d'hygiène publique : « Pour les communes purement rurales dont la population est disséminée dans des fermes ou métairies isolées, et où la population agglomérée n'est représentée que par quelques maisons bâties le long d'une route ou d'un chemin vicinal, un grand nombre des prescriptions indispensables à formuler dans les villes n'ont pas d'utilité. Si le ministère de l'Intérieur adressait aux municipalités des petites communes, comme modèle unique de règlement sanitaire municipal, celui qui s'applique si bien aux grandes villes, le maire et son conseil pourraient être très embarrassés. C'est pour leur venir en aide, pour mettre en relief les prescriptions hygiéniques les plus simples et surtout celles qui s'adaptent le mieux à la vie des champs que nous avons proposé et présenté au Comité un projet de règlement sanitaire minimum ». Mon administration est d'accord sur ce point avec l'honorable rapporteur : les prescriptions officielles doivent être proportionnées aux besoins réels des populations.

Ces règlements modèles ne constituent d'ailleurs, comme leur nom l'indique, que des moyens de travail mis à la disposition des administrations communales. La forme n'en est pas obligatoire. Chaque municipalité adaptera aux circonstances locales les prescriptions qui y sont formulées. Elle pourra ainsi adopter le texte même du modèle. Aucune d'ailleurs n'oubliera que *l'objet* de certaines dispositions est essentiel et ne saurait être passé sous silence dans la réglementation à faire, sans que celle-ci cessât d'être conforme à la loi. Le texte de l'article premier est à cet égard explicite. L'arrêté qui négligerait de donner satisfaction à une partie quelconque de ce texte exposerait la municipalité à la sanction établie par l'article 2, lequel autorise le préfet à imposer d'office à la commune une réglementation conforme à la loi.

Sous le bénéfice de ces observations, je vous transmets, en annexe à la présente circulaire, le texte des deux règlements modèles. Le modèle A est applicable aux villes, bourgs ou agglomérations urbaines, le modèle B aux communes ou parties de communes rurales.

Modèle de règlement applicable aux villes.

Le modèle A, adopté par le Comité consultatif sur le rapport de M. le Dr A.-J. Martin, comprend quatre titres visant : 1° la salubrité; 2° la prophylaxie des maladies transmissibles; 3° des dispositions générales; 4° les pénalités.

Sous le titre I, sont rangées tout d'abord les prescriptions relatives à la salubrité des habitations, notamment au point de vue de l'aération et de l'éclairage, et les règles particulières applicables aux pièces destinées à l'habitation, aux caves, aux sous-sols, aux rez-de-chaussée et étages, à la hauteur des maisons, aux cours et courettes, aux escaliers et au chauffage. Les dispositions relatives à l'alimentation en eau et à l'évacuation des matières usées viennent ensuite; elles sont des plus importantes pour l'assainissement général du territoire. Elles visent notamment la distribution des eaux de boisson ou de lavage, la surveillance des puits et des citernes, les précautions à prendre pour combattre les causes d'humidité, les règles à suivre pour assurer la bonne évacuation des résidus de la vie, l'étanchéité des fosses d'aisances, l'interdiction des puits et puisards absorbants. Enfin l'un des derniers articles du titre I traite du permis de construction rendu obligatoire par l'article II de la loi pour les immeubles nouveaux, dans les villes de plus de 20 000 habitants.

Le titre II est relatif à la prophylaxie des maladies transmissibles. Il vise notamment l'isolement et le transport des malades, la désinfection des locaux ainsi que celle des objets souillés et des déjections ou excrétions, la sortie des malades après guérison, les refuges et asiles, les procédés de désinfection, les précautions à prendre à l'égard des cadavres de personnes décédées de maladies contagieuses.

Le titre III réunit sous le titre de « dispositions générales » des prescriptions relatives à la surveillance des eaux de boisson distribuées dans les cafés et restaurants, à l'installation des lavoirs, à l'utilisation des matières de vidange dans la culture, à l'application du règlement aux établissements collectifs et aux services ou édifices publics, ainsi qu'au délai accordé pour l'exécution de certaines des injonctions formulées.

Enfin le titre IV rappelle par un article unique les pénalités qui constituent la sanction du règlement, conformément au titre IV de la loi.

Modèle de règlement applicable aux communes
ou parties de communes rurales.

Le modèle B, élaboré par le Comité consultatif sur le rapport de M. le Prof^r Cornil, est applicable aux communes ou parties de communes rurales. Ses dispositions sont sommaires.

Il présente d'abord un minimum de prescriptions essentielles visant notamment les habitations, en vue de leur assurer une aération convenable, un éclairage suffisant, une protection efficace contre l'humidité, etc.; les eaux d'alimentation, en vue de garantir les sources, puits ou citernes, contre toutes les causes de pollution;

les écuries et étables, les celliers, pressoirs et cuvages, les fosses à fumier et à purin, les mares et routoirs, en vue d'en combattre l'insalubrité si fréquente; les vidanges et gadoues, les cabinets et fosses d'aisances, les animaux morts, en vue de rappeler les règles à défaut desquelles ils constitueraient un danger.

A l'égard des maladies transmissibles, ce règlement formule un ensemble de prescriptions concernant l'isolement des malades et la désinfection. Il devra être rapproché d'autres dispositions qui le complètent ou lui servent de base, telles que celles qui ont trait à la surveillance des garnis et celles du code rural relatives à la police sanitaire, telles encore que celles existant ou à intervenir touchant l'hygiène scolaire, la police des inhumations et des cimetières, la vaccination et les procédés de désinfection, etc., etc.

Vous voudrez bien, Monsieur le Préfet, transmettre à toutes les municipalités de votre département le texte de ces règlements, en les invitant soit à adopter l'un d'eux purement et simplement, soit à s'en inspirer comme il est expliqué ci-dessus.

Dans quelle forme les arrêtés sanitaires devront-ils être rendus? Quelle est la sanction de l'obligation imposée aux maires? Quels sont en cette matière les droits du préfet? C'est ce que précise l'article 2 de la loi dans les termes suivants :

Art. 2. — Les règlements sanitaires communaux ne font pas obstacle aux droits conférés au préfet par l'article 99 de la loi du 5 avril 1884.

Ils sont approuvés par le préfet, après avis du conseil départemental d'hygiène. Si, dans le délai d'un an à partir de la promulgation de la présente loi, une commune n'a pas de règlement sanitaire, il lui en sera imposé un, d'office, par un arrêté du préfet, le conseil départemental d'hygiène entendu.

Dans le cas où plusieurs communes auraient fait connaître leur volonté de s'associer, conformément à la loi du 22 mars 1890, pour l'exécution des mesures sanitaires, elles pourront adopter les mêmes règlements, qui leur seront rendus applicables suivant les formes prévues par ladite loi.

Forme dans laquelle doivent être rendus les arrêtés portant règlement sanitaire.

Contrairement aux arrêtés ordinaires qui sont pris par le maire seul et ne peuvent qu'être annulés ou suspendus par le préfet (art. 95 de la loi du 5 avril 1884), les arrêtés sanitaires doivent être pris après avis du conseil municipal (art. 1er), et sont ensuite subordonnés à l'approbation du préfet sur l'avis du conseil départemental d'hygiène.

Dans la pratique, les maires devront donc, après avoir dressé leur projet de règlement sanitaire, le soumettre à l'examen du conseil municipal, qui pourra soit l'approuver, soit le désapprouver, soit y demander diverses modifications. L'avis défavorable émis ou les modifications demandées par le conseil municipal ne sont d'ailleurs pas obligatoires pour le maire, qui reste libre de maintenir son texte primitif ou de ne le modifier que dans la mesure qu'il juge utile, la loi exigeant à cet égard l'avis, et non l'approbation, du conseil. La délibération prise par l'assemblée communale devra être transmise au sous-préfet ou au préfet en même temps que l'arrêté lui-même, et pourra être prise en considération dans la suite de l'instruction.

La loi donne mandat au conseil départemental d'hygiène de formuler un avis touchant l'approbation de l'arrêté du maire. Faut-il en conclure que cette assemblée doit être saisie directement de tous les règlements émanant des diverses communes du département? Cette manière de procéder aurait le grave inconvénient de créer un encombrement aussi contraire à la bonne expédition des affaires qu'à leur sérieux examen. D'autre part, il y aurait grand intérêt à ce que les commissions sanitaires fussent associées à ce travail. Il conviendra donc de faire préalablement examiner par chacune de ces commissions les arrêtés pris dans les communes de sa circonscription. MM. les sous-préfets centraliseront les arrêtés, en dirigeront l'examen par les commissions sanitaires qu'ils président, et vous les transmettront avec leurs propositions. Vous recevrez ainsi des dossiers régulièrement constitués, déjà examinés, et classés comme suit : 1re catégorie : arrêtés à adopter; 2e catégorie : arrêtés à modifier; 3e catégorie : arrêtés à rejeter. Dès lors le conseil départemental pourra former rapidement son opinion sur chacun des cas.

Les avis du conseil départemental seront : ou favorables à l'approbation; ou favorables sous réserves; ou défavorables. Dans ces deux derniers cas, vous userez de votre influence auprès des maires pour les amener à vous présenter un nouveau texte, qui sera soumis à la même procédure que le premier, mais dont l'examen sera sans doute beaucoup plus rapide.

Sanction de l'obligation imposée aux maires de prendre
des arrêtés portant règlement sanitaire.

C'est seulement au cas où vous rencontreriez de la part d'un magistrat municipal une résistance ou un mauvais vouloir évidents que vous feriez usage du droit qui vous est reconnu par le paragraphe 2 de l'article 2, *in fine*, et qui, au cas où une commune n'aurait pas de règlement sanitaire dans le délai d'un an à partir de la promulgation de la loi, vous permet de lui en imposer un d'office, le conseil départemental entendu.

Bien que l'article 2 de la loi du 15 février 1902 ne le rappelle pas expressément, votre intervention pour imposer d'office à une commune un règlement sanitaire devra être précédée, comme le prévoit la loi municipale dans son article 99, d'une mise en demeure préalible. Il n'y a pas lieu de se montrer rigoureux dans l'application du délai « d'un an à partir de la promulgation de la loi ». Le point de départ de ce délai doit être considéré comme prorogé jusqu'au jour où les municipalités, dûment éclairées par vos instructions, auront pu manifester, soit leur intention d'appliquer la loi, soit un mauvais vouloir ou une indifférence dont il sera nécessaire d'avoir raison.

Droit du préfet de prendre des règlements sanitaires pour l'ensemble du département ou pour plusieurs communes.

Le premier paragraphe de l'article 2 stipule que « les règlements sanitaires communaux ne font pas obstacle aux droits conférés au préfet par l'article 99 de la loi du 5 avril 1884 ». Ce dernier texte est comme suit : « Les pouvoirs qui appartiennent au maire en vertu de l'article 91 ne font pas obstacle au droit du préfet de prendre pour toutes les communes du département ou pour plusieurs d'entre elles, et dans tous les cas où il n'y aurait pas été pourvu par les autorités municipales, toutes mesures relatives au maintien *de la salubrité*, de la sûreté et de la tranquillité publiques. Ce droit ne pourra être exercé à l'égard d'une seule commune qu'après une mise en demeure au maire restée sans résultat. »

Les dispositions combinées de ces deux articles confirment votre droit de prendre en tout état de cause des arrêtés de salubrité, visant soit plusieurs communes de votre département, soit toutes les communes, et ce procédé pourra être employé notamment lorsqu'il sera reconnu nécessaire, pour combattre une cause d'insalubrité commune à toute une région, de formuler, pour cette partie du territoire, une réglementation uniforme.

Constitution de syndicats de communes pour l'exécution des mesures sanitaires.

Le dernier paragraphe de l'article 2 prévoit toutefois pour la même hypothèse une autre solution.

Dans le cas où plusieurs communes auraient fait connaître leur volonté de s'associer conformément à la loi du 22 mars 1890 pour l'exécution des mesures sanitaires, elles pourront adopter les mêmes règlements, qui leur seront rendus applicables suivant les formes prévues par ladite loi. La mise en œuvre de la nouvelle législation sanitaire fournira aux municipalités l'occasion de faire usage de la loi de 1890, notamment en matière de travaux d'assainissement tels qu'adduction d'eaux, construction de réseaux d'égouts, etc., travaux que la réunion des communes en syndicats permettra souvent de réaliser à moindres frais et dans de meilleures conditions. Vous dirigerez dans cette voie les municipalités qui manifesteraient le

désir de la suivre, ou signalerez à celles qui seraient à même d'en
profiter les avantages qu'elles pourraient en retirer.

Droit reconnu aux préfets d'ordonner en cas d'urgence l'exécution
des mesures prescrites par le règlement sanitaire.

ART. 3. — En cas d'urgence, c'est-à-dire en cas d'épidémie ou d'un
autre danger imminent pour la santé publique, le préfet peut ordonner
l'exécution immédiate, tous droits réservés, des mesures prescrites par
les règlements sanitaires prévus par l'article premier. L'urgence doit être
constatée par un arrêté du maire, et, a son défaut, par un arrête du
préfet, que cet arrêté spécial s'applique à une ou plusieurs personnes ou
qu'il s'applique à tous les habitants de la commune.

Il peut y avoir un grand intérêt à réaliser sans aucun retard
l'assainissement d'un immeuble, ou à prendre d'urgence certaines
mesures prophylactiques. C'est en vue de telles hypothèses que le
préfet est autorisé par l'article 3 à ordonner « l'exécution immédiate
des mesures prescrites par les règlements sanitaires ». Cet article
vous permettra, par exemple, d'ordonner l'interdiction d'un puits
suspect, la suppression d'un puisard, la vidange de fosses d'aisances
non étanches, etc.

L'intervention préfectorale doit être basée sur l'urgence, et celle-
ci doit être constatée par un arrêté du maire ou à son défaut du
préfet. « Le caractère de l'urgence, disait dans son rapport M. le
prof. Cornil, est indiqué par l'éclosion d'une épidémie d'une gravité
inusitée, par un danger imminent pour la santé publique, par
certains cas où le pouvoir du maire est insuffisant pour parer à la
gravité de la situation, lorsqu'il s'agit de mettre à exécution des
mesures qui, suivant la procédure ordinaire, exigent de longs délais. »
Il n'est, d'ailleurs, nullement nécessaire d'attendre que le danger
envisagé ait pris une extension considérable : l'article 3 prévoit des
mesures applicables à une seule personne. La gravité ou la puissance de propagation de telle ou telle maladie constitueront les
éléments de décision.

Les droits des particuliers sont expressément réservés par l'article 3 pour le cas où les mesures prises devraient donner lieu à
indemnités ou occasionner des dépenses à la charge des propriétaires
d'immeubles. Vous ne perdrez pas de vue cette disposition, y trouvant à la fois un encouragement à agir en cas de nécessité, et un
motif de n'agir qu'en cas de nécessité démontrée.

Telles sont, Monsieur le Préfet, sous une forme très abrégée, les
observations que m'ont paru motiver les articles 1, 2 et 3 de la loi
du 15 février 1902.

Je vous prie d'adresser sans retard aux municipalités, avec le
texte des règlements modèles, les instructions propres à leur faciliter
l'accomplissement de la mission qui leur incombe, et de les inviter

à prendre dans le plus bref délai possible les arrêtés sanitaires prévus par l'article 1er de la loi.

Vous voudrez bien m'accuser réception de la présente circulaire dont je vous envoie plusieurs exemplaires; un de ces exemplaires est destiné à chaque sous-préfecture.

Pour le président du Conseil,
ministre de l'Intérieur et des Cultes :

Le conseiller d'État,
directeur de l'assistance et de l'hygiène publiques,
HENRI MONOD.

B

Règlement sanitaire municipal applicable aux villes, bourgs ou agglomérations.

TITRE I. — SALUBRITÉ

Règles générales de salubrité des habitations.

ARTICLE PREMIER. — Les habitations seront aérées et éclairées largement. Leurs revêtements intérieurs seront maintenus en état de propreté parfaite. Elles seront munies de moyens d'évacuation des eaux pluviales, des eaux ménagères et des matières usées.

Pièces destinées à l'habitation.

ART. 2. — Toute pièce pouvant servir à l'habitation soit de jour, soit de nuit, c'est-à-dire toute pièce dans laquelle le séjour peut être habituel de jour ou de nuit, aura une capacité d'au moins 25 mètres.

Elle sera aérée et éclairée directement sur rue ou sur cour par une ou plusieurs baies. L'ensemble de celles-ci présentera une surface d'au moins 2 mètres carrés, et au moins un mètre carré en plus pour chaque fois 30 mètres cubes. Ces dimensions pourront avoir une superficie de 1 m. 50 par chaque fois 20 mètres cubes, pour les pièces habitables de l'étage le plus élevé.

ART. 3. — Les jours de souffrance ne pourront jamais être considérés comme baies d'aération.

Caves.

ART. 4. — Les caves ne pourront servir à l'habitation de jour ou de nuit. Elles seront toujours ventilées par des soupiraux communiquant avec l'air extérieur.

Il est interdit d'ouvrir une porte ou trappe de communication avec une cave dans une pièce destinée à l'habitation de nuit.

Sous-sols.

ART. 5. — Les sous-sols destinés à l'habitation de jour auront chacune de leurs pièces aérée et éclairée au moyen de baies ouvrant sur rue ou sur cour et ayant les dimensions indiquées à l'article 2.

L'habitation de nuit est interdite dans les sous-sols.

Rez-de chaussée et étages.

ART. 6. — Le sol et les murs des locaux du rez-de-chaussée seront séparés des caves ou des terre-pleins par une couche isolante imperméable placée en contre-haut du sol extérieur.

ART. 7. — Dans les bâtiments, de quelque nature qu'ils soient, destinés à l'habitation de jour ou de nuit, la hauteur des pièces ne sera pas inférieure aux dimensions suivantes, mesurées sous plafond : 2 m. 60 pour le sous-sol ; 2 m. 80 pour le rez-de chaussée et l'étage situé immédiatement au-dessus ; 2 m. 60 pour les autres étages. La profondeur des pièces habitées ne pourra dépasser le double de la hauteur de l'étage.

ART. 8. — A l'étage le plus élevé du bâtiment, la hauteur minimum de 2 m. 60 sera mesurée à la partie la plus haute du rampant. Toute chambre lambrissée aura au moins une surface de plafond horizontal d'au moins 2 mètres. La partie lambrissée comprendra une couche de matériaux protégeant l'occupant, autant que possible, contre les variations atmosphériques.

Hauteur des maisons.

ART. 9. — La hauteur des maisons, mesurée, sur le point milieu de la façade, entre le niveau du trottoir ou le revers du pavé au pied de cette façade et la ligne de faîte de l'immeuble, n'excédera pas les dimensions suivantes en rapport avec la largeur réglementaire de la voie :

Voies de moins de 12 mètres.	Hauteur de 6 mètres augmentée d'une dimension égale à la largeur de la voie.
Voies de 12 à 15 mètres.......	Hauteur de 19 mètres.
Voies de 15 mètres et au-dessus.	Hauteur de 20 mètres.

Pour le calcul de la cote de hauteur, toute fraction de mètre de la voie sera comptée pour un mètre.

' ART. 10. — Lorsque les voies sont en pente, la façade des bâtiments en bordure sera divisée, pour le calcul de la hauteur, en section ne pouvant dépasser 30 mètres. La cote de hauteur de chaque section sera prise au point milieu de chacune d'elles.

ART. 11. — Pour les bâtiments compris entre des voies d'inégales largeurs ou de niveaux différents, la hauteur de chacune des façades sur rue ne pourra dépasser celle qui est fixée en raison de la largeur ou du niveau de la voie sur laquelle elle s'élève.

Cours et courettes.

ART. 12. — Les cours sur lesquelles prennent jour et air des pièces pouvant servir à l'habitation soit de jour, soit de nuit, auront une surface d'au moins 30 mètres carrés.

ART. 13. — Les cours, dites courettes, sur lesquelles sont exclusivement aérées et éclairées des pièces qui ne peuvent être destinées à l'habitation auront une surface de 15 mètres carrés au moins.

ART. 14. — Il est interdit de placer des combles vitrés au-dessus des cours ou des courettes, à moins qu'il ne soit établi à la partie supérieure de ces cours ou courettes, ainsi qu'à leur partie inférieure, des prises d'air assurant une ventilation efficace dans toute la hauteur.

ART. 15. — Les vues directes prises dans l'axe de chaque baie des pièces servant à l'habitation de jour et de nuit et donnant sur des cours ne seront pas inférieures à 4 mètres.

ART. 16. — Au dernier étage des bâtiments, les pièces servant à l'habitation de jour et de nuit peuvent exceptionnellement prendre jour et air sur des courettes.

Escaliers.

ART. 17. — Les escaliers seront aérés et éclairés dans toutes leurs parties.

Chauffage.

ART. 18. — Dans toute pièce habitable contenant une cheminée, celle-ci sera pourvue d'une prise d'air d'amenée de l'air extérieur.

ART. 19. — Les fourneaux de cuisine, fixes ou mobiles, brûlant du bois, du charbon, du coke, du gaz ou des combustibles liquides, seront surmontés d'une hotte raccordée sur un conduit de fumée. Dans le cas contraire, ils devront être efficacement ventilés. Les clefs destinées à régler le tirage de ces conduits de fumée ne pourront jamais être installées de façon à fermer complètement la section de ces conduits.

ART. 20. — Les tuyaux de fumée s'élèveront à 0 m. 40 au moins au-dessus de la partie la plus élevée de la construction.

Art. 21. — Les prises d'air des calorifères ne pourront se faire qu'à l'extérieur.

Art. 22. — Les appareils de chauffage seront construits et installés de telle sorte qu'il ne s'en dégage, à l'intérieur des pièces habitables, ni fumée ni aucun gaz pouvant compromettre la santé des habitants.

Alimentation d'eau.

Art. 23. — Dans les agglomérations pourvues d'une distribution publique d'eau potable, les habitations en bordure des rues parcourues par une canalisation lui seront reliées par un branchement spécial. Celui-ci desservira, autant que possible, les différents étages en cas de locations multiples de ces immeubles, ou tout au moins l'usage de l'eau potable sera assuré à tous les locataires.

Art. 24. — Dans le cas où un immeuble est, en outre, desservi par une canalisation d'eau non potable, cette canalisation sera rendue distincte par une couche de peinture de couleur déterminée, et il n'existera aucune communication dans les maisons entre les deux réseaux de distribution.

Art. 25. — S'il n'existe pas dans l'agglomération de distribution publique d'eau potable, toutes les maisons seront néanmoins pourvues d'eau de lavage.

Art. 26. — Tout appareil de puisage ou de prise d'eau sera établi de telle sorte qu'il ne devienne une cause d'humidité pour la construction.

Art. 27. — Les réservoirs d'eau potable auront leurs parois formées de matières qui ne puissent être altérées par les eaux. Le plomb en sera exclu.

Ils seront hermétiquement clos à leur partie supérieure, de façon que les poussières, les liquides ou toutes autres matières étrangères n'y puissent pénétrer.

Ils seront soustraits au rayonnement solaire et éloignés des conduits d'évacuation des eaux ménagères et des matières usées. Leur partie inférieure sera munie d'un robinet de nettoyage.

Ils seront tenus en état constant de propreté.

Art. 28. — Aucun puits ne pourra être utilisé pour l'alimentation privée ou publique, s'il n'est situé à une distance convenable des cabinets et fosses d'aisances, de fumiers et dépôts d'immondices.

Art. 29. — Les parois des puits seront étanches. Ils seront fermés à leur orifice et protégés contre toute infiltration d'eaux superficielles par l'établissement d'une aire en maçonnerie bétonnée, large d'environ 2 mètres, hermétiquement rejointe aux parois des puits et légèrement inclinée du centre vers la périphérie.

Art. 30. — Les puits seront tenus en état constant de propreté. Il sera procédé, en outre, à leur nettoyage ou à leur désinfection,

sur injonction du maire après avis conforme du bureau d'hygiène
ou de l'autorité sanitaire, dans les conditions prévues à l'article 12
de la loi du 15 février 1902.

ART. 31. — Les puits hors d'usage seront fermés et ceux dont
l'usage est interdit à titre définitif seront comblés jusqu'au niveau
du sol.

ART. — 32. — En cas d'usage de l'eau de citerne pour l'alimentation, les parois de cette citerne et les tuyaux d'amenée seront
imperméables.

L'orifice des citernes sera clos et l'eau ne pourra y être puisée
qu'à l'aide d'une pompe ou d'un robinet siphoné, suivant le cas.
Des dispositions seront prises pour que les premières eaux de pluie
ne soient pas versées dans les citernes.

Évacuation des eaux pluviales.

ART. 33. — Des chéneaux et gouttières étanches de dimensions
appropriées recevront les eaux pluviales à la partie basse des couvertures, de façon à les diriger rapidement, sans stagnation, vers
les orifices des tuyaux de descente.

ART. 34. — Il est interdit de projeter des eaux usées, de quelque
nature qu'elles soient, dans les chéneaux et gouttières.

ART. 35. — Dans les maisons en bordure de rues munies d'égouts,
le sol des cours et courettes sera revêtu en matériaux imperméables
avec des pentes convenablement réglées pour diriger les eaux pluviales sur les orifices d'évacuation (entrées d'eau).

Les entrées seront munies d'une occlusion hermétique et permanente et raccordées sur les conduits d'évacuation.

Évacuation des eaux et matières usées.

ART. 36. — Dans toute maison, il y aura, par appartement, quelle
qu'en soit l'importance, à partir de trois pièces habitables (non
compris la cuisine), un cabinet d'aisances installé dans un local
éclairé et aéré directement.

Un évier ou un poste d'eau sera annexé à ce cabinet toutes les
fois que la canalisation le permettra. Cet évier ou ce poste d'eau
comportera un robinet d'amenée pour l'eau de lavage et un vidoir
pour l'évacuation des eaux usées.

ART. 37. — Il sera établi, également et dans les mêmes conditions, pour le service des pièces habitables louées isolément ou par
groupe de deux, un cabinet d'aisances par cinq pièces habitables,
et un poste d'eau autant que possible par dix pièces habitables.

ART. 38. — Dans les établissements à usage collectif, le nombre
des cabinets d'aisances sera déterminé en prenant pour base le

nombre des personnes appelées à faire usage des cabinets et la durée de séjour de ces personnes dans lesdits établissements.

Art. 39. — Les cabinets d'aisance seront munis de revêtements lisses et imperméables, susceptibles d'être facilement lavés ou blanchis à la chaux. Ils seront suffisamment éclairés et aérés; leur baie d'aération sera installée de telle sorte qu'elle puisse rester ouverte en permanence.

Art. 40. — Les cabinets d'aisances installés dans les maisons ne communiqueront directement ni avec les chambres à coucher ni avec les cuisines. En aucun cas ils n'y prendront air ni lumière.

Art. 41. — Dans les agglomérations pourvues d'un réseau d'égouts susceptible de recevoir des matières de vidanges, les habitations des rues desservies par ce réseau y seront reliées par des conduites convenablement établies. Les cabinets d'aisances seront munis d'une cuvette avec occlusion hermétique et permanente; des dispositions y seront prises pour assurer le lavage complet de cette cuvette.

Art. 42. — Lorsque les conduits d'évacuation des matières usées aboutissent à des fosses ou à des tinettes, les cabinets d'aisances pourront être simplement munis d'un vase étanche à occlusion permanente inodore.

Les fosses d'aisances seront rigoureusement étanches.

Art. 43. — Les conduits et canalisations destinés à recevoir les matières des cabinets d'aisances auront leurs revêtements intérieurs lisses, imperméables. Ils seront installés de telle sorte qu'aucune matière n'y puisse séjourner. Les joints seront hermétiques.

Les canalisations seront munies de tuyaux dits d'évent. Ceux-ci seront prolongés au-dessus des parties les plus élevées de la construction; ils seront établis de manière à ne jamais déboucher soit au-dessous, soit à proximité des fenêtres ou des réservoirs d'eau.

Art. 44. — Lorsque les conduits des cabinets d'aisances sont reliés à des égouts publics, chacun d'eux aura à son pied une occlusion hermétique et permanente, disposée de telle sorte qu'aucun reflux de l'air de l'égout ne puisse se faire dans l'habitation.

Art. 45. — Il est interdit de déverser directement ou indirectement dans les cours d'eau aucune matière excrémentitielle.

Art. 46. — Les conduits d'évacuation des éviers, lavabos, vidoirs, bains, etc., s'il existe des égouts publics, seront indépendants de ceux des cabinets d'aisances et leur raccord avec l'égout sera établi comme pour ces derniers.

Art. 47. — Tous ouvrages appelés à recevoir des matières usées, avec ou sans mélange d'eaux pluviales, d'eaux ménagères ou de tous autres liquides, tels qu'égouts, conduits, tinettes, fosses, puisards, etc., auront leurs revêtements intérieurs lisses et imperméables.

Leurs dimensions seront proportionnées au volume des matières qu'ils reçoivent. Leurs communications avec l'extérieur seront établies de telle sorte qu'aucun reflux de liquides, de matières ou de gaz nocifs ne puisse se produire dans l'intérieur des habitations.

ART. 48. — Il est interdit de jeter, dans les ouvrages destinés à la réception ou à l'évacuation des eaux pluviales, des eaux ménagères et des matières usées, des objets quelconques capables de les obstruer.

ART. 49. — Les puits et puisards absorbants seront interdits.

ART. 50. — Les écuries et étables auront leur sol imperméable. Elles seront convenablement éclairées et aérées. Si leur aération exige des conduits spéciaux, ceux-ci s'élèveront au-dessus du point le plus élevé de la construction.

Les fumiers et purins seront déposés ou recueillis sur des emplacements ou dans des fosses étanches; ils seront enlevés aussi fréquemment que possible.

Permis de construction [1].

ART. 51. — A dater de la publication du présent règlement, aucun immeuble destiné à l'habitation de jour et de nuit ne pourra être construit s'il ne satisfait pas aux prescriptions qui précèdent.

Les mêmes dispositions seront applicables aux grosses réparations.

Les propriétaires, architectes ou entrepreneurs présenteront à cet effet et avant tout commencement de travaux, un ou plusieurs plans en double exemplaire. Il en sera donné récépissé.

Si les prescriptions réglementaires sont observées, l'autorisation sera délivrée dans le plus bref délai possible. Un double du permis et des plans sera conservé à la mairie.

Si des modifications sont reconnues nécessaires, ou s'il y a lieu de refuser l'autorisation, la décision sera notifiée dans un délai de vingt jours.

Entretien des habitations.

ART. 52. — Les façades sur rue, sur cour ou sur courette seront maintenues en état de propreté, ainsi que le sol des cours et courettes.

Les parois des allées, vestibules, escaliers et couloirs à usage commun seront lessivés ou blanchis à la chaux au moins tous les cinq ans.

Les murs, les plafonds et les boiseries des cabinets d'aisances à usage commun seront lessivés ou blanchis à la chaux chaque année.

---

1. Dans les agglomérations de 20 000 habitants et au-dessus, aucune habitation ne peut être construite sans un permis du maire (Art. 11 de la loi du 15 février 1902).

TITRE II. — PROPHYLAXIE DES MALADIES TRANSMISSIBLES

Maladies transmissibles.

ART. 53. — En vertu de l'article 4 de la loi du 15 février 1902 et conformément à l'article 1er du décret du 10 février 1903, les précautions à prendre pour prévenir ou faire cesser les maladies transmissibles dont la déclaration est obligatoire sont déterminées, notamment en ce qui concerne l'isolement du malade et la désinfection, dans les conditions ci-après.

ART. 54. — Les mêmes mesures sont applicables en cas de l'une des maladies énumérées dans la 2e partie de l'article 1er du décret précité du 10 février 1903, sur la demande des familles, des chefs de collectivités publiques ou privées, des administrations hospitalières ou des bureaux d'assistance, après entente avec les intéressés.

Isolement.

ART. 55. — Tout individu atteint d'une des maladies prévues aux articles qui précèdent sera isolé de telle sorte qu'il ne puisse propager cette maladie par lui-même ou par ceux qui sont appelés à le soigner.

L'isolement sera pratiqué soit à domicile, soit dans un local spécialement aménagé à cet effet, soit à l'hôpital.

ART. 56. — Jusqu'à la disparition complète de tout danger de transmission, on ne laissera approcher du malade que les personnes appelées à le soigner. Celles-ci prendront des précautions convenables pour éviter la propagation du mal.

Transport des malades.

ART. 57. — Le transport du malade sera autant que possible effectué par une voiture spéciale désinfectée après le voyage.

Dans le cas où, à défaut de voiture spéciale, il serait fait usage d'une voiture publique ou privée, ce véhicule devra être désinfecté immédiatement après le transport, sous la responsabilité de ses propriétaire et conducteur, qui pourront exiger un certificat de désinfection.

ART. 58. — Il est interdit à toute personne atteinte d'une des maladies transmissibles visées aux articles 53 et 54 de pénétrer dans une voiture affectée au transport en commun.

S'il s'agit de transport par chemin de fer, le chef de gare devra être prévenu à l'avance pour permettre l'application de l'article 60 du règlement sur la police des chemins de fer, modifié par décret du 1er mars 1901.

Désinfection.

Art. 59. — Il est interdit de déverser aucune déjection ou excrétion (crachats, matières fécales, etc.) provenant d'un malade atteint d'une affection transmissible sur les voies publiques ou privées, dans les cours, dans les jardins ou sur les fumiers.

Ces déjections ou excrétions seront recueillies dans des vases spéciaux; elles seront désinfectées et exclusivement projetées dans les cabinets d'aisances.

Art. 60. — Pendant toute la durée d'une maladie transmissible, les objets à usage personnel ou domestique du malade et des personnes qui l'assistent, de même que les objets contaminés ou souillés, seront désinfectés.

Art. 61. — Il est interdit, sans désinfection préalable, de jeter, secouer ou exposer aux fenêtres aucun linge, vêtement, objet de literie, tapis ou tenture ayant servi au malade ou provenant des locaux occupés par lui.

Art. 62. — Le nettoyage de la pièce et des objets qui la garnissent se fera exclusivement pendant toute la durée de la maladie, à l'aide de linges, étoffes, tissus ou substances imprégnés de liquides antiseptiques.

Art. 63. — Il est interdit d'envoyer, sans désinfection préalable, aux lavoirs publics ou privés ou aux blanchisseries, des linges et effets à usage, contaminés ou souillés.

Dans le cas où le lavage de ces objets y aurait été néanmoins pratiqué, le propriétaire du lavoir ou de la blanchisserie tiendra l'établissement fermé jusqu'à ce que l'assainissement et la désinfection prescrits par l'autorité sanitaire aient été effectués.

Il est également interdit d'envoyer, sans désinfection préalable, aux établissements industriels qui pratiquent le cardage ou l'épuration proprement dite, des matelas, literies et couvertures ayant servi à des malades atteints de maladies transmissibles.

Art. 64. — Les locaux occupés par le malade seront désinfectés aussitôt après son transport en dehors de son domicile, sa guérison ou son décès.

L'exécution de cette prescription pourra être constatée par un certificat délivré aux intéressés sur leur demande. Ce certificat ne mentionnera ni le nom du malade, ni la nature de la maladie; il désignera les locaux désinfectés.

Sortie des malades.

Art. 65. — Après guérison, le malade ne sortira qu'après avoir pris les précautions convenables de propreté et de désinfection.

Dans le cas où le malade soigné dans un établissement hospitalier sortirait de cet établissement, pour quelque motif que ce soit, avant que tout danger de contamination ait disparu pour les personnes avec lesquelles il pourrait se trouver en contact, l'avis doit en être immédiatement donné au maire par le médecin traitant ou le chef de service responsable. Cet avis, formulé dans les mêmes conditions que la déclaration de maladie, doit indiquer le domicile ou le lieu auquel le malade sortant a déclaré se rendre.

ART. 66. — Les enfants ne pourront être réadmis à l'école, soit publique, soit privée, qu'après un avis favorable du médecin traitant et l'autorisation du médecin-inspecteur de l'école.

Refuges et asiles.

ART. 67. — Dans les établissements publics ou privés recueillant, à titre temporaire ou permanent, des personnes sans asile, les vêtements et effets à usage de celles-ci seront aussitôt désinfectés.

La désinfection du matériel et des locaux de ces établissements sera pratiquée chaque jour, pour toute la partie du matériel ayant servi aux réfugiés et des locaux qu'ils ont occupés.

Procédés de désinfection.

ART. 68. — La désinfection sera pratiquée, soit par les services publics, soit par les particuliers, dans les conditions prescrites par l'article 7 de la loi du 15 février 1902, notamment en ce qui concerne l'approbation préalable des procédés par le ministre de l'Intérieur.

ART. 69. — Les appareils de désinfection employés dans la commune à la désinfection obligatoire sont soumis à une surveillance permanente exercée par le bureau d'hygiène [1].

L'emploi de ces appareils sera suspendu, à titre temporaire ou définitif, s'il est établi qu'ils ne fonctionnent plus dans les conditions prévues par le certificat de mise en service ou que les détériorations constatées ne permettent plus leur fonctionnement normal.

Cadavres.

ART. 70. — Les cadavres des personnes mortes de maladies transmissibles seront isolés le plus promptement possible.

Les dispositions nécessaires seront immédiatement prises pour assurer la mise en bière et l'inhumation, en exécution du décret du 27 avril 1889.

1. Cet article ne devra être inséré au règlement que dans les communes ayant 20 000 habitants, et, conséquemment, possédant un bureau d'hygiène. Dans les autres communes, le contrôle devra être organisé par l'arrêté départemental.

TITRE III. — DISPOSITIONS GÉNÉRALES

ART. 71. — Une surveillance spéciale est exercée, au point de vue de la qualité de l'eau potable, sur les établissements ouverts au public, tels que cafés, restaurants ou débits. L'usage de toute eau reconnue malsaine est interdit par arrêté du maire. Les puits ou citernes dont l'eau servant d'eau potable serait reconnue malsaine seront immédiatement fermés.

- ART. 72. — Les lavoirs seront largement aérés. Les revêtements de leurs parois seront lisses et imperméables; le sol aura des rigoles d'écoulement.

Leurs bassins seront étanches, tenus avec la plus grande propreté, vidés, nettoyés et désinfectés au moins une fois par mois.

ART. 73. — Si les matières de vidange sont utilisées pour des cultures, elles seront recueillies et transportées dans des récipients clos jusqu'à leur dépôt sur les terrains auxquels elles sont destinées.

ART. 74. — Il est interdit de déverser des matières de vidange et des eaux d'égout sur des champs où sont cultivés à ras du sol des légumes et des fruits destinés à être consommés crus.

ART. 75. — Les prescriptions des articles qui précèdent sont applicables aux établissements collectifs ou publics, aux administrations publiques, ainsi qu'aux édifices publics.

ART. 76. — Pour l'exécutions des prescriptions formulées par les articles 23 et 25 (alimentation en eau), 41 (évacuation des matières usées), 42 (fosses d'aisances) et 48 (puits et puisards absorbants), il sera accordé un délai maximum de.............. à partir de la publication du présent règlement.

TITRE IV. — PÉNALITÉS

ART. 77. — Les contraventions aux dispositions du présent règlement seront poursuivies conformément à l'article 27 de la loi du 15 février 1902 et passibles des pénalités prévues tant par cet article que par l'article 471 du Code pénal, sans préjudice de l'application des articles 28, 29, 30, ainsi que des contraventions dites de grande voirie qui leur seraient applicables.

.

C

Règlement sanitaire municipal applicable aux communes ou parties de communes rurales.

Habitations.

ARTICLE PREMIER. — Dans les constructions neuves, les parois construites en pierre, brique ou bois seront enduites ou tout au moins badigeonnées à l'intérieur à la chaux. Les constructions en pisé ne pourront être élevées que sur une fondation hourdée en chaux hydraulique jusqu'à 30 centimètres au-dessus du sol.

ART. 2. - La couverture et la sous-couverture à paille des maisons, granges, écuries et étables sont interdites.

ART. 3. — Le sol du rez-de-chaussée, s'il n'est pas établi sur caves, devra être surélevé de 30 centimètres au moins au-dessus du niveau extérieur; quand il repose immédiatement sur terre pleine, le dallage, le carrelage, ou le parquet, devra être placé sur une couche de béton imperméable. Le sol en terre battue est interdit.

Cuisines.

ART. 4. — La cuisine, pièce commune, doit être largement pourvue d'espace, d'air et de lumière.

Tout foyer de cuisine doit être placé sous une hotte munie d'un tuyau de fumée montant de 40 centimètres au moins au-dessus de la partie la plus élevée de la construction.

La cuisine sera munie d'un évier.

Chambres à coucher.

ART. 5. — Toute pièce servant à l'habitation de jour et de nuit sera bien éclairée et ventilée. Elle sera haute au moins de 2 m. 60 sous plafond, et d'une capacité d'au moins 25 mètres cubes. Les fenêtres ne mesureront pas moins d'un mètre et demi superficiel.

ART. 6. — Les cheminées, fours et appareils quelconques de chauffage seront aménagés de façon à ce qu'il ne s'en dégage à l'intérieur de l'habitation ni fumée ni gaz toxique et seront pourvus de tuyaux de fumée élevés de 40 centimètres au moins au-dessus du faîte de la maison.

ART. 7. — L'habitation de nuit est interdite dans les caves et sous-sols.

Eaux d'alimentation.

ART. 8. — Les sources seront captées soigneusement et couvertes.

ART. 9. — Les puits seront fermés à leur orifice ou garantis par une couverture surélevée. Leur paroi de pierre ou brique sera hourdée en mortier de chaux hydraulique ou de ciment. Elle devra surmonter le sol de 50 centimètres au moins et être couverte d'une margelle en pierre dure.

Les puits seront protégés contre toute infiltration d'eaux superficielles par l'établissement d'une aire en maçonnerie bitumée large d'environ 2 mètres, hermétiquement rejointe aux parois des puits et légèrement inclinée du centre vers la périphérie.

Ils seront placés à une distance convenable des fosses à fumier et à purin, des mares et des fosses d'aisances. L'eau sera puisée à l'aide d'une pompe ou avec un seau qui restera constamment fixé à la chaîne.

Ils seront nettoyés ou comblés si l'autorité sanitaire le juge nécessaire.

ART. 10. — Les citernes destinées à recueillir l'eau de pluie seront étanches et voûtées. La voûte sera munie à son sommet d'une baie d'aérage; on ne devra pratiquer aucune culture sur la voûte. Le niveau d'eau sera maintenu à une hauteur convenable par un trop-plein. Les citernes seront munies d'une pompe ou d'un robinet. Elles seront précédées d'un citerneau destiné à arrêter les corps étrangers, terre, gravier, etc.

ART. 11. — Le plomb est exclu des réservoirs destinés à l'eau potable.

Écuries et étables.

ART. 12. — Le sol des écuries et étables devra être rendu imperméable dans la partie qui reçoit les urines; celles-ci devront s'écouler par une rigole ayant une pente suffisante.

Les murs des écuries et étables seront blanchis à la chaux. La hauteur sous plafond des écuries destinées aux espèces chevaline et bovine sera au moins de 2 m. 60.

Elles seront bien aérées.

Celliers, pressoirs et cuvages.

ART. 13. — Les celliers, pressoirs et cuvages seront bien éclairés et aérés.

Fosses à fumier et à purin.

ART. 14. — Les fumiers seront déposés sur un sol imperméable entouré d'un rebord également imperméable.

Les fosses à purin posséderont des parois et un fond étanches, bétonnés ou cimentés.

Les fosses à fumier et à purin seront placées à une distance convenable des habitations.

Les fosses à purin dont l'insalubrité serait constatée par la commission sanitaire seront supprimées.

Mares.

ART. 15. — La création de mares ne peut se faire sans une autorisation spéciale.

Les mares et fossés à eau stagnante seront éloignés des habitations; ils seront curés une fois par an ou comblés s'ils sont nuisibles à la santé publique. Il est défendu d'étaler les vases provenant de ce curage auprès des habitations.

Routoirs.

ART. 16. — Les routoirs agricoles ne seront jamais établis dans les abreuvoirs ou lavoirs. Ceux qui seraient une cause d'insalubrité pour les habitations seront supprimés.

Vidanges, gadoues, etc.

ART. 17. — Les dépôts de vidanges, gadoues, immondices, pailles, balles, feuilles sèches en putréfaction, marcs de raisin, sont interdits s'ils sont de nature à compromettre la santé publique. Il est également interdit de déverser les vidanges dans les cours d'eau.

Cabinets et fosses d'aisances.

ART. 18. — Les cabinets et fosses d'aisances seront établis à une distance convenable des sources, puits et citernes.

Animaux morts.

ART. 19. — Il est interdit de jeter les animaux morts dans les mares, rivières, abreuvoirs, gouilles et bétoires ou de les enterrer au voisinage des habitations, des puits ou des abreuvoirs.

Maladies transmissibles. — Déclaration.

ART. 20. — Indépendamment de la déclaration imposée aux médecins par l'article 5 de la loi du 15 février 1902 pour les maladies transmissibles ou épidémiques, les hôteliers et logeurs sont tenus de signaler immédiatement à la mairie tout cas de maladie qui se produirait dans leur établissement, ainsi que le nom du médecin qui aurait été appelé pour le soigner.

Isolement.

ART. 21. — Tout malade atteint d'une affection transmissible sera isolé autant que possible, de telle sorte qu'il ne puisse la propager par lui-même ou par les personnes appelées à le soigner.

Jusqu'à la disparition complète de tout danger de contagion, on ne laissera approcher du malade que les personnes qui le soignent. Celles-ci prendront toutes les précautions pour empêcher la propagation du mal.

Désinfection.

ART. 22. — Il est interdit de déverser aucune déjection (crachats, matières fécales, matières vomies, etc.) provenant d'un malade atteint de maladie transmissible, sur le sol des voies publiques ou privées, des cours, des jardins, sur les fumiers et dans les cours d'eau.

Ces déjections, recueillies dans des vases spéciaux, seront enterrées profondément, mais seulement après avoir été désinfectées à la chaux vive.

ART. 23. — Pendant toute la durée d'une maladie transmissible, les objets à usage personnel du malade et des personnes qui l'assistent, de même que tous objets contaminés ou souillés, seront désinfectés.

Les linges et effets à usage contaminés ou souillés seront désinfectés avant d'être lavés et blanchis. L'immersion, pendant un quart d'heure, des linges dans l'eau en ébullition constitue un bon procédé de désinfection.

ART. 24. — Les locaux occupés par le malade seront désinfectés [1] après sa guérison ou son décès.

ART. 25. — Lorsque le malade sera guéri, il ne sortira qu'après avoir pris les précautions convenables de propreté et de désinfection. Les enfants ne pourront être réadmis à l'école qu'après un avis favorable du médecin traitant ou du médecin-inspecteur de l'école.

---

1. La désinfection sera faite soit par le service départemental, soit par la commune ou l'hôpital le plus voisin possédant un service de désinfection, soit par l'industrie privée.

ANNEXE IX

DÉCLARATION DES MALADIES
TRANSMISSIBLES
(ARTICLES 4 ET 5 DE LA LOI DU 15 FÉVRIER 1902.)

A

Décret du 10 février 1903 [1] **portant désignation des maladies auxquelles sont applicables, en vertu de l'article 4, les dispositions de la loi du 15 février 1902.**

LE PRÉSIDENT DE LA RÉPUBLIQUE FRANÇAISE,

Sur le rapport du président du Conseil, ministre de l'Intérieur et des Cultes;

Vu la loi du 15 février 1902 relative à la protection de la santé publique, notamment l'article 4 déterminant les conditions dans lesquelles doit être établie la liste des maladies auxquelles sont applicables les dispositions de ladite loi, l'article 5 relatif à la déclaration de ces maladies et l'article 7 prescrivant la désinfection;

Vu les avis du Comité consultatif d'hygiène publique de France et de l'Académie de médecine,

DÉCRÈTE :

ARTICLE PREMIER. — La liste des maladies auxquelles sont applicables les dispositions de la loi du 15 février 1902 est fixée ainsi qu'il suit, en vertu des articles 4, 5 et 7 de ladite loi.

Première partie : Maladies pour lesquelles la déclaration et la désinfection sont obligatoires :

1° La fièvre typhoïde;
2° Le typhus exanthématique;
3° La variole et la varioloïde;
4° La scarlatine;
5° La rougeole;
6° La diphtérie;
7° La suette miliaire;
8° Le choléra et les maladies cholériformes;

1. Décret publié au *Journal officiel* du 20 février 1903.

9° La peste ;

10° La fièvre jaune ;

11° La dysenterie ;

12° Les infections puerpérales et l'ophtalmie des nouveau-nés, lorsque le secret de l'accouchement n'a pas été réclamé ;

13° La méningite cérébro-spinale épidémique.

Deuxième partie : Maladies pour lesquelles la déclaration est facultative :

14° La tuberculose pulmonaire ;

15° La coqueluche ;

16° La grippe ;

17° La pneumonie et la broncho-pneumonie ;

18° L'érysipèle ;

19° Les oreillons ;

20° La lèpre ;

21° La teigne ;

22° La conjonctivite purulente et l'ophtalmie granuleuse.

ART. 2. — Pour les maladies mentionnées dans la deuxième partie de la liste ci-dessus, il est procédé à la désinfection après entente avec les intéressés, soit sur la déclaration des praticiens visés à l'article 5 de la loi du 15 février 1902, soit à la demande des familles, des chefs de collectivités publiques ou privées, des administrations hospitalières ou des bureaux d'assistance, sans préjudice de toutes autres mesures prophylactiques déterminées par le règlement sanitaire prévu à l'article 1er de ladite loi.

ART. 3. — Le président du Conseil, ministre de l'Intérieur et des Cultes, est chargé de l'exécution du présent décret.

Fait à Paris, le 10 février 1903.

ÉMILE LOUBET.

Par le Président de la République :

Le président du Conseil,
ministre de l'Intérieur et des Cultes,

E. COMBES.

B

Arrêté ministériel du 10 février 1903[1], relatif au mode de déclaration des maladies visées par l'article 4 de la loi du 15 février 1902.

LE PRÉSIDENT DU CONSEIL, MINISTRE DE L'INTÉRIEUR ET DES CULTES,

Vu la loi du 15 février 1902 relative à la protection de la santé publique et notamment son article 5 ainsi conçu :

La déclaration à l'autorité publique de tout cas de l'une des maladies

1. Arrêté publié au *Journal officiel* du 20 février 1903.

visées à l'article 4 est obligatoire pour tout docteur en médecine, officier de santé ou sage-femme qui en constate l'existence. Un arrêté du ministre de l'Intérieur, après un avis de l'Académie de médecine et du Comité consultatif d'hygiène publique de France, fixe le mode de la déclaration.

Vu l'article 27 de la loi susvisée et l'article 21 de la loi du 30 novembre 1892;

Vu les avis de l'Académie de médecine et du Comité consultatif d'hygiène publique de France;

Sur la proposition du conseiller d'État, directeur de l'assistance et de l'hygiène publiques,

ARRÊTE :

ARTICLE PREMIER. — L'autorité publique, chargée aux termes de l'article 5 de la loi du 15 février 1902 de recevoir la déclaration des cas des maladies déterminées en vertu de l'article 4 de ladite loi, est représentée par le maire et par le préfet ou sous-préfet dans chaque arrondissement.

Les praticiens mentionnés dans l'article 5 précité sont tenus de faire simultanément leur déclaration à l'un et à l'autre dès qu'ils ont constaté l'existence de la maladie. A Paris, la déclaration est faite au préfet de police.

ART. 2. — La déclaration se fait à l'aide de cartes-lettres détachées d'un carnet à souches, qui portent nécessairement la date de la déclaration, l'indication du malade et de l'habitation contaminée, la nature de la maladie désignée par un numéro d'ordre suivant la nomenclature inscrite à la première page du carnet. Elles peuvent contenir en outre l'indication des mesures prophylactiques jugées utiles. Les carnets sont mis gratuitement à la disposition de tous les docteurs en médecine, officiers de santé et sages-femmes.

ART. 3. — Il est tenu dans chaque arrondissement, par le préfet ou le sous-préfet, un registre spécial où sont inscrits, par ordre chronologique, les cas de maladie, la date de la déclaration, la désignation des endroits où ils se sont produits et le nom du déclarant.

Ce registre est établi de telle sorte que chaque commune de l'arrondissement soit représentée par un ou plusieurs feuillets permettant de suivre le développement d'une épidémie et de se rendre compte à toute époque de l'état sanitaire d'une commune ou d'une ville.

A la fin de chaque mois, le registre est récapitulé sur un état transmis au ministère de l'Intérieur.

ART. 4. — L'arrêté ministériel du 23 novembre 1893 est rapporté.

ART. 5. — Le conseiller d'État, directeur de l'assistance et de l'hygiène publiques, est chargé de l'exécution du présent arrêté.

Fait à Paris, le 10 février 1903.

É. COMBES.

MODÈLE DE REGISTRE

[Commune d________________]

PRESCRIT PAR L'ARTICLE 3 DE L'ARRÊTÉ MINISTÉRIEL DU 10 FÉVRIER 1903

1re PARTIE : MALADIES DONT LA DÉCLARATION EST OBLIGATOIRE[1]

	DATE DES DÉCLARATIONS			FIÈVRE THYPHOÏDE	TYPHUS	VARIOLE ET VARIOLOÏDE	SCARLATINE	ROUGEOLE	DIPHTÉRIE	SUETTE	CHOLÉRA	PESTE	FIÈVRE JAUNE	DYSENTERIE	INFECT. PULMÉ-RAIRE OPHTALMIE DES VOLAILLES	MÉNING. CÉRÉBRO SPINALE ÉPIDÉMIQUE	RUES OU ENDROITS OU SE SONT PRODUITS LES CAS	NOMS DES DÉCLARANTS	OBSERVATIONS
	ANNÉE	MOIS	QUANTIÈME	1	2	3	4	5	6	7	8	9	10	11	12	13			
Exemple	1903	Avril	3 6 8 15	1					2 1								r. Georges, 29 La Versée.... Ferme X***... Rue Verte, 2.	Dr Durand. Eugénie Dᵉ s-f. M. Alexandre. Dr Men.	Cas remontant au 29 mars. Enfants de 2 a 5 ans.
		TOTAUX.		1					3										

2e PARTIE : MALADIES DONT LA DÉCLARATION EST FACULTATIVE[1]

	DATE DES DÉCLARATIONS			TUBERCULOSE	COQUELUCHE	GRIPPE	PNEUMONIE BRONCHO-PNEUMONIE	ÉRYSIPÈLE	OREILLONS	LÈPRE	TEIGNE	CONJONCTIVITE PURULENTE, OPHTALMIE GRANULEUSE	RUES OU ENDROITS OU SE SONT PRODUITS LES CAS	NOMS DES DÉCLARANTS	OBSERVATIONS
	ANNÉE	MOIS	QUANTIÈME	14	15	16	17	18	19	20	21	22			

1. Ces deux parties peuvent former deux registres ou mieux être placées en regard l'une de l'autre sur une double page du même registre.

C

Circulaire ministérielle du 5 juin 1903, relative à la liste des maladies auxquelles est applicable la loi du 15 février 1902 (art. 4) et à la déclaration des cas de maladies (art. 5).

MONSIEUR LE PRÉFET, l'article 4 de la loi du 15 février 1902 prescrit l'établissement, par décret rendu après avis de l'Académie de médecine et du Comité consultatif d'hygiène publique de France, de la liste des maladies auxquelles sont applicables les dispositions de la loi. L'article 5 stipule que la déclaration à l'autorité publique de tout cas de l'une des maladies visées à l'article 4 est obligatoire pour tout docteur en médecine, officier de santé ou sage-femme qui en constate l'existence ; un arrêté du ministre de l'Intérieur, après un avis de l'Académie de médecine et du Comité consultatif d'hygiène publique de France, doit fixer le mode de la déclaration.

Cette double prescription n'est pas nouvelle dans notre législation sanitaire.

L'article 15 de la loi du 30 novembre 1892 sur l'exercice de la médecine imposait déjà aux praticiens l'obligation de déclarer les cas de maladies épidémiques tombés sous leur observation. Son application a fait l'objet de l'arrêté ministériel du 23 novembre 1893 et de la circulaire du 1er décembre de la même année, à laquelle doivent être substituées les présentes instructions.

Les articles 4 et 5 de la loi du 15 février 1902 ont pour objet, en consacrant à nouveau le principe de la déclaration, d'en étendre considérablement la portée.

En effet, la liste des maladies dressée en exécution de l'article 4 servira désormais de base, non seulement à la déclaration (art. 5), mais à la désinfection (art. 7), et à l'application des mesures prescrites par les règlements sanitaires municipaux (art. 1er). La déclaration ne recevait la plupart du temps qu'une suite incomplète, faute pour l'administration de pouvoir légalement prendre les mesures de protection que cette déclaration eût dû commander : dorénavant, normalement suivie de la désinfection, elle pourra de plus motiver toute mesure de prophylaxie ou d'assainissement jugée utile par les médecins ou l'administration.

Liste des maladies auxquelles la loi est déclarée applicable. (Art. 4.)

Un décret du Président de la République, en date du 10 février 1903, rendu, suivant les termes de l'article 4, après avis de l'Académie de médecine et du Comité consultatif d'hygiène publique de France, a déterminé la liste des maladies auxquelles sont applicables les dispositions de la loi. J'ai l'honneur de vous adresser ci après le texte de ce décret, devant lequel disparaît l'arrêté du 23 novembre 1893.

La liste du décret diffère essentiellement de celle de l'arrêté; elle comprend deux parties. Dans la première sont rangées les maladies pour lesquelles la déclaration et la désinfection sont obligatoires; dans la seconde les maladies pour lesquelles la déclaration est facultative et la désinfection subordonnée à cette déclaration, faite après entente avec les intéressés.

Déclaration facultative.

L'établissement de ces deux catégories de maladies constitue une innovation importante; il accuse nettement le but poursuivi par le décret.

Ce but est d'étendre au plus grand nombre possible de cas le bénéfice des dispositions de la nouvelle loi, en reconnaissant aux praticiens, aux collectivités ou au public la faculté d'y recourir de leur plein gré, lorsqu'ils voudraient se défendre contre certaines maladies auxquelles ne pouvait être imposé quant à présent le régime de la déclaration et de la désinfection obligatoires.

L'utilité de cette solution s'est manifestée avec évidence pour la plus meurtrière des maladies transmissibles, la tuberculose pulmonaire.

L'intérêt social qui s'attache à la désinfection de la tuberculose était proclamé par les rapporteurs du Comité consultatif d'hygiène publique de France et de l'Académie de médecine; mais tous deux étaient d'accord pour constater les difficultés pratiques devant résulter, pour rendre obligatoire cette déclaration, de l'état des mœurs, de la longue durée de la maladie et de l'insuffisance actuelle des services de désinfection. Tous deux enfin ont pensé — et les corps savants au nom desquels ils avaient étudié la question ont été de leur avis — que, sans inscrire la tuberculose pulmonaire ouverte dans les maladies devant faire obligatoirement l'objet d'une déclaration, on pouvait l'atteindre dans un grand nombre de cas grâce à l'intervention des médecins, des chefs de collectivités, des administrations hospitalières.

M. Thoinot, rapporteur du Comité consultatif, s'exprime ainsi dans son rapport :

Les maladies transmissibles auxquelles sont applicables les prescriptions de la loi du 15 février 1902, en vertu de l'article 4 de ladite loi, seront divisées en deux catégories, suivant que ces prescriptions présentent ou non un caractère obligatoire.

Dans la première catégorie rentreront toutes les maladies obligatoirement déclarables et obligatoirement soumises à la désinfection.

Dans la deuxième nous comprendrons les maladies transmissibles à caractère nettement contagieux, mais qui pour des raisons sérieuses diverses ne sauraient rentrer actuellement dans la première catégorie. Ces maladies pourront être soumises aux mêmes mesures que celles qui sont applicables aux maladies comprises dans la première catégorie, telles que déclaration et désinfection, mais seulement lorsque ces mesures auront été sollicitées ou provoquées par le médecin, les familles, les chefs de collectivités publiques ou privées, les administrations hospitalières ou les bureaux d'assistance.

La tuberculose pulmonaire ouverte est le type des maladies à comprendre dans cette catégorie.

À la tuberculose, on peut ajouter d'autres maladies contagieuses qu'il eût été difficile d'inscrire dans le décret sans la division restrictive faite ci-dessus....

M. le Dr Josias, dans son rapport à l'Académie de médecine, adhère dans les termes suivants à la solution proposée :

Nous arrivons à cette conclusion que la déclaration de la tuberculose ne peut pas être obligatoire à l'heure actuelle.

Nous ne croyons pas cependant devoir rester inactifs et nous en tenir à cette conclusion. Nous aboutirions à maintenir le *statu quo*, ce qui serait coupable à l'égard de tous les intérêts. Si des mesures radicales sont impossibles, il est permis de souscrire à des mesures de transition qui améliorent l'état actuel et préparent les réformes de l'avenir.

Ces mesures de transition sont précisément celles que nous soumet le Comité consultatif d'hygiène, en établissant une liste de maladies à déclaration facultative, au premier rang desquelles est inscrite la tuberculose.

Tel est l'esprit dans lequel a été rédigée la liste qui fait l'objet de l'article 1er du décret du 10 février 1903 : il importe de mettre en lumière le haut intérêt de la distinction qu'elle consacre, et grâce à laquelle les moyens de défense institués par la loi seront, pour toute une catégorie de maladies qui n'auraient pu être atteintes autrement, mis à la disposition de tout le monde sans être imposés à personne; une semblable faculté secondera les efforts des praticiens dans la lutte contre ces maladies, et paraît en outre de nature à favoriser les progrès de l'esprit public en matière d'hygiène, jusqu'au jour où l'état des mœurs permettra de faire un nouveau pas en avant.

Il est désirable que cet intérêt soit bien compris, que notamment MM. les médecins ne marchandent pas en cette matière à l'administration un concours qui n'a d'autre objet que le bien des malades et la protection de la santé publique.

L'article 2 du décret du 10 février précise que « pour les maladies mentionnées dans la deuxième partie de la liste ci-dessus, il est procédé à la désinfection après entente avec les intéressés, soit sur la déclaration des praticiens visés à l'article 5 de la loi du 15 février 1902, soit à la demande des familles, des chefs de collectivités publiques ou privées, des administrations hospitalières ou des bureaux d'assistance, sans préjudice de toutes autres mesures prophylactiques déterminées par le règlement sanitaire prévu à l'article 1er de ladite loi ».

Les praticiens entendront sans doute l'appel qui leur est adressé par cet article, et ils n'hésiteront pas à se faire les conseillers et les auxiliaires de la déclaration facultative. Dans nombre de cas de tuberculose, ils sauront persuader à la famille et au malade que malade et famille ont un intérêt immédiat à ce que la désinfection périodique du local soit opérée.

Déclaration obligatoire.

La déclaration conserve son caractère obligatoire pour toutes les maladies de la première catégorie, qui comprennent, outre celles qui figuraient dans l'arrêté du 30 novembre 1893, la rougeole et la méningite cérébro-spinale épidémique.

Le principe de la déclaration obligatoire se justifie de lui-même. Il a déjà été mis en vive lumière dans les débats préparatoires de la loi du 30 novembre 1892. « Il est impossible, disait le rapporteur de cette loi au Sénat, M. le prof. Cornil, d'organiser l'hygiène dans une ville, dans une commune, si la municipalité, si le bureau d'hygiène qui la représente dans un certain nombre de nos grandes villes françaises, ne sont pas prévenus, au début d'une épidémie, de chaque fait de maladie épidémique qui se présente dans la ville ou dans la commune. Il faut connaître le mal dès son apparition, sa localisation dans telle maison, dans tel quartier, pour y porter un remède efficace... En outre, il est juste que l'administration demande au corps médical des services d'intérêt public, en même temps qu'elle lui octroie des privilèges, et c'est là en quelque sorte, comme disait le rapporteur à la Chambre des députés, le prix du monopole concédé aux médecins par l'État »

C'est en somme l'intérêt qu'a le corps social à connaître dès son apparition une maladie épidémique qui avait conduit le législateur de 1892 à faire de la déclaration de cette maladie une obligation pour les médecins, et le législateur de 1902 a jugé nécessaire d'affirmer une fois de plus la même prescription, en lui donnant sa place définitive dans le système général institué pour la protection de la santé publique.

Comment, en effet, combattre l'extension des maladies transmissibles si on ne connaît pas leur existence? Ou comment les combattre efficacement si on ne les connaît que lorsqu'elles ont acquis une force supérieure aux moyens qu'on peut leur opposer? La déclaration obligatoire d'un cas de maladie transmissible dès l'apparition de cette maladie est une condition essentielle de l'application de la loi; comme le disait l'honorable M. Viseur au cours du débat auquel cette disposition a donné lieu devant le Sénat, « la déclaration domine toute la police sanitaire : seule elle permet de prendre en temps utile des mesures capables de combattre victorieusement les épidémies ». Si donc on admet — et personne ne le conteste plus

aujourd'hui — qu'il y a des maladies transmissibles, la confection
de la liste de ces maladies est la conséquence nécessaire de cette
transmissibilité; leur déclaration est la conséquence nécessaire de
cette confection de la liste; la désinfection, comme nous allons le
voir, est la conséquence nécessaire de cette déclaration.

La loi du 15 février 1902 ajoute en effet à cet enchaînement
logique de dispositions un troisième terme, que permettaient seuls
les deux premiers, mais qui leur donne seul à son tour leur efficacité.
C'est d'une part la désinfection prescrite par l'article 7, d'autre part,
l'ensemble des mesures de prophylaxie ou d'assainissement devant
résulter de l'application des règlements municipaux prévus à l'article premier. Vous recevrez de moi des instructions spéciales concernant les arrêtés sanitaires et les services, soit municipaux, soit
départementaux, de désinfection.

En présence de ces prescriptions nouvelles, il ne sera plus possible de prétendre que la déclaration n'est qu'une formalité superflue
à laquelle les médecins sont excusables de se soustraire, parce
qu'elle est sans effet utile. Si excessive que fût cette opinion, en
présence des services dont les populations sont redevables dans le
passé à l'intervention du médecin des épidémies et des autorités
administratives chargées de l'hygiène publique, elle pouvait parfois,
sinon se justifier, du moins s'expliquer sous le régime de la loi du
30 novembre 1892. Désormais, la déclaration pourra toujours être
suivie, soit de la désinfection du local occupé par le malade et des
objets à son usage, soit de mesures d'assainissement portant sur la
qualité des eaux, l'évacuation des matières usées ou l'aménagement
des immeubles. Aucun praticien ne devra donc plus méconnaître
l'obligation que lui fait la loi de déclarer à l'autorité publique les
cas de maladies transmissibles tombés sous son observation.

Contre cette déclaration, un certain nombre de médecins ont
invoqué le principe du secret professionnel. Cette objection a fait
l'objet d'un examen particulier de la part de M. le Dr Josias, rapporteur de l'Académie de médecine.

Ce ne sont pas seulement la tradition et les mœurs, disait-il, c'est aussi la
loi qui impose aux médecins le secret professionnel (art. 378 du Code pénal).

Ce que la loi a fait, elle peut aussi le défaire, et quand les prescriptions
de la loi sont commandées par l'intérêt public, on est mal venu à refuser
d'y obéir, en se retranchant derrière la tradition, si ancienne et si res-
pectable qu'elle soit.

L'obligation morale de garder le secret professionnel est primée par
l'obligation légale de faire la déclaration.

Au surplus, si le médecin doit déclarer à l'autorité compétente les
maladies contagieuses qu'il constate, il est tenu au secret à l'égard de
toute autre, et l'agent de l'autorité qui reçoit sa déclaration est tenu formellement, lui aussi, de garder le secret professionnel. Au lieu d'avoir le
medecin comme seul confident, le malade en aura deux désormais, le
médecin et l'autorité compétente. Le secret professionel n'en sera pas
moins gardé.

M. le D' Josias rappelait à cette occasion que la Cour de cassation a consacré, par un arrêt du 13 mars 1897, la responsabilité d'un secrétaire de mairie qui avait communiqué à un tiers des avis de déclaration. Il concluait que, dans les circonstances présentes, les médecins ne sont plus fondés à invoquer le secret professionnel pour se soustraire à l'obligation de la déclaration, « parce que la loi est égale pour tous et parce que le secret professionnel ne sera pas divulgué par l'autorité ».

Ces considérations n'ont soulevé aucune objection au sein de l'Académie de médecine, qui leur a ainsi donné l'appui de sa haute autorité, et j'ai décidé, en ce qui me concerne, de leur donner la consécration officielle, en apportant à la forme même des déclarations diverses modifications de détail qui donneront, je l'espère, pleine satisfaction aux *desiderata* du monde médical.

Mode de déclaration.

Les diverses questions se rattachant au mode de la déclaration ont fait l'objet, conformément à la prescription formulée par l'article 5 de la loi, d'un arrêté que j'ai pris, après avis de l'Académie de médecine et du Comité consultatif d'hygiène publique de France, à la date du 10 février 1903 : vous le trouverez reproduit à la suite de cette circulaire. La principale innovation de cet arrêté consiste dans la substitution de la carte-lettre fermée à la carte postale pour la transmission des déclarations.

Sous le régime de la loi du 30 mars 1892, la déclaration se faisait à l'aide de cartes postales, détachées d'un carnet à souche, et pouvant circuler en franchise soit telles qu'elles, soit sous enveloppes fermées. Le plus souvent, elles étaient envoyées comme cartes postales ordinaires, le praticien ne se trouvant pas porteur des enveloppes spéciales destinées à ce genre de correspondance, au moment où il avait une déclaration à formuler. L'inconvénient qui pouvait résulter, malgré les précautions prises, de la circulation de cet avis, ainsi exposé aux yeux d'un certain nombre d'intermédiaires, sera supprimé par la substitution à la carte postale ouverte de la carte-lettre fermée.

Les nouveaux carnets de déclarations seront composés de cartes-lettres; comme précédemment ils seront mis gratuitement à la disposition des médecins et sages-femmes et les cartes-lettres jouiront du bénéfice de la franchise postale. Enfin, la carte-lettre portera d'une part la mention « confidentielle », et, d'autre part, une note imprimée ainsi conçue :

Les communications relatives aux cas de maladies, communications confidentielles par leur nature, conservent le même caractère aux mains des représentants de l'autorité qualifiée pour les recevoir, le maire et le sous-préfet, comme de tous auxilliaires dépositaires par état ou profession des secrets confiés, sous les peines prévues par l'article 378 du Code pénal (arrêt de la Cour de cassation du 13 mars 1897).

Ces modifications de forme, ainsi que les idées dont elles s'inspirent et les considérations d'un ordre général développées ci-dessus, vaincront, je l'espère, les dernières résistances. Vous ne devrez négliger aucune occasion, Monsieur le Préfet, d'éclairer sur ce point les médecins qui exercent dans votre département, pour en obtenir le concours dont l'administration a besoin et dont la loi leur fait un devoir.

Les cartes-lettres destinées à la déclaration doivent porter la mention de la maladie observée et les indications nécessaires pour trouver facilement la maison où elle s'est produite; ce sont là deux conditions essentielles, sans lesquelles la déclaration serait inefficace. La déclaration doit être datée. La nature de la maladie peut être désignée par un numéro d'ordre correspondant à une nomenclature inscrite à la première page du carnet. Le médecin n'est pas tenu de signer sa déclaration, un numéro inscrit sur chacune des cartes-lettres devant suffire pour le faire reconnaître par l'administration. La carte porte l'indication du nom et de l'adresse du malade, parce que dans la plupart des cas il serait malaisé de trouver l'appartement contaminé si l'on ne connaissait pas le nom du malade. Enfin, le médecin est invité à mentionner, sous le titre d'observations, les mesures prophylactiques que la circonstance lui paraîtrait comporter, notamment, en ce qui concerne l'isolement, le transport, etc., etc. Ces différents points font l'objet des dispositions de l'article 2 de mon arrêté du 10 février.

L'article 1er de ce même arrêté, confirmant celui du 23 novembre 1893, décide que l'autorité publique chargée de recevoir la déclaration sera représentée par le maire de la commune habitée par le malade et par le préfet ou sous-préfet dans chaque arrondissement. La déclaration devra donc être adressée à la fois au maire et au sous-préfet, ou au maire et au préfet dans l'arrondissement chef-lieu (à Paris, au préfet de police). Les carnets seront disposés à cet effet, chaque déclaration comportant deux avis, l'un pour le sous-préfet ou le préfet, l'autre pour le maire.

Il suffira dès lors au médecin, qui vient d'observer un cas de fièvre typhoïde par exemple, d'inscrire, sur chacune des deux déclarations reliées ensemble à la souche, une adresse, celle du malade, et un numéro, celui de la fièvre typhoide; d'y ajouter les observations jugées utiles; d'écrire au dos de l'une des cartes, celle destinée au maire, le nom de la commune, et sur l'autre le nom de l'arrondissement où réside le malade, et de jeter les deux cartés à la première boîte aux lettres qui se trouvera sur son trajet. Il était difficile de simplifier davantage les écritures.

A quel moment le sous-préfet et le maire doivent-ils être prévenus? L'article 15 de la loi du 30 novembre 1892 disposait que tout praticien est tenu de faire la déclaration « son diagnostic établi », c'est-à-dire aussitôt que son diagnostic est établi. La loi nouvelle stipule que « la déclaration à l'autorité publique de tout cas de l'une des maladies visées à l'article 4 est obligatoire pour tout docteur en médecine, officier de santé ou sage-femme qui en constate l'existence ». Cette modification du texte antérieur n'implique aucun changement dans sa signification, et c'est toujours dès que l'existence en est constatée que doit être faite la déclaration des cas de maladies, ainsi que cela résulte avec évidence du but que s'est proposé le législateur en instituant la déclaration obligatoire et qui est de permettre de porter immédiatement le remède là où est le mal. C'est donc sans aucun retard et, pour reprendre les termes de la loi de 1892, au moment même où son diagnostic est établi, que le médecin doit faire la déclaration.

C'est encore la nécessité d'agir immédiatement qui a rendu nécessaire la double déclaration. Si, en effet, le maire néglige ou refuse de prendre les mesures que commande la protection de la santé publique, il importe que le préfet puisse, le cas échéant, se substituer à lui dans les conditions prévues par les articles 2 et 3 de la loi du 15 février 1902, dont je vous ai déjà donné le commentaire dans ma circulaire en date du 30 mai. Il faut donc que l'administration départementale soit informée indépendamment de la municipalité. Elle le sera par l'intermédiaire du sous-préfet.

En ce qui concerne les cas de maladies transmissibles constatés dans les établissements hospitaliers, et, d'une manière générale, dans tous les établissements publics ou privés, la déclaration doit en être faite, comme s'il s'agissait de particuliers, par les médecins traitants, au moyen de cartes-lettres et dans les conditions prescrites par l'arrêté ministériel du 10 février 1903. Aucune exception ne saurait être admise à cet égard. La déclaration doit être faite en principe au maire du domicile qu'occupait le malade avant son transport, pour qu'il puisse être procédé sur place aux mesures de désinfection jugées utiles. Toutefois, si la maladie a été contractée dans l'établissement même où elle est soignée, c'est le maire de la commune où est situé cet établissement qui devra être prévenu. Il est évident d'ailleurs que, dans l'un comme dans l'autre cas, il appartient à l'administration de l'établissement d'assurer l'exécution des mesures d isolement et de désinfection qui seraient prescrites par les médecins ou les règlements spéciaux. S'il arrivait enfin qu'un malade sortît de l'établissement, pour quelque motif que ce fût, avant que son état permît d'affirmer qu'il ne peut plus transmettre les germes de sa maladie, l'avis devrait en être donné dans la même forme que pour la déclaration, en 'ndiquant le domicile ou le lieu auquel le malade aurait déclaré se rendre.

Il est bien entendu d'ailleurs que la déclaration doit être renouvelée ou rectifiée chaque fois que le malade change de commune, même s'il ne change pas de médecin, et à plus forte raison s'il s'adresse à un nouveau praticien. Au reste le texte et l'esprit de l'article 5 de la loi tendent à imposer l'obligation de la déclaration à tout praticien appelé à donner ses soins au contagieux, sans que ce praticien puisse se considérer comme relevé de cette obligation par le fait qu'un de ses confrères aurait déjà soigné le même malade avant lui.

Toutes les règles précédentes s'appliquent d'ailleurs à la déclaration facultative au même titre qu'à la déclaration obligatoire, sous la réserve que pour la première les praticiens auront à se mettre d'accord avec la famille du malade.

La déclaration reçue, que devra faire le maire? que devra faire le sous-préfet?

La liste numérotée des maladies dont la déclaration est, soit obligatoire, soit facultative, est reproduite sur la couverture du carnet des médecins. Le maire n'aura donc aucune peine à savoir quelle est la maladie dont un cas vient de se produire dans sa commune. Les maladies transmissibles ont fait l'objet d'une instruction générale du Comité consultatif d'hygiène publique de France, et pour plusieurs d'entre elles a été rédigée une instruction spéciale.

D'autre part, toute commune doit posséder, aux termes de l'article 1er de la nouvelle loi, un arrêté sanitaire déterminant « les précautions à prendre pour prévenir ou faire cesser les maladies transmissibles visées à l'article 4 de la présente loi, spécialement les mesures de désinfection ou même de destruction des objets à l'usage des malades ou qui ont été souillés par eux et généralement des objets quelconques pouvant servir de véhicule à la contagion ». Le maire devra particulièrement veiller à ce que ces diverses prescriptions soient exécutées. Il recommandera de ne laisser approcher du malade que les personnes qui sont nécessaires pour le soigner et de détruire ou de désinfecter avec un soin extrême tous les objets ayant été en contact avec lui. Il préviendra, s'il y a lieu, après entente avec le médecin traitant, le service départemental de désinfection. Pour la désinfection quotidienne des linges souillés par le malade ou de ses excréments ou excrétions, il pourra décider, si le malade est pauvre, que les désinfectants lui seront fournis gratuitement. Si la maladie déclarée est la variole, il devra rappeler à ses administrés que la vaccination et revaccination ont été rendues obligatoires par la loi comme étant le seul moyen efficace d'empêcher la transmission du mal, et provoquera s'il y a lieu dans sa commune des séances exceptionnelles de vaccination gratuite. En agissant ainsi, le maire ne fera qu'assurer l'application de l'arrêté sanitaire prescrit par l'article 1er de la loi du 15 février 1902 et, comme l'article 97 de la loi du 5 avril 1884 lui en imposait déjà le

devoir, « prendre les mesures nécessaires pour prevenir les épidémies ».

La circulaire ministérielle du 1er décembre 1893 ajoutait les indications suivantes :

Le sous-préfet devra veiller à ce que les instructions du Comité consultatif soient entre les mains du maire, et s'assurer que les prescriptions
ci dessus sont exécutés. Plus il s'occupera avec rapidité et d'une manière
méticuleuse du premier cas d'une maladie transmissible, moins il aura à
combattre d'épidémies.

Si plusieurs cas de la même maladie venaient à se produire, si ainsi
un foyer épidémique était créé, le sous-préfet enverrait immédiatement
sur place le médecin des épidémies. Il vous préviendrait et, à votre tour,
vous voudriez bien m'informer de toute épidémie qui aurait un caractère
bien déterminé, et me faire connaître en détail les mesures prises pour
la combattre. Pour chaque cas particulier, j'examinerais avec vous la
conduite à tenir.

Même en dehors des épidémies, vous observerez avec soin les déclarations faites par les médecins en exécution de la loi. Vous connaitrez
ainsi les localités dans lesquelles prévaut telle ou telle maladie. Cette
étude constituera pour vous la plus utile source de renseignements pour
l'exécution de la loi sur la protection de la santé publique, dans celles
de ses dispositions qui visent notamment l'assainissement des localités et
des immeubles.

J'ai dit que chaque carte-lettre du carnet doit porter un numéro
permettant de connaître de quel praticien elle émane. Je vous rappelle, ainsi que vous le recommandait la circulaire de 1893 précitée, qu'il y a lieu de dresser une liste complète des docteurs en
médecine, officiers de santé et sages-femmes exerçant dans votre
département, et de donner à chaque praticien un numéro. Un exemplaire de cette liste doit être remis à chacun de MM. les sous-
préfets.

Enfin, aux termes de l'article 3 de mon arrêté du 10 février, il
doit être tenu dans chaque arrondissement, par le préfet ou le sous-
préfet, un registre spécial où sont inscrits par ordre chronologique
les cas de maladie, la date de la déclaration, la désignation des
endroits où ils se sont produits et le nom du déclarant. Ce registre,
dont vous trouverez en annexe un modèle, est établi de telle sorte
que chaque commune de l'arrondissement soit représentée par un
ou plusieurs feuillets, permettant de suivre le développement d'une
épidémie et de se rendre compte à toute époque de l'état sanitaire
d'une commune ou d'une ville. A la fin de chaque mois, le registre
est récapitulé sur un état transmis au ministère de l'Intérieur.

Ces prescriptions, qui ressortaient déjà de ma circulaire du
6 mars 1896, ne me paraissent donner lieu dans la pratique à aucune
difficulté ; je ne puis que vous signaler à nouveau tout l'intérêt que
j'attache à ce qu'elles soient régulièrement et uniformément rem-
plies.

Je vous adresse plusieurs exemplaires de la présente circulaire ;

vous voudrez bien en faire parvenir un à chacun de MM. les sous-préfets et les inviter à en donner connaissance, le plus promptement possible, tant aux médecins des épidémies qu'aux commissions sanitaires de leur arrondissement.

Pour le président du Conseil,
ministre de l'Intérieur et des Cultes :
Le conseiller d'État,
directeur de l'assistance et de l'hygiène publiques,
HENRI MONOD.

D

Circulaire ministérielle du 12 juin 1903, relative à la fourniture des carnets à souche permettant la déclaration des cas de maladies par les médecins et sages-femmes.

MONSIEUR LE PRÉFET, je vous ai fait connaître, par ma circulaire du 5 juin, les conditions dans lesquelles devait être effectuée, en vertu de l'article 5 de la loi du 15 février 1903, la déclaration des cas de maladies visées par l'article 4.

Ces conditions comportent, comme précédemment, l'emploi de carnets à souche contenant douze formules doubles de déclaration et devant être mis gratuitement à la disposition des médecins.

Jusqu'ici, et en attendant le vote d'une loi spéciale, mon département avait pris à sa charge la confection des carnets ainsi distribués ; c'est désormais, par application de la loi de 1902, une dépense qui incombe aux départements, sauf participation générale de l'État dans la proportion fixée par l'article 26.

Je me suis entendu en conséquence avec l'imprimerie administrative de Melun pour qu'elle continue la fourniture des carnets à souche, sous réserve d'en faire opérer le payement directement à son compte par les administrations intéressées.

Des difficultés particulières, provenant de la forme nouvelle des cartes-lettres fermées substituées aux cartes postales et de l'opération de gommage qu'elle nécessite, retarderont toutefois la fourniture complète et régulière des carnets. En vue de concilier autant que possible les intérêts des divers départements, j'ai décidé de scinder en trois séries la distribution devant former le premier approvisionnement total, approvionnement calculé, ainsi qu'il a été admis en 1894, sur la base de deux carnets par médecin et d'un carnet par sage-femme.

Le premier envoi comprendra un exemplaire du carnet par médecin ; il sera effectué pour chaque département, dans l'ordre alphabétique, au fur et à mesure de la fabrication, et commencera très prochainement.

Dès que cet envoi sera terminé, une seconde distribution sera reprise immédiatement dans le même ordre à raison d'un carnet par sage-femme.

Le troisième envoi succédera et complétera l'approvisionnement prévu par un nombre de carnets égal de nouveau à celui des médecins.

Je ferai en sorte, Monsieur le Préfet, que ces expéditions successives aient lieu dans le moindre délai possible. Il vous appartiendra, de votre côté, de répartir les carnets, dès qu'ils vous parviendront, de la manière qui vous paraîtra la plus conforme aux intérêts de la santé publique et aux dispositions édictées.

La circulaire ministérielle du 10 février 1894 contenait à cet égard des instructions que je crois devoir rappeler.

Avant de procéder à la délivrance des carnets, vous devez faire inscrire au talon sur chaque feuille de déclaration le nom de votre appartement et le numéro du carnet. Ainsi qu'il était expliqué dans la circulaire du 1er décembre 1893 et que l'indique de nouveau la circulaire du 5 juin précitée, ce numéro suffira pour faire reconnaître par l'administration le praticien de qui émane la déclaration, si celui-ci, pour des motifs que l'emploi de la carte fermée justifiera, d'ailleurs, dans la pratique de moins en moins, a jugé préférable de ne point la signer.

Lorsque l'approvisionnement complet tel qu'il est indiqué ci-dessus aura été réalisé, le renouvellement des carnets se fera, comme cela se pratique dès maintenant, sur votre demande et par l'entremise de mon administration.

Le règlement des frais de fourniture et d'expédition aura lieu par vos soins sur la production des mémoires justificatifs qui vous seront adressés par l'imprimerie de Melun. Le prix maximum de revient du carnet est de 0 fr. 18.

Vous voudrez bien m'accuser réception, le plus tôt possible, de la présente circulaire.

Pour le président du Conseil,
ministre de l'Intérieur et des Cultes :

Le conseiller d'État,
directeur de l'assistance et de l'hygiène publiques,

HENRI MONOD.

ANNEXE X

INSTRUCTIONS DU COMITÉ CONSULTATIF D'HYGIÈNE PUBLIQUE DE FRANCE POUR EMPÊCHER LA PROPAGATION DES MALADIES TRANSMISSIBLES

A

Instructions générales.

I

Les maladies transmissibles contre lesquelles il y a lieu de prendre des mesures pour en empêcher la transmission sont :

Le choléra ;

La fièvre typhoïde ;

La dysenterie épidémique ;

La diphtérie ;

La variole et la varioloïde ;

La scarlatine ;

La rougeole ;

La suette miliaire ;

La coqueluche ;

La tuberculose.

II

Les moyens de transmission des maladies contagieuses sont :

1° Le malade, ses déjections et ses produits de sécrétion ;

2° L'eau et les aliments ;

3° Les personnes qui sont ou ont été en rapport avec le malade ;

4° Les objets ayant servi au malade (vêtements, linge, meubles, etc.) ;

5° Les pièces occupées par le malade ;

6° Les cadavres.

III

Toutes les affections contagieuses n'exigent pas l'emploi des mêmes moyens. Une instruction spéciale à chaque maladie indiquera les mesures à prescrire contre la propagation de cette maladie.

Mais dans toutes les maladies contagieuses on cherche à obtenir le même résultat : empêcher le premier malade de transmettre sa maladie et de devenir ainsi le foyer d'une épidémie, empêcher l'étincelle d'allumer un incendie.

Pour cela, il faut obtenir le plus rapidement possible :

1° L'isolement du malade;

2° La désinfection de ses déjections, de ses produits de sécrétion, de ses linges, des objets qui l'entourent et de son logement.

IV

Dès qu'un cas est signalé, le médecin des épidémies ou un médecin spécial délégué constate la nature de l'affection.

Si le malade ne peut être isolé et s'il ne peut recevoir chez lui les soins convenables, il doit être, quand il y consent, transporté à l'hôpital, et son logement immédiatement désinfecté.

Dans le cas où le malade ne sera pas transporté à l'hôpital, il sera nécessaire de l'isoler complètement dans une chambre spéciale. Les personnes appelées à lui donner des soins pénètrent seules près de lui.

Tant que le malade séjournera dans la chambre, les objets qu'elle renferme n'en sortiront pas sans avoir été préalablement désinfectés, surtout s'il s'agit de linge de corps et de literie.

Le malade guéri devra avant de sortir prendre un bain savonneux, mettre du linge blanc et se vêtir d'habits désinfectés.

V. — DÉSINFECTION.

La désinfection a pour but d'empêcher l'extension des maladies contagieuses en détruisant les germes ou en les rendant inoffensifs.

Une instruction spéciale pour chaque maladie indiquera le procédé de désinfection à employer.

Il est nécessaire d'ajouter à la désinfection la propreté rigoureuse du malade, de son entourage et du milieu dans lequel il est placé.

VI

Les germes morbides seront détruits :

1° Par l'exposition des objets dans une étuve à vapeur sous pression;

2° Par l'immersion dans l'eau bouillante;

3° Par l'action d'une solution désinfectante.

Les désinfectants principalement recommandés sont :

Le sulfate de cuivre;

Le chlorure de chaux fraîchement préparé;

Le lait le chaux fraîchement préparé [1];

Le sublimé;

Le permanganate de potasse.

On fera usage de deux solutions suivant les circonstances indiquées plus bas :

L'une forte :

Sulfate de cuivre, chlorure de chaux 5 p. 100, c'est-à-dire 50 grammes de sulfate de cuivre, de chlorure de chaux dans un litre d'eau; lait de chaux, 20 p. 100

L'autre faible :

Sulfate de cuivre, chlorure de chaux 2 p. 100, c'est-à-dire 20 grammes de ces substances dans un litre d'eau; lait de chaux, 7 p. 100.

La solution de sublimé sera employée à 1 p. 1000 (*for'e*) ou à 1/2 p. 1000 (*faible*) suivant les cas. La solution de sublimé sera colorée avec la fuchsine ou l'éosine et additionnée de 10 grammes d'acide chlorhydrique par litre.

La solution de permanganate de potasse à 1 p. 1000 sera associée à la solution de sublimé à 1 p. 1000.

L'emploi de ces divers procédés variera suivant la nature de l'objet à désinfecter.

V I I

Pour le lavage des mains on se sert de la solution faible.

Les déjections ou produits de sécrétion des malades seront désinfectés avec la solution forte.

Dans le choléra :

Matières de vomissements;

Selles;

Urines.

Dans la diphtérie et la scarlatine :

Matières de l'expectoration et de vomissements;

---

1. Pour avoir du lait de chaux très actif, on prend de la chaux de bonne qualité, on la fait se déliter en l'arrosant petit à petit avec la moitié de son poids d'eau. Quand la délitescence est effectuée, on met la poudre dans un récipient soigneusement bouché et placé dans un endroit sec. Comme un kilogramme de chaux qui a absorbé 500 grammes d'eau pour se déliter a acquis un volume de 2 lit. 200, il suffit de la délayer dans le double de son volume d'eau, soit 4 lit. 400, pour avoir un lait de chaux qui soit environ à 20 p. 100. Pour désinfecter les selles des malades, on verse dessus une proportion de lait de chaux égale en volume à 2 p. 100.

Mucus nasal ;
Urine.
Dans la fièvre typhoïde et la dysenterie :
Selles.

VIII

La maladie terminée, on fera porter à l'établissement de désinfection les vêtements, les lits, oreillers, matelas et couvertures, les tapis, etc., etc.

On s'abstiendra de trop les remuer et on les placera dans un drap imbibé d'une solution désinfectante. S'il n'y a pas d'établissement de désinfection, les habits seront désinfectés par l'acide sulfureux de la façon qui est indiquée ci-dessous (*désinfection du logement infecté*).

La chambre sera désinfectée par des fumigations de soufre ou des pulvérisations d'une solution de sublimé de la façon suivante.

DÉSINFECTION DES LOGEMENTS INFECTÉS.

A. *Désinfection par l'acide sulfureux.* — On procédera par la combustion de 40 grammes de soufre par mètre cube de l'espace à désinfecter en opérant de la façon suivante :

On colle quelques bandes de papier sur les fissures ou joints qui pourraient laisser échapper des vapeurs sulfureuses.

On fait bouillir sur un réchaud pendant une demi-heure une certaine quantité d'eau, de manière à remplir la chambre de vapeur.

Du soufre concassé en très petits morceaux est placé dans des vases en terre ou en fer peu profonds, largement ouverts et d'une contenance d'environ un litre.

Les vases en fer sont d'une seule pièce ou rivés sans soudure.

Pour éviter le danger d'incendie, on place les vases contenant le soufre au centre de bassins en fer ou baquets contenant une couche de 5 à 6 centimètres d'eau.

Pour enflammer le soufre, on l'arrose d'un peu d'alcool, ou on le couvre d'un peu de coton largement imbibé de ce liquide auquel on met le feu.

Le soufre étant enflammé, on ferme les portes de la pièce et l'on colle des bandes de papier sur les joints.

La chambre n'est ouverte qu'au bout de vingt-quatre heures.

B. *Désinfection par le sublimé.* — La désinfection des murs crépis, blanchis à la chaux, couverts de papiers de tenture, sera faite méthodiquement sur toute la surface des parois des chambres, à l'aide de pulvérisations avec la solution forte de sublimé. On commencera à pulvériser cette solution à la partie supérieure de la paroi suivant une ligne horizontale, et l'on descendra successivement, de telle sorte que toute la surface soit couverte d'une couche de liquide pulvérisé en fines gouttelettes.

Les planchers, carrelages, boiseries ou pisés seront lavés à l'eau bouillante, balayés, essuyés et arrosés avec la même solution.

Il est expressément important que les personnes chargées de la désinfection soient munies de vêtements spéciaux, y compris les pantalons et les chaussures, et qu'en rentrant elles quittent ces vêtements qui devront être désinfectés et ne devront avoir aucun contact avec ceux repris par les désinfecteurs.

L'administration municipale veillera à la désinfection et, au défaut des habitants, y procédera d'office.

Il est de son devoir d'assurer un abri aux habitants du logement pour procéder à une purification sérieuse.

La chambre n'est réhabitée qu'après avoir subi une ventilation d'au moins vingt-quatre heures.

IX. — Hygiène privée.

Eau potable. — On doit veiller avec un très grand soin à la pureté de l'eau potable.

En cas d'épidémie, boire de l'eau bouillie.

L'eau provenant des puits susceptibles d'être souillés est prohibée.

Les boulangers ne doivent jamais, dans la fabrication du pain, se servir de l'eau de ces puits.

Sont interdits dans les cours d'eau le lavage des linges contaminés, ainsi que la projection de toute matière des déjections.

Déclaration obligatoire. — Tout cas de maladie contagieuse doit être immédiatement déclaré à la mairie.

Voitures. — Les voitures dans lesquelles ont été transportés des malades atteints de maladies contagieuses doivent être désinfectées ; elles seront lavées avec l'une des solutions fortes.

X. — Hygiène publique.

Toutes les causes d'insalubrité qui préparent le terrain à l'invasion des épidémies doivent être écartées lorsqu'il s'agit d'une maladie contagieuse.

Aussi, les règles d'hygiène générale, applicables en tout temps, seront plus rigoureusement observées en temps d'épidémies, surtout en ce qui concerne :

La pureté de l'eau potable ;

Les agglomérations d'individus, les fêtes, les foires, les pèlerinages ;

La surveillance et l'approvisionnement des marchés ;

La propreté du sol ;

Le contrôle minutieux des puits et la recherche des causes possibles d'infection ;

L'enlèvement régulier des immondices [1] ;

La propreté des habitations ;

La surveillance particulière des locaux, ateliers, chantiers, etc., destinés à la population ouvrière et industrielle ;

La propreté et la désinfection régulière des cabinets d'aisances publics et privés ;

La surveillance et la désinfection des fosses d'aisances ;

L'entretien et le lavage des égouts [2], etc.

La sollicitude de l'Administration doit surtout porter sur la salubrité des quartiers et des habitations qui, lors des épidémies antérieures, ont été frappés.

B

Instructions contre la diphtérie.

La diphtérie est une maladie contagieuse, causée par un bacille spécifique (bacille de Klebs-Löffler).

Elle est surtout fréquente chez les enfants.

Elle est caractérisée par la formation de fausses membranes sur les muqueuses, principalement sur celles du pharynx (angine diphtérique), du larynx (croup), de la trachée et des bronches (bronchite pseudo-membraneuse), de l'œil (conjonctivite diphtérique).

Souvent la diphtérie débute par la muqueuse nasale (rhinite diphtérique), puis s'étend au pharynx et à la trachée.

Le bacille diphtérique est contenu dans les fausses membranes, dans les produits de l'expectoration et dans le mucus nasal. Il caractérise la maladie. D'autres microbes sont capables de produire des fausses membranes à la surface des muqueuses, l'examen bactériologique permet seul d'affirmer la nature de l'exsudat.

Tout cas de diphtérie doit être immédiatement déclaré à la mairie.

---

1. *Ordures ménagères.* — Les ordures ménagères, placées dans une caisse bien fermée, sont arrosées deux fois par jour avec l'une des solutions fortes en quantité suffisante.

Quand la caisse a été vidée, on verse à l'intérieur un verre d'une solution désinfectante forte.

Fumier, amas d'immondices. — Les fumiers et amas d'immondices ne sont enlevés qu'après avoir été largement arrosés avec une des solutions désinfectantes fortes.

2. Si l'on craint l'invasion d'une épidémie, pendant la *période qui peut précéder* cette épidémie, les égouts, les canaux, etc., sont complètement curés, les fosses d'aisances vidées, de façon qu'il y ait le moins de mouvement de matières en putréfaction *pendant* l'épidémie.

I. — Isolement du malade.

Le malade atteint de diphtérie doit être isolé et tenu dans un état constant de propreté. Les personnes appelées à lui donner des soins pénètrent seules près de lui. Elles sont revêtues d'une blouse qui ne sortira pas de la chambre et qui sera désinfectée comme il est dit plus loin.

Elles s'astreignent aux règles suivantes :

Ne prendre aucune boisson ni aucune nourriture dans la chambre du malade.

Se laver les mains fréquemment et toujours avant les repas avec une solution désinfectante (solution de sublimé au 1/1000ᵉ), puis les nettoyer au savon.

Si ces personnes ont des crevasses ou de petites plaies soit aux mains, soit au visage, elles les recouvriront d'une couche de collodion. Elles éviteront d'embrasser le malade et de se trouver en face de sa bouche pendant les quintes de toux.

La chambre du malade sera bien aérée et balayée avec de la sciure de bois humide pour éviter les poussières. La sciure sera ensuite brûlée.

II. — Désinfection.

Les produits dangereux sont ceux qui contiennent le bacille diphtérique, c'est à-dire les fausses membranes, les matières de l'expectoration et de l'écoulement nasal. Ces substances sont projetées, pendant les accès de toux, sur le lit, les draps, les couvertes, les linges. Tous ces objets devront être désinfectés.

Les cueillers, les tasses, les verres, à l'usage du malade, seront toujours lavés à l'eau bouillante après qu'ils auront servi.

Pour les mouchoirs, les serviettes, etc., le mieux est de les recueillir dans un chaudron contenant de l'eau alcalinisée avec un peu de carbonate de soude et de les faire bouillir. Les draps peuvent être traités de même. Ce moyen de désinfection très sûr peut être appliqué partout. Le chaudron reste dans la chambre du malade et chaque soir est transporté sur le feu. Ainsi, les linges souillés ne traînent pas d'un lieu à un autre en répandant des germes dangereux.

On peut aussi faire la désinfection sur place en mettant tous les linges à tremper pendant vingt-quatre heures dans une solution alcaline de lysol ou crésyl à 4 p. 100. Ils sont ensuite envoyés à la lessive.

Dans les villes où il existe des étuves à désinfection, on y enverra les matelas, les couvertures, les tentures et les tapis.

Là où il n'y a pas d'étuve on défera les matelas; les enveloppes seront mises à la lessive, et la laine avec les couvertures seront désinfectées à l'acide sulfureux [1].

Les habits portés par l'enfant au moment où il est tombé malade seront également désinfectés. Les jouets qui servaient à l'enfant au moment où il est tombé malade et ceux qui l'ont amusé pendant sa maladie seront brûlés ou désinfectés.

Les produits diphtériques desséchés sur le sol ou sur les murs restent longtemps dangereux. Il faut donc désinfecter les planchers et les murs, en les lavant à la brosse de chiendent avec une solution antiseptique (chlorure de chaux au 1/60e, solution de lysol à 3 p. 100). Lorsqu'on le pourra, on badigeonnera les murs au lait de chaux [2]. Si la chambre est tapissée, on renouvellera le papier.

L'administration municipale veillera à la désinfection et, s'il est nécessaire, y procédera d'office.

Il est de son devoir d'assurer un abri aux habitants pauvres pendant que l'on procédera à une purification sérieuse de leur logement.

Les voitures dans lesquelles ont été transportés des malades atteints de diphtérie doivent être désinfectées.

1. *Désinfection par l'acide sulfureux.* — On procédera par la combustion de 40 grammes de soufre par mètre cube de l'espace à désinfecter, en opérant de la façon suivante :

On colle quelques bandes de papier sur les fissures ou joints qui pourraient laisser échapper les vapeurs sulfureuses.

On fait bouillir sur un réchaud pendant une demi-heure une certaine quantité d'eau, de manière à remplir la chambre de vapeur.

Du soufre concassé en très petits morceaux est placé dans des vases en terre ou en fer peu profonds, largement ouverts et d'une contenance d'environ un litre.

Les vases en fer sont d'une seule pièce ou rivés sans soudures.

Pour éviter le danger d'incendie, on place les vases contenant le soufre au centre de bassins en fer ou de baquets contenant une couche de 5 à 6 centimètres d'eau.

Pour enflammer le soufre, on l'arrose d'un peu d'alcool, ou on le recouvre d'un peu de coton largement imbibé de ce liquide, auquel on met le feu.

Le soufre étant enflammé, on ferme les portes de la pièce et l'on colle des bandes de papier sur les joints.

La chambre n'est ouverte qu'au bout de vingt-quatre heures.

2. Pour avoir du lait de chaux très actif, on prend de la chaux de bonne qualité, on la fait se déliter en l'arrosant petit à petit avec la moitié de son poids d'eau. Quand la délitescence est effectuée, on met la poudre dans un récipient soigneusement bouché et placé dans un endroit sec. Comme un kilogramme de chaux qui a absorbé 500 grammes d'eau pour se déliter a acquis un volume de 2 lit. 200, il suffit de la délayer dans le double de son volume d'eau, soit 4 lit. 400, pour avoir un lait de chaux qui soit environ à 20 p. 100.

III. — Prévention de la diphtérie.

Lorsqu'un cas de diphtérie éclate dans une famille, le malade doit être aussitôt isolé.

Les personnes qui ont été en contact avec lui sont exposées à contracter la maladie. Elles doivent examiner leur gorge matin et soir et, lorsqu'elles aperçoivent une rougeur et surtout une tache blanchâtre, faire venir le médecin. Cet examen de la gorge est surtout utile chez les enfants. Dès leur plus jeune âge il faut les habituer à ouvrir la bouche pour montrer leur pharynx. Le médecin appelé pour un cas de diphtérie fera bien d'ensemencer sur sérum le mucus de toutes les personnes de la famille, ces cultures lui dénonceront la présence du bacille diphtérique avant l'apparition de l'angine.

Emploi du sérum antidiphtérique pour la prévention de la diphtérie.

De tous les moyens préventifs, le plus efficace consiste à injecter, à toutes les personnes qui ont été exposées à la contagion, 5 cc. de sérum antidiphtérique. Cette injection ne présente aucun inconvénient, elle met à l'abri de la diphtérie pour une dizaine de jours, ce qui est très suffisant dans la pratique. D'ailleurs, si le danger de contagion persistait plus longtemps on renouvellerait l'injection.

Ces injections préventives ont été pratiquées un très grand nombre de fois. Les résultats qu'elles ont donnés sont tout à fait satisfaisants. Des épidémies de diphtérie ont été arrêtées dans des écoles par l'injection préventive pratiquée sur tous les élèves. Cette mesure vaut beaucoup mieux que le licenciement, qui a presque toujours pour effet de disséminer la maladie. On ne saurait trop recommander les injections préventives chez les familles pauvres, où les chances de contagion sont très grandes à cause de l'entassement dans un logement étroit et du manque de soins hygiéniques.

Un point très important dans la prophylaxie de la diphtérie, c'est de ne rendre à la vie commune les enfants atteints de cette maladie que lorsqu'ils n'ont plus de bacilles diphtériques dans la bouche. Ceux-ci, en effet, persistent quelquefois longtemps après la guérison. Les ensemencements du mucus sur sérum indiqueront le moment où les bacilles ont disparu de la gorge.

Les enfants atteints de rhinite diphtérique propagent activement la maladie. Il n'est pas rare de rencontrer des enfants qui ont un écoulement nasal malgré qu'ils paraissent bien portants. Les parents croient à un simple rhume de cerveau et ne prennent aucune précaution. Cette rhinite peut durer des semaines, pendant lesquelles l'enfant propage partout le bacille diphtérique. Les médecins des écoles notamment doivent rechercher soigneusement les rhinites, ensemencer le jetage et isoler les enfants qui en sont atteints.

Une autre affection diphtérique méconnue se manifeste par des gerçures des lèvres qui n'ont aucune tendance à se fermer, l'examen bactériologique montre qu'elles sont dues au bacille diphtérique.

IV. — Traitement de la diphtérie.

Le seul médicament efficace dans la diphtérie est le sérum antidiphtérique.

Le sérum antidiphtérique empêche l'empoisonnement diphtérique, mais il ne peut rien quand la toxine est déjà fixée sur les cellules et que l'intoxication est produite. C'est pour cela qu'il faut injecter le sérum aussitôt que possible.

Les statistiques portant sur des dizaines de milliers de cas montrent que la mortalité est presque nulle lorsque le sérum est injecté le premier ou le second jour de la maladie, qu'elle est de 10 à 20 p. 100 si le sérum est donné le troisième jour seulement, et beaucoup plus élevée si on n'intervient que le quatrième ou le cinquième jour. Lorsque l'injection est faite tardivement et que le malade guérit il n'est pas rare de voir des paralysies survenir pendant la convalescence, tandis qu'elles ne se montrent jamais si le sérum est donné dès le début de la maladie.

Quand le médecin se trouve en présence d'une angine à fausses membranes, il doit tout d'abord injecter du sérum, même avant l'examen bactériologique, qui demande toujours quelques heures. Bien entendu il fera l'ensemencement des fausses membranes; si elles contiennent des bacilles diphtériques, il n'aura perdu aucun moment, et si elles n'en contiennent pas, il aura fait une injection inutile mais non dangereuse. Car on ne saurait trop répéter que le sérum antidiphtérique n'est pas dangereux. Il peut provoquer l'urticaire, un mouvement fébrile, des douleurs articulaires, des éruptions cutanées passagères, mais ce sont là de bien petits inconvénients en présence du danger si grave de la diphtérie.

Lorsqu'à la suite d'une injection suffisante de sérum, les fausses membranes ne se détachent pas après trente-six heures, il est très probable qu'elles ne sont pas diphtériques, ou que le bacille diphtérique est associé à d'autres microbes

L'examen bactériologique donne dans ce cas les renseignements les plus utiles, et c'est pour cela qu'il faut toujours le faire, il explique les incidents de la maladie et montre pourquoi, dans certains cas, le sérum paraît inefficace.

Lorsque le médecin a affaire à une diphtérie laryngée, qu'il ne craigne pas de donner de fortes doses de sérum, c'est le meilleur moyen d'éviter l'intervention chirurgicale.

A plus forte raison dans les cas de bronchite pseudo-membraneuse diphtérique, il faut injecter de grandes quantités de sérum, pour prévenir l'intoxication et provoquer le rejet des fausses membranes qui encombrent l'arbre bronchique.

L'activité du sérum antidiphtérique se conserve très longtemps (plus d'une année). Le petit dépôt qui se forme sur le fond du flacon n'est pas un signe d'altération. Le sérum clair qui surnage est parfaitement efficace.

C

Instructions sur la peste.

I

La peste est une maladie infectieuse causée par un bacille spécifique découvert par M. Yersin.

Les formes de la peste sont : *la peste avec bubons apparents* — peste bubonique — et *la peste sans bubons apparents* — peste septicémique — peste typhoïde — pneumonie pesteuse — peste intestinale, qui est plus rare.

A. — *Peste bubonique.*

La *peste bubonique* débute par de la fièvre, des nausées, des douleurs dans la tête et les membres. Le gonflement des ganglions des aines, des aisselles ou du cou se montre bientôt. Cet engorgement est très douloureux; s'il reste diffus, l'état général devient de plus en plus mauvais, avec délire et affaiblissement progressif du cœur. La mort survient rapidement, parce que le bacille pesteux a passé dans le sang; la peste est devenue *septicémique.*

Dans les cas moins graves, la tuméfaction se précise et il se forme un abcès. La suppuration des ganglions est d'ordinaire suivie d'une amélioration notable, et les malades dont les ganglions suppurent peuvent guérir.

Cependant, il arrive que les abcès pesteux soient le point de départ d'infections secondaires avec suppurations prolongées et multiples qui amènent la cachexie.

L'apparition des bubons peut être précédée de celle de pustules qui indiquent la porte d'entrée du virus. Des pustules secondaires apparaissent parfois sur les parties œdématiées et sur les trajets lymphatiques. Autour d'elles la peau violacée se nécrose (*charbon — ulcères pesteux*).

Certains malades présentent des tuméfactions et des suppurations ganglionnaires sans symptômes généraux graves, et qui sont pourtant de nature pesteuse. Cette forme bénigne de peste doit être signalée, elle est souvent méconnue et les personnes qui en sont atteintes peuvent facilement propager le fléau. C'est la forme dite *ambulatoire*.

La sérosité des ganglions tuméfiés, celle des pustules, renferment le bacille pesteux et l'examen bactériologique seul permet un diagnostic rapide et précis. Il faut donc toujours recueillir de ces humeurs pour l'examen. Dans les bubons suppurés le bacille pesteux n'existe plus ou est très rare; pour le mettre en évidence il faut avoir recours aux cultures et aux inoculations.

B. — Peste sans bubons apparents.

Quelquefois on n'observe aucun bubon local; les divers ganglions lymphatiques paraissent légèrement augmentés de volume, malgré que la fièvre, le délire et les autres symptômes de l'empoisonnement pesteux soient intenses. La peste est alors *septicémique* et tue le patient en quelques heures. Une autre forme de peste sans bubons est la peste typhoïde, qui dure plusieurs jours et dont la terminaison est presque toujours fatale.

C. — Pneumonie pesteuse.

La *pneumonie pesteuse primitive* débute le plus souvent par un frisson avec vertige, nausées et douleurs dans la tête et les membres. La température est élevée. Les symptômes généraux précèdent les signes pulmonaires, qui ne se montrent quelquefois que deux ou trois jours après le début de la maladie.

Symptômes pulmonaires. — Douleur à la poitrine; matité plus ou moins accentuée; râles crépitants et sous-crépitants, toux fréquente, bientôt incessante. Les crachats, suivant les cas, sont : ou abondants, fluides, séreux, souvent spumeux et teintés en rose par du sang; ou visqueux et couleur jus de pruneau. Il peut survenir de véritables crachements de sang.

Marche de la maladie. — Le vertige du début peut disparaître et la conscience est conservée — température élevée — pouls rapide — langue d'abord humide, puis sèche et couverte d'un enduit — toux et expectoration incessantes — dyspnée — délire — pétéchies et hémorragies des muqueuses — affaiblissement du cœur — cyanose — mort du quatrième au huitième jour, rarement après un temps plus long.

Diagnostic différentiel. — La pneumonie pesteuse se distingue de la pneumonie ordinaire par le désaccord qui existe au début entre la gravité de l'état général et l'état du poumon.

On pourrait confondre la pneumonie pesteuse avec la broncho-pneumonie à marche rapide de l'influenza.

Il n'y a qu'un moyen de faire un diagnostic précis, c'est de pratiquer l'examen bactériologique des crachats, qui contiennent de nombreux bacilles pesteux. Le médecin devra donc toujours avoir recours à la bactériologie.

Pneumonie pesteuse secondaire. — Elle est consécutive à la peste bubonique et survient surtout dans les cas où les bubons siègent au cou et aux aisselles. La propagation au poumon se fait par les voies lymphatiques. .

Dans les pays qui sont menacés de la peste, il faut soumettre à l'examen bactériologique non seulement tous les malades fébricitants qui ont des engorgements ou des suppurations ganglionnaires, mais aussi tous ceux qui présentent des troubles pulmonaires aigus avec symptômes généraux graves.

Dans tous les cas de peste rapidement mortels on trouve le coccobacille spécifique dans le sang et dans les organes.

II. — TRANSMISSION DE LA PESTE.

Le germe de la peste est abondant dans la sérosité des bubons, des pustules et dans les produits de l'expectoration des malades atteints de peste pulmonaire. Il est plus rare dans le pus des abcès et des plaies, on l'a signalé dans les urines. On le trouve dans le sang des pestiférés gravement atteints.

Le microbe pesteux pénètre surtout par les plaies, les excoriations, crevasses et petites lésions de la peau qui passent souvent inaperçues.

Il peut être transporté de personne à personne par les parasites, les puces, punaises, etc.

La transmission peut se faire par la respiration de poussières auxquelles est mêlé le germe de la peste. Dans la forme pulmonaire, la transmission s'opère habituellement de personne à personne par le crachat renfermant le bacille.

Le germe de la peste peut se conserver dans les objets les plus divers, tels que : vêtements, linges de corps, objets de literie, chiffons, laines, tapis.

La transmission peut également se faire à distance par les intermédiaires déjà cités (vêtements, linges de corps, objets de literie, etc.), par les convalescents, les malades, surtout par ceux légèrement atteints (forme ambulatoire).

Les rats sont souvent malades avant les hommes et dans certaines épidémies une grande mortalité parmi les rats a précédé les premiers cas observés chez l'homme.

Les rats propagent la peste en se répandant de proche en proche dans le pays. Les puces qui vivent sur les rats pestiférés sont capables de piquer l'homme, d'où le danger de manier le cadavre d'un rat qui vient de succomber à la peste. Les rats pestiférés sont parfois transportés par les bateaux à de très grandes distances.

III. — CONDUITE A TENIR DANS LE CAS D'UN INDIVIDU ATTEINT DE PESTE OU SUSPECT DE PESTE.

Dès qu'un cas de peste est reconnu, le médecin doit le déclarer immédiatement à l'autorité, et appliquer les instructions sur la peste indiquées ci-dessus (isolement, désinfection, sérothérapie).

En présence d'un cas suspect, le médecin doit avertir télégraphiquement le directeur du laboratoire de bactériologie de la circonscription.

Dans les villes en relation avec des pays pestiférés, les médecins de l'état civil chargés de la constatation des décès devront rechercher avec soin si les corps soumis à leur examen présentent les tuméfactions ou des abcès ganglionnaires. S'ils trouvent des ganglions engorgés, ils préviennent le laboratoire de bactériologie et ne délivrent le permis d'inhumer qu'après le prélèvement des produits nécessaires pour l'examen bactériologique.

Ils préviendront de même le bactériologiste avant de donner le permis d'inhumer, dans tous les cas où la mort est attribuée à une affection pulmonaire à marche rapide (pneumonie, influenza, broncho-pneumonie, congestion pulmonaire, etc.).

Là où il n'y a pas de laboratoire de bactériologie on prélèvera avec les précautions nécessaires, dans tous les cas énumérés plus haut, un ganglion lymphatique de l'aine ou de l'aisselle et on avertira télégraphiquement le laboratoire de bactériologie de la circonscription.

Le ganglion prélevé sera mis dans un tube à essai qui sera lui-même conservé dans la glace.

Tout cas de peste doit être aussitôt déclaré, à la mairie, à la préfecture ou à la sous-préfecture. Les cas suspects seront déclarés comme les cas confirmés.

IV. — ISOLEMENT ET DÉSINFECTION.

A. — *Isolement des malades.*

Les malades atteints de peste doivent être isolés dans un local spécialement aménagé par les autorités sanitaires.

Les habits des pestiférés sont désinfectés à l'étuve ou brûlés. Les linges employés pendant le traitement du malade seront brûlés ou réunis dans une boîte métallique étanche contenant une solution de lysol à 4 p. 100. Cette boîte reste dans la chambre du malade. Après vingt-quatre heures de contact avec la solution désinfectante la boîte et son contenu sont portés au poste de désinfection ou à la buanderie.

Les selles seront traitées par le chlorure de chaux dans le vase même où elles ont été recueillies.

Les personnes appelées à leur donner des soins pénètrent seules près des pestiférés. Elles seront immunisées au moyen d'une injection de 10 centimètres cubes de sérum antipesteux, renouvelée tous les quinze jours.

Elles s'astreignent aux règles suivantes :

Ne prendre aucune boisson ni aucune nourriture dans la chambre du malade ;

Après avoir touché le malade, se laver les mains avec du savon et une solution désinfectante ;

Se laver fréquemment la figure avec une solution désinfectante ;

La chambre aérée plusieurs fois par jour.

B. — Isolement des personnes habitant la maison où s'est produit le cas de peste.

Toutes ces personnes seront mises en surveillance et isolées dans un local spécial sous la surveillance d'un médecin. Elles recevront, si elles y consentent, une injection de sérum antipesteux. Leurs effets seront passés à l'étuve à désinfection. Après cinq jours de surveillance on pourra leur rendre la liberté, si aucun cas de peste n'est survenu parmi elles.

V. — DÉSINFECTION DES MAISONS.

Lorsqu'un cas de peste éclate dans une maison, celle-ci est évacuée comme cela est dit au paragraphe IV.

La désinfection des maisons, des objets mobiliers, de la literie, du linge, etc., sera pratiquée par les soins de l'autorité.

Les trous des caves et des sous-sols qui peuvent laisser passer les rats seront soigneusement bouchés.

La maison sera ensuite fermée et ne sera pas réoccupée avant deux mois.

Il est du devoir de l'administration d'assurer un abri aux habitants des logements infectés.

Voitures. — Les voitures dans lesquelles ont été transportés des malades atteints de peste doivent être désinfectées aux vapeurs de formol.

Cadavres. — Les cadavres sont le plus promptement possible placés dans un cercueil étanche, c'est-à-dire bien joint et bien clos et contenant une épaisseur de 5 à 6 centimètres de sciure de bois, de façon à empêcher la filtration des liquides.

Ils seront immédiatement enterrés.

Le cadavre d'un rat ou d'un autre animal pestiféré ne doit jamais être déplacé sans avoir été inondé d'eau bouillante.

Il est extrêmement important que les personnes chargées de la désinfection soient munies de vêtements spéciaux, y compris les pantalons et les chaussures; ces vêtements seront désinfectés et ne devront avoir aucun contact avec les habits ordinaires des désinfecteurs.

VI. — HYGIÈNE PUBLIQUE.

Toutes les causes d'insalubrité qui préparent le terrain à l'invasion des épidémies doivent être écartées lorsqu'il s'agit de peste.

Ainsi les règles d'hygiène générale, applicables en tout temps, seront plus rigoureusement observées en temps de peste, surtout en ce qui concerne :

La destruction des rats et des souris;

L'enlèvement régulier des immondices qui attirent les rongeurs;

La surveillance des locaux qui contiennent des grains, des farines et toutes autres substances capables d'attirer les rats et les souris;

Le nettoyage des égouts, qui seront autant que possible débarrassés des rongeurs.

Dans les ports de mer, à l'arrivée des navires venant des pays contaminés et n'ayant pas de malades à bord, demander s'il n'y a pas eu, pendant la traversée, une mortalité exceptionnelle des rats. Prendre toutes les précautions pour empêcher les rongeurs de descendre à terre.

Les cadavres de rats, trouvés sur la voie publique, dans les navires et dans les divers locaux, seront soumis à l'examen bactériologique.

La sollicitude de l'administration doit surtout porter sur la salubrité des quartiers et des habitations notoirement insalubres.

VII. — SURVEILLANCE MÉDICALE.

Lorsqu'un cas de peste a été constaté, les habitants des maisons voisines de celle où ce cas s'est produit, et même les habitants de la rue et du quartier, seront soumis à une surveillance journalière.

Des personnes compétentes se rendront chaque jour dans ces maisons; elles s'informeront des personnes qui les habitent et s'assureront qu'elles sont en bonne santé. Ces enquêtes sont très importantes, elles permettent d'isoler aussitôt les pestiférés et de prendre rapidement les mesures nécessaires. Aussi choisira-t-on pour les faire des hommes avisés, jouissant de la confiance de la population.

VIII. — INJECTIONS PRÉVENTIVES DE SÉRUM ANTIPESTEUX.

L'injection sous-cutanée de sérum antipesteux (10 cc.) donne, aux personnes qui la reçoivent, l'immunité contre la peste pour une dizaine de jours. Il est donc utile d'immuniser, par une injection de sérum, les personnes provenant de milieux pestiférés (passagers débarqués d'un bateau contaminé, habitants d'une maison où il y a eu un cas de peste).

La séro-vaccination est surtout indiquée pour ceux qui approchent les pestiférés et qui pratiquent les désinfections. Elle devra être renouvelée tous les dix jours chez les personnes qui restent exposées à la contagion.

L'injection du sérum antipesteux, comme celle de tous. les sérums, provoque chez certains individus des éruptions et parfois des douleurs articulaires, passagères et sans gravité.

IX. — TRAITEMENT DE LA PESTE PAR LE SÉRUM ANTIPESTEUX.

Le seul remède efficace contre la peste est le sérum antipesteux. Il agit d'autant mieux qu'il est injecté plus tôt. La meilleure façon d'employer le sérum antipesteux c'est de l'injecter dans une veine, après l'avoir fait tiédir. Les veines superficielles de la main et du poignet sont bien disposées pour y pratiquer l'injection. Cette petite opération bien faite est tout à fait inoffensive. Elle nécessite une seringue de 20 centimètres cubes, une aiguille de Pravaz bien piquante et un ajustage en caoutchouc pour relier la seringue à l'aiguille. Seringue, caoutchouc, aiguille, sont stérilisés par l'ébullition dans l'eau, pendant un quart d'heure. On retire la seringue de l'eau bouillante, on ajuste le tube de caoutchouc et quand la seringue est refroidie on aspire le sérum antipesteux. Celui-ci doit être parfaitement limpide, si un dépôt existait sur le fond du flacon, on décanterait le sérum dans un verre stérilisé. La seringue remplie, on s'assure qu'elle ne contient pas de bulle d'air, non plus que le tube de caoutchouc. Alors l'aiguille est introduite dans la veine qu'on a rendue saillante en la comprimant; si elle est bien dans la veine, le sang sort par la douille. On en prélève un peu pour l'examen bactériologique, puis on adapte le tube de caoutchouc sur l'aiguille et on pousse lentement le piston en surveillant le malade. Si la respiration devenait anxieuse, on cesserait de presser sur le piston jusqu'à ce qu'elle soit régularisée. On injecte les 20 centimètres cubes en cinq ou dix minutes.

Six à douze heures après l'injection, si l'amélioration ne se montre pas, on recommence une nouvelle injection de 20 centimètres cubes. On peut avoir recours à une troisième et même à une quatrième.

L'injection intra-veineuse a été pratiquée sur un très grand nombre de malades par MM. Calmette et Salimbéni, lors de la dernière épidémie d'Oporto; ils l'ont trouvée beaucoup plus efficace que l'injection sous-cutanée, aussi ils la recommandent dans tous les cas de peste, même lorsque la maladie s'annonce comme bénigne. Souvent, en effet, des pestiférés qui paraissent légèrement atteints sont pris d'accidents pulmonaires contre lesquels l'injection sous-cutanée est inefficace. MM. Calmette et Salimbéni préconisent l'injection intra-veineuse dans tous les cas, l'injection sous-cutanée n'est pour eux qu'un adjuvant de l'injection intra-veineuse. Quand ils ont pratiqué celle-ci, ils introduisent ensuite sous la peau 30 à 40 centimètres cubes d'un seul coup. Lorsque la convalescence est déclarée, on pratiquera encore une ou deux injections sous-cutanées de 20 centimètres cubes pour prévenir les rechutes. Si on réfléchit que la peste est une maladie septicémique dans laquelle le coccobacille spécifique envahit les organes et le sang, on comprendra qu'une grande quantité de sérum soit nécessaire pour vaincre une infection aussi redoutable.

D

Circulaire aux préfets à l'occasion de l'apparition du typhus.

Paris, le 25 juin 1894.

MONSIEUR LE PRÉFET, le typhus exanthématique, qui, jusqu'à ces dernières années, était très rarement observé en France, a fait depuis deux ans son apparition dans quelques départements du Nord et de l'Ouest. Il importe de l'empêcher de s'étendre.

Cette affection est très contagieuse. Elle expose ceux qui soignent ou approchent les malades à de graves dangers. Dans ces conditions il est du devoir de l'administration sanitaire de généraliser les instructions adressées en 1893 à quelques-uns de vos collègues et d'appeler l'attention des autorités locales sur les mesures les plus propres à prévenir la maladie et à en atténuer les effets.

CONDITIONS DANS LESQUELLES SE DÉVELOPPE LE TYPHUS.

La première difficulté est de reconnaître dès le début le typhus dont les symptômes sont souvent mal déterminés et échappent aux médecins qui n'ont point eu l'occasion d'observer cette maladie.

D'après une observation constante, le typhus est dans la plupart des cas apporté et propagé par les cheminaux, les saltimbanques, les voyageurs indigents et en général tous les gens menant une existence nomade, couchant soit dans des roulottes, soit dans des asiles de nuit, soit dans des bâtiments spéciaux affectés à cet usage par les communes rurales, soit enfin dans des auberges.

Il faut donc considérer tous ces individus comme suspects et exercer sur eux et les locaux dans lesquels ils sont admis une surveillance particulière.

MESURES A PRENDRE DANS LES ASILES DE NUIT EN VUE DE PRÉVENIR L'APPARITION DU TYPHUS.

1° *Voyageurs.* — La mesure la plus efficace consiste dans les soins de propreté à donner aux voyageurs et dans la désinfection de leurs effets. Autant que possible on devra mettre les voyageurs à même de prendre une douche ou un bain et désinfecter leurs effets en les passant à l'étuve. A défaut d'étuve ces effets pourraient être trempés dans une solution de sublimé à 1 p. 1000.

Il faut, pour que cette opération soit possible, que les établissements de refuge soient pourvus des moyens de vêtir les hospitalisés pendant le temps qu'ils les recueillent.

2° *Locaux.* — Les administrations municipales doivent pratiquer la désinfection fréquente des locaux appelés à recevoir les vagabonds, des draps et objets de literie dont ils se sont servis. Les principales précautions à prendre sont les suivantes :

Laver tous les matins les locaux à l'eau phéniquée, blanchir les murs à la chaux tous les huit jours; laver à l'eau phéniquée les lits de camp là où il en existe, et désinfecter à l'étuve, à l'acide sulfureux [1] ou au sublimé les objets de literie.

Là où les voyageurs couchent sur la paille, brûler tous les matins cette paille et la remplacer par de la paille fraîche.

Quant aux établissements privés, aux auberges ou aux roulottes, il importe d'en assurer la désinfection par tous les moyens dont les municipalités disposent et, toutes les fois que la chose sera possible, en faisant comprendre aux propriétaires l'importance de cette mesure prophylactique.

A défaut de ces précautions, des institutions charitables peuvent devenir dangereuses par les facilités qu'elles offrent à la communication et à la dissémination des germes morbides.

MESURES A PRENDRE DANS LES CAS DE MALADIE SUSPECTE OU CONFIRMÉE.

Déclaration. — Tout cas de maladie suspecte survenu chez un des individus dont nous avons parlé doit être immédiatement porté à la connaissance de l'administration par les directeurs d'asile, les hôteliers, les agents de police ou les gardes champêtres. Quant aux médecins, la déclaration de toute affection épidémique est pour eux obligatoire.

Malades admis à l'hôpital. — Jusqu'à ce que le diagnostic ait nettement établi que la maladie n'est pas le typhus, les malades appartenant aux catégories d'individus dont il vient d'être question seront tenus pour suspects de typhus et traités comme tels, c'est-à-dire rigoureusement isolés. En aucun cas, à l'hôpital, ils ne devront être maintenus dans la salle commune.

Gardes malades. — Les personnes qui donnent des soins aux typhiques doivent autant que possible ne soigner qu'eux et ne pas approcher d'autres malades. Elles porteront un costume spécial qui ne sortira pas du service hospitalier et sera l'objet des mêmes mesures de désinfection que les effets des malades. Elles prendront pour elles-mêmes les précautions antiseptiques indiquées dans les instructions générales du comité consultatif d'hygiène publique pour empêcher la propagation des maladies transmissibles.

1. Voir pour la désinfection à l'acide sulfureux les instructions générales du comité consultatif d'hygiène publique de France, pour empêcher la propagation des maladies transmissibles, page 256.

Effets des malades. — Les mesures prophylactiques à appliquer sont d'une façon générale celles que le comité consultatif d'hygiène publique de France a conseillées pour les fièvres éruptives : désinfection rigoureuse des effets portés par les malades au cours de la maladie ; désinfection de tous draps, linges, objets de literie à leur usage ; désinfection des crachoirs qui devront être plongés et maintenus pendant une demi-heure au moins dans l'eau bouillante. A la terminaison de la maladie, désinfection de toute la literie. Le malade ne devra sortir qu'avec des effets entièrement désinfectés.

Cette désinfection s'effectuera soit à l'étuve, soit, si l'on ne dispose pas d'étuve, par l'immersion des effets, linges, draps, pendant trois heures dans une cuve contenant de l'eau additionnée de sublimé à 1 p. 1000.

Pour les matelas ou paillasses, si l'on ne dispose pas d'étuve, on ne doit pas hésiter à brûler la paille ou la laine et à désinfecter la toile d'enveloppe, si elle en vaut la peine, par l'immersion dans la solution de sublimé.

Local. — Le local occupé soit en ville, soit à l'hôpital, par le ou les malades sera rigoureusement désinfecté suivant les prescriptions du comité consultatif (Voir les instructions générales).

Malades soignés hors de l'hôpital. — Pour les soins à donner à ces malades on suivra autant que possible les indications ci-dessus.

Avis aux municipalités des communes dans lesquelles se rendent des sujets suspects. — Enfin les administrations municipales devront, dans la mesure du possible, avertir les maires des communes dans lesquelles se rendraient des personnes sortant de milieux infectés de typhus, et les maires ainsi avertis devront exercer sur les personnes signalées une surveillance discrète de manière à pouvoir agir dès le début de la maladie, si celle-ci venait à se déclarer. Il ne vous sera sans doute pas très difficile d'organiser ce service d'information pour les personnes sortant d'un refuge, d'un garni, d'un hôpital, d'une prison ou voyageant avec des secours de route.

Vous voudrez bien me tenir informé immédiatement de tout cas de typhus et me faire connaître les mesures qui auront été prises conformément à la présente circulaire.

Recevez, Monsieur le Préfet, l'assurance de ma considération la plus distinguée.

Pour le président du Conseil,
ministre de l'Intérieur et des Cultes,

Le conseiller d'État, directeur,
HENRI MONOD.

Les documents ci-dessus sont reproduits à titre d'exemples. Des instructions analogues, contre chacune des maladies transmissibles, sont toujours tenues à la disposition des autorités publiques et des médecins au ministère de l'Intérieur (direction de l'assistance et de l'hygiène publiques).

ANNEXE XI

VACCINATION ET REVACCINATION OBLIGATOIRES

(ARTICLE 6 DE LA LOI DU 15 FÉVRIER 1902).

A

Décret du 27 juillet 1903 [1], portant règlement d'administration publique (en vertu de l'art. 6 de la loi) sur la vaccination et la revaccination.

LE PRÉSIDENT DE LA RÉPUBLIQUE FRANÇAISE,

Sur le rapport du ministre de l'Intérieur :

Vu la loi du 15 février 1902 et notamment son article 6 ainsi conçu :

La vaccination antivariolique est obligatoire au cours de la première année de la vie, ainsi que la revaccination au cours de la onzième et de la vingt et unième année.

Les parents ou tuteurs sont tenus personnellement de l'exécution de ladite mesure.

Un règlement d'administration publique, rendu après avis de l'Académie de médecine et du Comité consultatif d'hygiène publique de France, fixera les mesures nécessitées par l'application du présent article;

Vu l'avis de l'Académie de médecine et du Comité consultatif d'hygiène publique de France;

Vu l'ordonnance du 20 décembre 1820;

Vu l'avis du ministre de la Justice en date du 2 mai 1903;

Le Conseil d'État entendu,

DÉCRÈTE :

ARTICLE PREMIER. — Le service de vaccine établi à l'Académie de médecine est chargé :

1° De l'entretien des meilleures semences vaccinales;

1. Décret publié au *Journal officiel* du 31 juillet 1903.

2° Du perfectionnement de la production du vaccin et de la vaccination;

3° Des épreuves scientifiques que comporte le contrôle des établissements qui préparent ou distribuent le vaccin.

L'Académie de médecine adresse chaque année au ministre de l'Intérieur, d'après les documents qui lui sont transmis par ce ministre, un rapport exposant le fonctionnement et les résultats des opérations vaccinales et indiquant le nombre des vaccinations et revaccinations pratiquées dans les departements et spécialement dans les villes de plus de 20 000 habitants.

Art. 2. — Dans chaque département le préfet nomme les médecins, les sages-femmes et les autres agents du service de la vaccine organisé par le conseil général en exécution de l'article 20 de la loi susvisée.

Art. 3. — Des arrêtés ministériels, pris après un avis de l'Académie de médecine et du Comité consultatif d'hygiène publique de France, déterminent les obligations des médecins chargés des vaccinations gratuites et prescrivent, pour les établissements qui distribuent du vaccin, les mesures d'hygiène et les épreuves propres à assurer et à constater la pureté et l'efficacité du vaccin.

Nul ne peut ouvrir un établissement destiné à préparer ou distribuer du vaccin sans avoir fait une déclaration préalable à la préfecture ou à la sous-préfecture. Il sera donné récépissé de cette déclaration.

Ces établissements sont soumis à la surveillance de l'autorité publique, conformément aux dispositions arrêtées par le ministre de l'Intérieur.

Art. 4. — Dans chaque commune les séances de vaccination gratuite et les séances de revision des résultats de ces opérations sont annoncées par voie d'affiches indiquant le lieu et la date de ces séances et rappelant les obligations légales des parents ou tuteurs et les pénalités qu'ils encourent.

Les parents ou tuteurs sont tenus d'envoyer les enfants aux séances de vaccination, de les soumettre à l'opération vaccinale et à la constatation des résultats de cette opération au cours de la séance de revision. Toutefois, ils sont libres de satisfaire à leur obligation en déposant à la mairie un certificat constatant la vaccination ou la revaccination de leurs enfants avec la date et le résultat de ces opérations, délivré par le médecin ou la sage-femme qui les aura pratiquées.

Art. 5. — Les vaccinations sont ajournées par arrêté préfectoral pour les habitants des localités où une maladie infectieuse autre que la variole règne épidémiquement ou menace de prendre une extension épidémique.

Art. 6. — Les listes des personnes soumises à la vaccination ou à la revaccination obligatoires sont établies par les soins des municipalités de la façon suivante :

1° Pour la première vaccination, la liste comprend :

a. Tous les enfants ayant plus de trois mois et moins d'un an le jour de la séance de vaccination, nés dans la commune et relevés sur le registre de l'état civil;

b. Les enfants du même âge nés dans une autre localité et résidant dans la commune;

c. Les enfants plus âgés qui n'auraient pu être vaccinés antérieurement pour une raison quelconque;

d. Ceux qui, antérieurement vaccinés, doivent subir une nouvelle vaccination, la première n'ayant pas été suivie de succès.

2° Pour la première revaccination, la liste comprend, d'après l'état civil et les renseignements fournis par les directeurs des établissements d'instruction publics ou privés, tous les enfants inscrits dans les écoles qui sont entrés dans leur onzième année au moment de la séance de vaccination ou la première revaccination.

Les enfants qui reçoivent l'instruction à domicile doivent être déclarés par leurs parents ou tuteurs dans les mêmes conditions et portés sur la liste.

3° Pour la deuxième revaccination, la liste comprend toutes les personnes qui se trouvent au cours de leur vingt et unième année et résidant dans la commune.

ART. 7. — Sur ces listes le médecin vaccinateur inscrit en regard de chaque nom la date de la vaccination et ses résultats, soit que le sujet ait été vacciné au cours d'une des séances visées à l'article 4, soit que les parents ou le tuteur de ce dernier aient produit le certificat prévu par le même article.

ART. 8. — Si le médecin vaccinateur, au cours de la séance de vaccination gratuite, estime qu'un sujet qui lui est présenté ne peut être vacciné à cause de son état de santé, il fait mention de cette impossibilité sur la liste en regard du nom de l'intéressé. Il inscrit une mention analogue en regard du nom de ceux pour lesquels il aurait été produit un certificat constatant la même impossibilité, signé par le médecin qui les traite.

ART. 9. — Dans le cas d'insuccès, la vaccination doit être renouvelée une deuxième et, au besoin, une troisième fois le plus tôt possible, et au plus tard, à la prochaine séance de vaccination.

Il est dressé pour cette séance une liste supplémentaire sur laquelle sont inscrites toutes les personnes dont la vaccination doit être renouvelée, ainsi que toutes celles dont la première vaccination ou la revaccination a été ajournée pour le motif indiqué à l'article 8.

Après vérification du succès de chaque vaccination, ou après la troisième tentative, le médecin vaccinateur délivre aux parents ou tuteurs des personnes soumises à l'opération un certificat individuel attestant qu'ils ont satisfait aux obligations de la loi. Pareille pièce est délivrée à ceux qui ont présenté le certificat prévu par l'article 4.

Art. 10. — L'étranger qui aura établi sa résidence en France est soumis, pour lui-même et pour ses enfants, aux prescriptions du présent règlement dans le lieu de sa résidence.

Art. 11. — Après la dernière séance de revision concernant sa commune, le maire prévient par avertissement individuel les parents ou tuteurs qui, n'ont pas satisfait aux obligations inscrites dans l'article 4 du présent décret, qu'ils sont tenus de présenter, avant la fin de l'année durant laquelle leurs enfants sont soumis à la vaccination ou à la revaccination, un certificat conforme à celui prévu par le même article.

A l'expiration de ce délai, le maire ou le commissaire de police dresse contre ceux qui n'ont pas fourni cette justification un procès-verbal constatant contravention à l'article 6 de la loi du 15 février 1902, et le transmet immédiatement au magistrat chargé des fonctions du ministère public près le tribunal de simple police.

Art. 12. — A l'issue des opérations vaccinales, le maire envoie copie des listes de vaccinations de sa commune au préfet ou au sous-préfet.

Art. 13. — Le ministre de l'Intérieur et le garde des sceaux, ministre de la Justice, sont chargés, chacun en ce qui le concerne, de l'exécution du présent décret, qui sera publié au *Journal officiel* et inséré au *Bulletin des lois*.

Fait à Paris, le 27 juillet 1903.

Le Président de la République française,

ÉMILE LOUBET.

Par le Président de la République :

Le président du conseil,	*Le garde des sceaux,*
ministre de l'Intérieur et des Cultes,	*ministre de la Justice,*
E. COMBES.	VALLÉ.

B

Circulaire ministérielle du 7 août 1902.

Monsieur le Préfet, l'article 6 de la loi du 15 février 1902, après avoir posé le principe de l'obligation de la vaccination et de la revaccination antivarioliques, stipule qu'un règlement d'administration publique, rendu après avis de l'Académie de médecine et du Comité consultatif d'hygiène publique de France, fixera les mesures nécessitées par son application.

Ce règlement, dont le texte se trouve reproduit ci-après, a été promulgué sous la date du 27 juillet 1903; il vous appartient, Monsieur le Préfet, d'en assurer l'exécution d'accord avec le conseil général de votre département.

Principe de l'obligation.

Le haut intérêt social auquel répond la prescription formulée par la nouvelle loi sanitaire, en ce qui concerne l'obligation de la vaccination et de la revaccination, est aujourd'hui trop universellement reconnu pour qu'il soit nécessaire d'y insister.

Plusieurs pays étrangers nous ont depuis longtemps devancés dans la voie de l'obligation vaccinale, et les mesures qu'ils ont prises à cet égard leur ont permis de s'affranchir presque absolument des atteintes de la variole.

Pendant ce temps, la même maladie continue à faire tous les ans de nombreuses victimes en France, malgré la pratique de la vaccination obligatoire dans l'armée, et ailleurs de la vaccination volontaire, de plus en plus répandue mais insuffisante pour écarter définitivement de nos populations des manifestations épidémiques qui constituent pour elles une menace permanente.

L'exacte application du principe édicté par l'article 6 de la loi du 15 février 1902 doit permettre de remédier désormais à cette situation, en assurant à notre pays une des ressources les plus incontestées de la science médicale : elle se traduira, comme l'a prouvé l'exemple des autres pays, par une diminution appréciable de la mortalité et de la morbidité générales.

Tel est le but qui devait inspirer la rédaction du règlement d'administration publique, pour mettre à la portée de tous, dans les conditions les plus pratiques et les plus efficaces, les moyens de satisfaire à l'obligation légale en acquérant l'immunité vaccinale.

Contrôle supérieur confié à l'Académie de médecine (Art 1ᵉʳ).

L'article 1ᵉʳ du règlement contient sur l'institution du contrôle supérieur de la vaccine en France des dispositions qu'il n'est pas utile de développer ici, mais dont l'intérêt est considérable au point de vue des garanties de préparation et d'emploi que doit présenter le vaccin; le haut contrôle technique que comportent la production, l'entretien, la distribution de ces vaccins est confié à l'Académie de médecine.

Organisation départementale (Art. 2).

L'article 2 fixe les bases de l'organisation proprement dite du service des vaccinations et revaccinations. Cette organisation présente un caractère essentiellement départemental; elle est réglée par le Conseil général en exécution de l'article 20 de la loi. Le préfet nomme les médecins, les sages-femmes et les autres agents du service ainsi organisé.

Ces principes permettront de s'inspirer, le cas échéant, des dispositions déjà mises en pratique dans le département, en les généralisant ou en les adaptant aux obligations nouvelles.

Le Conseil général aura notamment à se prononcer sur la création de circonscriptions vaccinales, sur le nombre et la répartition des séances gratuites, sur le mode de rémunération des médecins vaccinateurs, sur l'approvisionnement des praticiens en vaccin, etc.

De votre côté, vous aurez à désigner en conséquence les vaccinateurs et les agents du service, à les diriger et à les contrôler pour tout ce qu'il y a de nécessairement administratif dans l'accomplissement de leur mission. Leurs obligations techniques ou professionnelles seront précisées par des prescriptions ou instructions dont je vais provoquer l'élaboration par l'Académie de médecine et le Comité consultatif d'hygiène publique de France, conformément aux prescriptions de l'article 3 du décret sus-visé. J'aurai soin de les porter par votre entremise à la connaissance des intéressés dès que le texte en aura été définitivement arrêté.

Conditions générales de fonctionnement du service.

Le service une fois organisé, les articles 4 et suivants tracent les lignes générales de son fonctionnement.

Mais, tout d'abord, une remarque s'impose. En rendant la vaccination obligatoire, la loi n'a nullement entendu la rendre exclusivement tributaire de l'autorité publique. C'est seulement à défaut de l'initiative individuelle ou de la participation normale du corps médical dans la pratique des vaccinations et revaccinations que l'administration a le devoir de procurer gratuitement et périodiquement aux familles les ressources nécessaires à ces opérations.

Lorsque les enfants ou adultes auront été régulièrement vaccinés ou revaccinés aux époques fixées par la loi, il leur suffira d'en justifier, ainsi qu'il est dit au paragraphe 3 *in fine* de l'article 4, par le dépôt d'un certificat.

La réglementation nouvelle prescrit trois vaccinations ou revaccinations consécutives que la science médicale considère comme indispensables pour mettre les individus, jusqu'à l'âge de leur majorité, à l'abri des atteintes de la variole; elle laisse les intéressés entièrement libres du choix des opérateurs et du moment le plus favorable, dans la limite des époques correspondant aux trois périodes d'âge fixées; elle met à la disposition des familles, qui ne pourraient y satisfaire autrement, des séances de vaccination gratuites présentant toutes garanties d'efficacité; elle charge les autorités locales de veiller à la stricte application de ces dispositions, d'exiger la justification des obligations incombant respectivement aux assujettis, à leurs parents ou tuteurs, d'en rendre compte à l'administration supérieure et de provoquer contre ceux qui, dûment avertis, négligeraient ou refuseraient de se conformer à ces avertissements, les pénalités prévues à titre de sanction.

Séances gratuites (Art. 4).

Pour appliquer ce programme, l'article 4 établit : qu'il devra y avoir, dans chaque commune, des séances de vaccination gratuites et des séances de revision des résultats; que ces séances seront annoncées par voie d'affiches indiquant le lieu et la date des opérations; que ces avis rappelleront les obligations légales des parents et tuteurs, ainsi que les pénalités qu'ils encourraient. Ces séances devront être au moins annuelles, mais elles seront évidemment subordonnées, au point de vue de la fréquence, de la durée ou de l'époque, aux circonstances locales; lorsqu'il s'agira de localités très voisines l'une de l'autre et d'ailleurs peu peuplées, rien ne s'opposerait à ce que les séances fussent tenues alternativement dans l'une ou dans l'autre pour éviter aux opérateurs des déplacements exagérés tout en donnant aux famillles, dans la plus large mesure, les facilités auxquelles elles ont droit dans un intérêt particulier comme dans l'intérêt général. C'est un point que les conseils généraux ne manqueront pas d'envisager dans l'organisation du service. Vous voudrez bien, Monsieur le Préfet, le leur signaler particulièrement.

Ajournements ou dispenses (Art. 5).

L'article 5 prévoit le cas où une maladie infectieuse autre que la variole régnant épidémiquement ou menaçant de prendre une extension épidémique dans une ou plusieurs localités motiverait l'ajournement des séances de vaccine; cet ajournement doit être prononcé par arrêté préfectoral : il a pour but d'empêcher que le rassemblement d'un grand nombre de personnes et surtout d'enfants pouvant être, sinon déjà atteints, du moins en période d'incubation, ne favorise la propagation de la maladie. Dans le cas, au contraire, où il s'agirait de variole, on devrait provoquer d'urgence ou multiplier les séances de vaccination, tout en s'efforçant d'éviter le contact des habitants de la localité, du hameau ou de la ferme contaminée avec les groupes de population encore indemnes. On ne saurait trop recommander de procéder en pareilles circonstances, comme cela a lieu dans quelques grandes villes et notamment à Paris, en pratiquant la vaccination gratuite sur place, voire même à domicile, de manière à étouffer dès son apparition toute extension de la maladie.

Établissement des listes (Art. 6).

En vertu de l'article 6, les municipalités sont chargées d'établir les listes des personnes soumises par leur âge soit à la vaccination première, soit à une revaccination. Ces listes constituent la base du service tant au point de vue du contrôle que du fonctionnement même des séances de vaccination et de revaccination. Si elles ne dégagent pas les intéressés de la responsabilité qui leur incombe, il est évident que cette responsabilité se trouverait en fait très atténuée au cas où l'absence de vaccination ou de revaccination aurait été le résultat du défaut d'inscription. Il importe donc que le travail soit effectué avec tout le soin désirable. Les listes, au nombre de trois, doivent être dressées de la manière suivante :

1° Pour la première vaccination, la liste comprend :

a. Tous les enfants ayant plus de trois mois et moins d'un an le jour de la séance de vaccination, nés dans la commune et relevés sur le registre de l'état civil ;

b. Les enfants du même âge nés dans une autre localité et résidant dans la commune ;

c. Les enfants plus âgés qui n'auraient pu être vaccinés antérieurement pour une raison quelconque ;

d. Ceux qui, antérieurement vaccinés, doivent subir une nouvelle vaccination, la première n'ayant pas été suivie de succès.

2° Pour la première revaccination, la liste comprend, d'après l'état civil et les renseignements fournis par les directeurs des établissements d'instruction publics ou privés, tous les enfants inscrits dans les écoles qui sont entrés dans leur onzième année au moment de la séance de vaccination et ceux, quel que soit leur âge, qui n'auraient pas subi la vaccination ou la première revaccination.

Les enfants qui reçoivent l'instruction à domicile doivent être déclarés par leurs parents ou tuteurs dans les mêmes conditions et portés sur la liste.

3° Pour la deuxième revaccination, la liste comprend toutes les personnes qui se trouvent au cours de leur vingt et unième année et résident dans la commune.

Il y a lieu d'ajouter aux trois listes ainsi déterminées une liste supplémentaire, prévue à l'article 9, sur laquelle sont inscrites (en dehors des enfants déjà compris au § *d* de la première liste) toutes les personnes dont la vaccination doit être renouvelée pour cause d'insuccès, ainsi que toutes celles dont la première vaccination ou la revaccination a été ajournée en raison de leur état de santé par application des dispositions de l'article 8.

Inscription des résultats (Art. 7 et 8).

Toutes ces listes sont remises au médecin vaccinateur lors des séances de vaccination et de revision des résultats. Le praticien y inscrit, en regard de chaque nom, la date de la vaccination et postérieurement les résultats qu'elle aura donnés (art. 7) ; il y fera figurer également les constatations portées sur les certificats médicaux qui auront été fournis, conformément à l'article 4, par les intéressés, leurs parents ou tuteurs. Si, d'autre part, au cours de la séance, il estime qu'un sujet qui lui est présenté ne peut être vacciné à cause de son état de santé, il en fera mention sur la liste en regard du nom de l'intéressé; il procédera de même pour ceux qui produisent un certificat de leur médecin traitant constatant cette impossibilité (art. 8).

Révision et renouvellement des opérations (Art. 9).

Dans le cas d'insuccès (art. 9), la vaccination doit être renouvelée une deuxième et au besoin une troisième fois, le plus tôt possible et au plus tard à la prochaine séance de vaccination. Les personnes assujetties à l'obligation vaccinale qui se trouveraient dans ce cas seraient portées, après la séance de révision des résultats, sur la liste supplémentaire dont il a été parlé ci-dessus. Il serait désirable que les parents ou tuteurs fussent expressément prévenus par le médecin vaccinateur, lors de la constatation du résultat négatif de l'opération, qu'ils auront à représenter leurs enfants à une séance ultérieure.

Délivrance des certificats.

Lorsqu'au contraire la vaccination a réussi, le médecin vaccinateur délivre aux intéressés, parents ou tuteurs des personnes soumises à l'opération, un certificat individuel attestant qu'ils ont satisfait aux obligations de la loi. Pareille pièce est délivrée à ceux qui ont présenté le certificat prévu par l'article 4 (art. 9, *in fine*).

Avertissement donné aux assujettis n'ayant
pas satisfait à la loi (Art. 11).

Les opérations ainsi terminées pour tous ceux qui ont été régulièrement soumis ou dûment excusés, il devra être fait un relevé spécial des personnes qui, inscrites sur les listes de vaccination ou de revaccination, n'auraient pas répondu à la convocation.

Il y a lieu de remarquer que ces personnes ne sont pas dès ce moment en contravention avec les prescriptions de la loi si le délai d'une année, que celle-ci leur a accordé pour y satisfaire, n'est pas expiré; elles ont la ressource de se faire vacciner ultérieurement par le médecin de leur choix et d'en rapporter la preuve conformément aux dispositions de l'article 4.

D'autre part, ce sont toujours *en principe* les parents ou tuteurs qui doivent être considérés comme responsables de l'inexécution de la loi et justiciables de ses sanctions, aux lieu et place des véritables assujettis. Il leur appartient dès lors, comme investis de la puissance paternelle, de répondre de l'exécution de la loi pour les mineurs sur lesquels ils exercent cette autorité.

L'article 11 du décret dispose en conséquence, qu'après la dernière séance de révision concernant sa commune, le maire est tenu de prévenir par avertissement individuel les parents ou tuteurs n'ayant pas satisfait aux obligations inscrites dans l'article 4 qu'ils sont tenus de présenter, avant la fin de l'année durant laquelle leurs enfants sont soumis à la vaccination ou à la revaccination, un certificat conforme à celui qui est prévu par ledit article.

Si, à l'expiration de ce délai, les intéressés n'ont pas fourni la justification requise, le maire ou le commissaire de police dresse contre eux un procès-verbal constatant contravention à l'article 6 de la loi du 15 février 1902, et le transmet immédiatement au magistrat chargé des fonctions du ministère public près le tribunal de simple police.

Application aux étrangers (Art. 10).

Toutes les prescriptions qui précèdent sont applicables, en vertu de l'article 10, aux étrangers, pour eux-mêmes et pour leurs enfants L'importance de cette assimilation au point de vue prophylactique ne saurait, Monsieur le Préfet, vous échapper. Si les étrangers qui viennent s'installer sur notre territoire sont appelés à bénéficier des garanties que doit assurer aux populations françaises l'application de la nouvelle loi, il est juste qu'ils ne puissent se dérober aux obligations qu'elle impose pour obtenir ce résultat en exposant les populations au milieu desquelles ils entendent vivre, à des dangers de contamination désormais sans excuse.

Centralisation des résultats des opérations (Art. 12).

A l'issue des opérations vaccinales, le maire envoie copie des listes de vaccination de la commune au préfet ou au sous-préfet (art. 12). Ces listes vous permettront, ainsi qu'à vos collaborateurs, de suivre la marche du service, d'en redresser les défectuosités et d'en centraliser au point de vue administratif et statistique les résultats qui devront m'être ensuite transmis. D'après ces documents, l'Académie de médecine établira pour l'ensemble de la France un rapport général annuel du fonctionnement de services, des résultats constatés, du nombre et de la répartition des vaccinations et revaccinations pratiquées dans les départements, spécialement dans les villes de plus de 20 000 habitants. Des indications ultérieures vous seront données pour que ces comptes rendus et notamment les statistiques qui doivent y être annexées présentent le caractère uniforme qu'ils comportent afin d'être utilement récapitulés et publiés.

Établissements producteur de vaccin (Art. 3)

Un autre point doit être réservé malgré son intérêt particulier, c'est celui qui concerne les établissements producteurs du vaccin. Le décret du 27 juillet (art. 3) confie à un arrêté ministériel, pris après avis de l'Académie de médecine et du Comité consultatif d'hygiène publique de France, le soin de déterminer les mesures d'hygiène et les épreuves propres à assurer et à constater la pureté et l'efficacité du vaccin. L'article ajoute ·

Nul ne peut ouvrir un établissement destiné à préparer ou distribuer du vaccin sans avoir fait une déclaration préalable à la préfecture ou à la sous-préfecture.

Il sera donné récépissé de cette déclaration.

Ces établissements sont soumis à la surveillance de l'autorité publique, conformément aux dispositions arrêtées par le ministre de l'Intérieur.

En attendant que les prescriptions spéciales que prévoit ce texte, prescriptions qui soulèvent des questions techniques d'un caractère assez délicat, aient pu être adoptées, il sera prudent de ne recourir pour la fourniture du vaccin qu'à des établissements déjà existants et ayant fait leurs preuves. Je ferai en sorte que cette situation puisse être régularisée aussi promptement que possible.

Nécessité d'admettre, dans la plus large mesure, aux séances gratuites, à titre facultatif, les personnes non assujetties par la loi.

Il est enfin, Monsieur le Préfet, une considération d'ordre général qu'on ne saurait passer sous silence dans une circulaire traitant de la vaccine. Si la loi et le règlement d'administration publique qui l'accompagne ont limité à l'âge de la majorité l'obligation vaccinale, il ne s'ensuit pas que l'opération pratiquée au plus tard à cet âge soit un gage de préservation assurée pour le reste de l'existence. Rien ne serait plus contraire aux enseignements de la science et de la pratique. Le législateur n'a voulu intervenir que dans la mesure strictement justifiée par la protection des mineurs contre les dangers de l'ignorance ou des préjugés; plus tard, il appartient aux intéressés eux-mêmes, instruits par les opérations déjà subies, d'en prolonger ou d'en renouveler les effets salutaires, mais il convient en toutes circonstances, et notamment en temps d'épidémie, de le leur rappeler. Les séances gratuites devront leur être largement ouvertes; les affiches annonçant ces réunions devront toujours contenir à leur égard des recommandations spéciales les engageant à profiter de l'occasion qui leur est offerte, avec d'autant plus d'instance que leur âge les éloigne davantage de la dernière opération subie. Ces personnes formeront une catégorie, en quelque sorte facultative, dont il est indispensable de tenir compte dans la nouvelle organisation. Des instructions devront en outre être données aux municipalités en même temps qu'aux vaccinateurs pour que les opérations ainsi effectuées soient régulièrement relatées dans un état spécial.

Je vous serai obligé, Monsieur le Préfet, de m'accuser réception de la présente circulaire et de prendre d'urgence les dispositions nécessaires pour permettre au Conseil général de votre département d'arrêter dès sa prochaine session l'organisation du service.

Pour le président du Conseil,
ministre de l'Intérieur et des Cultes :
Le conseiller d'État, directeur,
HENRI MONOD.

ANNEXE XII

DÉSINFECTION

(ARTICLE 7 DE LA LOI DU 15 FÉVRIER 1902).

A

Décret du 7 mars 1903[1], portant règlement d'administration publique sur les appareils à désinfection.

LE PRÉSIDENT DE LA RÉPUBLIQUE FRANÇAISE,

Sur le rapport du président du Conseil, ministre de l'Intérieur et des Cultes;

Vu les deux derniers paragraphes de l'article 7 de la loi du 15 février 1902, ainsi conçus :

Les dispositions de la loi du 21 juillet 1856 et des décrets et arrêtés ultérieurs, pris conformément aux dispositions de ladite loi, sont applicables aux appareils de désinfection.

Un règlement d'administration publique, rendu après avis du Comité consultatif d'hygiène publique de France, déterminera les conditions que ces appareils doivent remplir au point de vue de l'efficacité des opérations à y effectuer.

Vu l'avis du Comité consultatif d'hygiène publique de France;

Le Conseil d'État entendu,

DÉCRÈTE :

ARTICLE PREMIER. — Les appareils destinés à la désinfection déclarée obligatoire par le paragraphe premier de l'article 7 de la loi du 15 février 1902 sont soumis, au point de vue de la vérification de leur efficacité, aux dispositions du présent règlement.

ART. 2. — Aucun appareil ne peut être employé à cette désinfection avant d'avoir été l'objet d'un certificat de vérification délivré par le ministre de l'Intérieur, après avis du Comité consultatif d'hygiène publique de France.

1. Décret publié au *Journal officiel* du 12 mars 1903.

Les appareils conformes à un type déjà vérifié ne peuvent être mis en service qu'après délivrance par le préfet, sur le rapport de la commission sanitaire de la circonscription, d'un procès-verbal de conformité.

Ils doivent porter une lettre de série correspondant au typ auquel ils appartiennent et un numéro d'ordre dans cette série.

ART. 3. — La demande de vérification est accompagnée des plans de l'appareil, de sa description et d'une notice détaillée faisant connaître sa destination et son mode de fonctionnement.

Le ministre de l'Intérieur adresse la demande et les pièces annexées au Comité consultatif d'hygiène publique de France.

ART. 4. — La section compétente du Comité fait procéder, en présence du demandeur ou de son représentant, aux expériences nécessaires pour vérifier l'efficacité de l'appareil.

Si l'appareil se trouve hors de Paris, la.section compétente peut désigner, pour procéder aux expériences, un ou plusieurs délégués choisis parmi les membres du conseil d'hygiène départemental cu des commissions sanitaires du département.

Les procès-verbaux des expériences sont communiqués aux intéressés ; ceux-ci ont un délai de quinze jours pour adresser leurs observations au président du Comité.

Après l'expiration de ce délai, la section compétente émet son avis. Cet avis est transmis, avec les procès-verbaux des expériences, au ministre de l'Intérieur, qui statue.

ART. 5. — La décision du ministre est notifiée à l'intéressé, qui, si elle est défavorable, a un délai de deux mois à partir de cette notification pour réclamer une nouvelle vérification de son appareil.

ART. 6. — Il est procédé à cette nouvelle vérification par le Comité en assemblée générale. Le président désigne un nouveau rapporteur, et, dans le cas du deuxième paragraphe de l'article 4, un ou plusieurs nouveaux délégués. La procédure est celle qui est prévue à l'article 4, la section compétente étant remplacée par l'assemblée générale du Comité.

La décision du ministre est notifiée à l'intéressé.

ART. 7. — En cas de décision favorable, le certificat de vérification délivré par le ministre de l'Intérieur est accompagné des pièces v.sées au paragraphe premier de l'article 3.

ART. 8. — Tout détenteur d'un appareil vérifié ou dont le type a été vérifié conformément aux prescriptions de l'article 2 doit a lresser au préfet une déclaration accompagnée de la copie du certificat de vérification et des pièces désignées au paragraphe premier de l'article 3, et indiquant, s'il y a lieu, la lettre de série et le numéro d'ordre de l'appareil. Cette déclaration est enregistrée à s a date. Il en est délivré récépissé. Elle est communiquée sans délai à la commission sanitaire de la circonscription.

S'il s'agit d'un appareil ayant fait lui-même l'objet d'un certificat de vérification, le préfet, sur le rapport de la commission sanitaire, délivre au détenteur un certificat d'identité.

S'il s'agit d'un appareil conforme à un type déjà vérifié, le procès-verbal prévu par le paragraphe 2 de l'article 2 du présent décret constate cette conformité

ART. 9. — Les attributions conférées au préfet par l'article précédent sont exercées à Paris par le préfet de la Seine.

ART. 10. — Les intéressés doivent fournir la main-d'œuvre et tous les objets nécessaires aux expériences de vérification et de contrôle.

ART. 11. — Le ministre de l'Intérieur est chargé de l'exécution du présent décret, qui sera publié au *Journal officiel* et inséré au *Bulletin des lois*.

Fait à Paris, le 7 mars 1903.

Le Président de la République française,

ÉMILE LOUBET.

Par le Président de la République :

Le président du Conseil,
ministre de l'Intérieur et des Cultes,

E. COMBES.

B

Examen et autorisation des procédés et appareils de désinfection en exécution de l'article 7 de la loi.

RAPPORT DE M. LE Dʳ A.-J. MARTIN AU COMITÉ CONSULTATIF D'HYGIÈNE PUBLIQUE DE FRANCE (6 AVRIL 1903).

L'article 7 de la loi du 15 février 1902 relative à la protection de la santé publique dispose que « les procédés de désinfection devront être approuvés par le ministre de l'Intérieur, après avis du Comité consultatif d'hygiène de France ».

Il ajoute :

Les mesures de désinfection sont mises à exécution, dans les villes de 20 000 habitants et au-dessus, par les soins de l'autorité municipale suivant des arrêtés du maire, approuvés par le préfet, et, dans les communes de moins de 20 000 habitants, par les soins d'un service départemental.

Les dispositions de la loi du 21 juillet 1856 et des décrets et arrêtés ultérieurs, pris conformément aux dispositions de la dite loi, sont applicables aux appareils de désinfection.

Un règlement d'administration publique, rendu après avis du Comité consultatif d'hygiène publique de France, déterminera les conditions que ces appareils doivent remplir au point de vue de l'efficacité des opérations à y effectuer.

Pour assurer l'application de ces dispositions, M. le ministre de l'Intérieur a informé le Comité qu'il lui paraît utile :

1° D'établir quels sont, dans l'état actuel de la science, les divers modes de désinfection susceptibles d'être mis en œuvre;

2° De répartir ces différents modes, suivant leur nature et leur destination, en un certain nombre de catégories;

3° De déterminer pour chaque catégorie les conditions spéciales d'efficacité ou d'application que devraient remplir les procédés s'y déférant;

4° D'arrêter le programme des justifications ou des expériences que nécessitera l'examen de ces conditions par le Comité consultatif d'hygiène publique de France;

5° De dresser en conséquence la liste des procédés qui sont actuellement en usage et qui répondent dès maintenant aux conditions requises;

6° D'examiner, en s'inspirant des règles précédemment tracées, les procédés nouveaux qui doivent être soumis à l'examen du Comité et a l'autorisation ministérielle.

M. le ministre soumet ces divers points à l'appréciation du Comité et lui demande « ses observations et avis sur les solutions qu'ils lui paraîtraient comporter ».

A la date du 20 octobre dernier, le Comité a, sur notre rapport, approuvé un projet de règlement d'administration publique, qui visait spécialement les étuves, chaudières, récipients ou tous autres appareils dans lesquels de l'eau, chargée ou non de substances antiseptiques, est emmagasinée pour fournir un dégagement de vapeur ou de chaleur en vue de la désinfection.

Le Conseil d'État, auquel ce projet a été soumis, a estimé qu'il devait comprendre tous les appareils de désinfection, quels qu'ils soient et quel que soit le liquide ou le gaz mis en usage.

Un décret est intervenu, à la date du 7 mars 1903, précisant des procédures à instituer pour l'approbation, la vérification et le contrôle de ces appareils. Voici ce décret :

LE PRÉSIDENT DE LA RÉPUBLIQUE FRANÇAISE,

Sur le rapport du président du Conseil, ministre de l'Intérieur et des Cultes;

Vu les deux derniers paragraphes de l'article 7 de la loi du 15 février 1902, ainsi conçus :

Les dispositions de la loi du 21 juillet 1856 et des décrets et arrêtés ultérieurs, pris conformément aux dispositions de ladite loi, sont applicables aux appareils de désinfection.

Un règlement d'administration publique rendu après avis du Comité consultatif d'hygiène publique de France déterminera les conditions que ces appareils doivent remplir au point de vue de l'efficacité des opérations a y effectuer.

Vu l'avis du Comité consultatif d hygiène publique de France; .

Le Conseil d'État entendu,

DÉCRÈTE :

ARTICLE PREMIER. — Les appareils destinés à la désinfection d'eau rendue obligatoire par le paragraphe 1er de l'article 7 de la loi du 15 février 1902 sont soumis, au point de vue de la vérification de leur efficacité, aux dispositions du présent règlement.

ART. 2. — Aucun appareil ne peut être employé à cette désinfection avant d'avoir été l'objet d'un certificat de vérification délivré par le ministre de l'Intérieur après avis du Comité consultatif d'hygiène publique de France.

Les appareils conformes à un type déjà vérifié ne peuvent être mis en service qu'après délivrance par le préfet, sur le rapport de la commission sanitaire de la circonscription, d'un procès-verbal de conformité.

Ils doivent porter une lettre de série correspondant au type auquel ils appartiennent et un numéro d'ordre dans cette série.

ART. 3. — La demande de vérification est accompagnée des plans de l'appareil, de sa description et d'une notice détaillée faisant connaître sa destination et son mode de fonctionnement.

Le ministre de l'Intérieur adresse la demande et les pièces annexées au Comité consultatif d'hygiène publique de France.

ART. 4. — La section compétente du Comité fait procéder, en présence du demandeur ou de son représentant, aux expériences nécessaires pour vérifier l'efficacité de l'appareil.

Si l'appareil se trouve hors de Paris, la section compétente peut désigner, pour procéder aux expériences, un ou plusieurs délégués choisis parmi les membres du conseil d'hygiène départemental ou des commissions sanitaires du département.

Les procès-verbaux des expériences sont communiqués aux intéressés; ceux-ci ont un délai de quinze jours pour adresser leurs observations au président du Comité.

Après l'expiration de ce délai, la section compétente émet son avis. Cet avis est transmis, avec les procès-verbaux des expériences, au ministre de l'Intérieur qui statue.

ART. 5. — La décision du ministre est notifiée à l'intéressé qui, si elle est défavorable, a un délai de deux mois à partir de cette notification pour réclamer une nouvelle vérification de son appareil.

ART. 6. — Il est procédé à cette nouvelle vérification par le Comité en assemblée générale. Le président désigne un nouveau rapporteur, et, dans le cas du deuxième paragraphe de l'article 4, un ou plusieurs nouveaux délégués. La procédure est celle qui est prévue à l'article 4, la section compétente étant remplacée par l'assemblée générale du Comité.

La décision du ministre est notifiée à l'intéressé.

ART. 7. — En cas de décision favorable, le certificat de vérification délivré par le ministre de l'Intérieur est accompagné des pièces visées au paragraphe 1er de l'article 3.

ART. 8. — Tout détenteur d'un appareil vérifié ou dont le type a
été vérifié conformément aux prescriptions de l'article 2 doit
adresser au préfet une déclaration accompagnée de la copie du certificat de vérification et des pièces désignées au paragraphe 1er de
l'article 3 et indiquant, s'il y a lieu, la lettre de série et le numéro
d'ordre de l'appareil. Cette déclaration est enregistrée à sa date. Il
en est délivré récépissé. Elle est communiquée sans délai à la commission sanitaire de la circonscription

S'il s'agit d'un appareil ayant fait lui-même l'objet d'un certificat
de vérification, le préfet, sur le rapport de la commission sanitaire,
délivre au détenteur un certificat d'identité.

S'il s'agit d'un appareil conforme à un type dé à vérifié, le procès-
verbal prévu par le paragraphe 2 de l'article 2 du présent décret
constate cette conformité.

ART. 9. — Les attributions conférées aux préfets par l'article précédent sont exercées à Paris par le préfet de la Seine.

ART. 10. — Les intéressés doivent fournir la main-d'œuvre et
tous les objets nécessaires aux expériences de vérification et de
contrôle.

ART. 11. — Le ministre de l'Intérieur est chargé de l'exécution du
présent décret, qui sera publié au *Journal officiel* et inséré au *Bulletin des lois*.

Fait à Paris, le 7 mars 1903.

ÉMILE LOUBET.

Par le Président de la République :

Le président du Conseil,
ministre de l'Intérieur et des Cultes,

E. COMBES.

Afin d'appliquer l'article 4 de ce décret, le Comité doit se préoccuper de la réalisation des expériences nécessaires pour vérifier
l'efficacité des appareils.

Or le but que doivent remplir les procédés de désinfection est
nettement indiqué dans les *Instructions générales pour empêcher la
propagation des maladies transmissibles* qu'a rédigées le Comité. « La
désinfection, disent ces instructions, a pour but d'empêcher l'extension des maladies contagieuses, en détruisant les germes ou en les
rendant inoffensifs. » Et les procédés de désinfection doivent permettre d'assurer l'exécution des prescriptions spéciales que les
maires doivent édicter dans les règlements sanitaires prévus par
l'article 1er de la loi du 15 février 1902, et qui visent essentiellement
les précautions à prendre pour prévenir ou faire cesser les maladies
transmissibles.

Les *Instructions* ajoutent que « les germes morbides seront
détruits : 1° par l'exposition des objets dans une étuve à vapeur

sous pression; 2° par l'immersion dans l'eau bouillante; 3° par l'action d'une solution désinfectante. Les désinfectants principalement recommandés sont : le sulfate de cuivre; le chlorure de chaux fraîchement préparé; le lait de chaux fraîchement préparé; le sublimé; le permanganate de potasse ». Et, plus loin, les mêmes instructions disent encore : « La maladie terminée, on fera porter à l'établissement de désinfection les vêtements, les lits, oreillers, matelas et couvertures, les tapis, etc... S'il n'y a pas d'établissement de désinfection, les habits seront désinfectés par l'acide sulfureux. La chambre sera désinfectée par des fumigations de soufre ou des solutions de sublimé. »

Ces prescriptions se ressentent évidemment de l'époque, qui nous paraît déjà lointaine, à laquelle elles furent rédigées et approuvées par le Comité. Plus modernes déjà sont celles qui ont été rédigées contre la diphtérie et d'où nous croyons devoir, à titre d'exemple, extraire le passage suivant :

Les produits dangereux sont ceux qui contiennent le bacille diphtérique, c'est-à-dire les fausses membranes, les matières de l'expectoration et de l'écoulement nasal. Ces substances sont projetées, pendant les accès de toux, sur le lit, les draps, les couvertes, les linges. Tous ces objets devront être désinfectés.

Les cuillers, les tasses, les verres, à l'usage du malade, seront toujours lavés a l'eau bouillante après qu'ils auront servi.

Pour les mouchoirs, les serviettes, etc., le mieux est de les recueillir dans un chaudron contenant de l'eau alcalinisée avec un peu de carbonate de soude et de les faire bouillir. Les draps peuvent être traités de même. Ce moyen de desinfection très sûr peut être appliqué partout. Le chaudron reste dans les chambres du malade et chaque soir est transporté sur le feu. Ainsi, les linges souillés ne trainent pas d'un lieu à un autre en répandant des germes dangereux.

On peut aussi faire la désinfection sur place en mettant des linges à tremper pendant vingt-quatre heures dans une solution alcaline de lysol ou crézyl a 4 p. 100. Ils sont ensuite envoyés à la lessive.

Dans les villes où il existe des étuves à désinfection, on y enverra les matelas, les couvertures, les tentures et les tapis.

La où il n'y a pas d'étuve on defera les matelas, les enveloppes seront mises à la lessive, et la laine avec les couvertures seront desinfectées à l'acide sulfureux.

Les habits portés par l'enfant au moment où il est tombé malade seront également désinfectés. Les jouets qui servaient a l'enfant au moment où il est tombé malade et ceux qui l'ont amusé pendant sa maladie seront brûlés ou désinfectés.

Les produits diphtériques desséchés sur le sol ou sur les murs restent longtemps dangereux. Il faut donc désinfecter les planchers et les murs, en les lavent a la brosse en chiendent avec une solution antiseptique (chlorure de chaux au 1/60°, solution de lysol à 3 p. 100). Lorsqu'on le pourra, on badigeonnera les murs au lait de chaux. Si la chambre est tapissée, on renouvellera le papier.

Cette citation montre tout au moins que les procédés de désinfection se modifient avec les progrès de la science et de l'industrie, et qu'ils doivent être précisés avec soin soit pour l'ensemble des maladies transmissibles, soit, et il y a à cette manière d'agir de très grands avantages, pour chacune de celles-ci en particulier.

Elle montre aussi que les *Instructions* doivent être rédigées à nouveau, ne fût-ce que pour donner à celles de leurs parties qui concernent la désinfection une orientation plus conforme à ce que la pratique multipliée de celle-ci a établi, au cours de ces dernières années.

D'ailleurs, que veut la loi du 15 février 1902? Par son article 1er, elle enjoint aux maires de déterminer « spécialement les mesures de désinfection, ou même de destruction des objets à l'usage des malades ou qui ont été souillés par eux, et généralement des objets quelconques pouvant servir de véhicule à la contagion »; et, à l'article 7, elle spécifie que les procédés de désinfection doivent être approuvés par le ministre de l'Intérieur, sur avis du Comité. D'où ressort la nécessité de déterminer dans le plus bref délai possible ces procédés, afin que les municipalités, comme les particuliers, puissent y trouver les garanties indispensables pour assurer la pratique régulière et efficace de la désinfection.

On admet généralement que les procédés de désinfection les plus habituellement mis en usage peuvent être rangés en trois catégories :

1° Ceux qui sont basés sur l'emploi des moyens mécaniques;

2° Ceux qui s'adressent aux agents physiques;

3° Ceux qui ont recours à l'emploi rationnel des substances toxiques.

Souvent, on facilite l'action d'un des moyens rentrant dans l'une de ces catégories par l'application d'un des agents d'une autre; la chaleur, par exemple, exalte ordinairement le pouvoir bactéricide des corps chimiques (Miquel et Cambier).

Cette classification d'ordre scientifique conduit, dans la pratique, à envisager successivement les substances et les agents désinfectants à utiliser, les modes d'emploi et les appareils propres à cet usage. On peut aussi les examiner suivant la fonction propre qu'ils sont appelés à remplir, désinfection des linges et objets à usage, désinfection des sécrétions et des excrétions, désinfection du corps, désinfection de la literie, des vêtements, désinfection des logements contaminés et de leur contenu.

Cette dernière classification nous paraît être celle qui répond le mieux à la réalité des choses et c'est elle en tout cas qui permettrait le plus aisément au Comité de donner l'avis qui lui est demandé.

Éliminons tout d'abord les substances antiseptiques propres à assurer la désinfection des sécrétions et des excrétions, d'être employées pour détruire les germes pathogènes lorsqu'on s'en sert sans appareils spéciaux. Il est facile, dans les *Instructions* à élaborer, comme on l'a déjà fait pour celles contre la diphtérie et que nous avons rappelées tout à l'heure, d'indiquer celles de ces substances dont l'action bactéricide est bien établie, et d'en déterminer les conditions d'usage. Dans cette catégorie, nous placerions :

1° Les sels métalliques, tels que le sublimé additionné de sel marin ou d'alcool, le biiodure de mercure, l'oxycyanure de mercure, les sulfates de cuivre, de zinc, de fer, l'hypochlorite de soude (eau de Javel), l'hypochlorite de chaux, le permanganate de potasse, le permanganate de chaux ;

2° Les alcalis et acides, tels que la chaux employée au lait de chaux, les lessives de ménage à la cendre de bois ou au carbonate de soude (1 p. 50) ; les savons, les acides sulfurique et chlorhydrique pour les fosses d'aisances en solution à 1 p. 100 ; les mélanges d'acide phénique impur du commerce et d'acide sulfurique du commerce à parties égales ;

3° Les composés de la série aromatique, tels que l'acide phénique, avec ou sans sel de soude ; les crésols ou phénols supérieurs ; le crésyl ou créoline (émulsion de crésol, dans un savon résineux, avec des carbures d'hydrogène), le solvéol, le solutol, le lysol, les solutions neutres ou alcalines de crésols ;

4° Enfin, le gaz acide sulfureux et l'aldéhyde formique en solution ou à l'état gazeux.

S'il s'agit d'expérimenter ces divers produits pour la pratique de la désinfection, il sera facile de faire choix de micro-organismes dont la destruction renseignera sur les conditions dans lesquelles ils peuvent et doivent être employés.

Plus complexes sont ces conditions pour la pratique de la désinfection des objets épais et des logements. Le succès de la désinfection dépend ici à la fois des substances stérilisantes employées, des appareils qu'on utilise à cet effet et aussi de l'habileté et des soins des opérateurs.

En dehors des lavages et nettoyages, des lessivages que tous les particuliers peuvent pratiquer d'eux-mêmes avec des substances désinfectantes ou qui peuvent se faire dans des appareils usités par les blanchisseries, il faut ici, dans le plus grand nombre des cas, faire usage d'appareils spéciaux pour obtenir une désinfection efficace.

Ces appareils se subdivisent en trois catégories :

1° Les appareils à pulvériser des substances antiseptiques maniés à la main ;

2° Les appareils producteurs et projecteurs de gaz ou de vapeurs antiseptiques ;

3° Les étuves à désinfection.

Les pulvérisateurs doivent pouvoir étaler uniformément et faire pénétrer sur les surfaces les substances bactéricides dont ils sont chargés. Il y a donc lieu de considérer leur efficacité au point de vue mécanique et les résultats de l'emploi de cette substance par leur intermédiaire.

Pour la production et la projection de gaz ou de vapeurs antiseptiques dans les logements, comme pour les appareils destinés à
recevoir des objets épais, literie, vêtements, livres et même des
linges lorsqu'il est nécessaire, les conditions à exiger se résument
dans la destruction de germes pathogènes dans toutes les parties et
à toutes les profondeurs que l'antiseptique doit atteindre.

En dehors des brûlures à dégagement d'acide sulfureux, ces appareils de désinfection sont représentés, dans cette catégorie, par des
étuves ou des autoclaves, et l'on n'y utilise actuellement que deux
substances, l'eau chaude ou à l'état de vapeur et l'aldéhyde formique, l'emploi de l'air chaud étant complétement abandonné.

Les étuves à désinfection par la vapeur avec ou sans pression
doivent remplir des conditions que nous avons déjà signalées au
Comité. Quelle que soit l'étuve employée, disions-nous au Congrès
d'hygiène de Buda-Pesth en 1894, cet appareil et son fonctionnement doivent être soumis à un contrôle et présenter certaines
garanties qui puissent donner un minimum de sécurité au point de
vue de la lutte contre les maladies contagieuses. Les étuves doivent
remplir les conditions suivantes :

1° La température ne variera pas ou ne variera que d'un degré
centigrade au plus dans toutes les parties de l'appareil ainsi que
dans les objets qu'on y place ;

2 Après la désinfection, la traction au dynamomètre des objets
désinfectés ne doit pas témoigner d'une modification sensible dans
le degré de résistance ;

3° Les couleurs des étoffes ne doivent pas être altérées ;

4° Les étuves seront munies d'appareils enregistreurs permettant de contrôler la régularité des opérations effectuées.

Depuis cette époque nous avons montré toute l'importance de
ces conditions; dans un précédent rapport nous avons rappelé les
nombreuses expériences qu'avec M. Walckenaer nous avons faites à
cet effet. Il en ressort que l'approbation à donner à ces appareils
doit tenir compte de toutes les particularités de leur fonctionnement, de la durée de l'opération, de la température nécessaire, du
mode de chargement, etc., etc., et qu'on est en droit d'exiger du
constructeur de les faire connaître pour s'y conformer scrupuleusement dans la pratique si on en a reconnu l'efficacité.

Il n'en saurait être autrement des appareils qui utilisent l'aldéhyde formique.

Dans un rapport antérieur, nous avons proposé, et le Comité l'a
approuvé, de dire que l'aldéhyde formique constituait surtout un
désinfectant de surface et qu'il y avait lieu de spécifier les doses et
le temps nécessaires à son emploi. Récemment encore nous avons
eu l'occasion de rappeler au Comité les nouveaux essais tentés
pour faire entrer ce puissant antiseptique dans la pratique de la
désinfection.

On tend à admettre aujourd'hui qu'en ce qui concerne les solutions d'aldéhyde formique, leur composition est extrêmement variable, notamment pour la solution commerciale; dans ces solutions, le titrage ou teneur d'aldéhyde formique n'implique pas la présence de l'aldéhyde à l'état libre. De plus, l'évaporation des solutions d'aldéhyde formique est très inconstante en vapeurs à cause de la composition complexe desdites solutions. D'où résulte l'impossibilité de doser l'aldéhyde formique dans son application à la désinfection. Ce qui expliquerait les résultats inconstants et apparemment contradictoires obtenus par les différents auteurs avec des solutions au même titre et les résultats divergents obtenus au point de vue bactéricide.

D'autre part, l'aldéhyde formique est un gaz de faible tension et dont la diffusion égale ne peut être faite que par un dispositif mécanique. Et la polymérisation de l'aldéhyde formique consécutive au refroidissement du gaz exige des dispositifs appropriés pour obtenir le maximum d'effet avant que cette éventualité vienne à se produire.

Quel que soit le procédé de désinfection employé, on voit que son efficacité dépend de conditions multiples qui tiennent, d'une part, au produit ou à l'appareil et, d'autre part, au mode d'emploi.

Depuis longtemps, rappelons-le, le Comité de perfectionnement du service municipal de désinfection de la ville de Paris avait établi un programme des expériences auxquelles doivent satisfaire, en tout ou en partie suivant les cas, les procédés proposés à l'administration municipale. Récemment ce programme a été modifié et il est actuellement rédigé comme il suit :

Les divers objets infectés de micro-organismes seront placés au centre et aux coins des pièces, sur le sol et à diverses hauteurs, quand il s'agira d'expérimenter des procédés pour la désinfection des locaux; sous des épaisseurs diverses d'etoffes, à l'intérieur de matelas et en divers points des appareils, pour l'essai des étuves.

On fera à cet effet usage de :

Papiers sterilisés chargés de cultures peu résistantes et de cultures très résistantes, sporulées, exposées directement à l'action du désinfectant;

Etoffes chargées de diverses cultures placées dans les mêmes conditions;

Cultures sur papier exposées à nu et dans des enveloppes de papier;

Cultures sur etoffes exposées dans des enveloppes d'étoffes;

Expositions de blocs de bois à rainures profondes de 1 à 10 millimètres et à trous de diverses profondeurs, ayant reçu, après stérilisation, des poussières et des cultures diverses.

Les micro-organismes qui serviront pour ces expériences seront les suivants:

Bacille sec de la tuberculose (crachats desséchés);

Bacille de la diphtérie;

Bacille typhique;

Staphylocoque doré;

Spores de charbon;

Spores de subtilis;

Germes des poussières et de la terre de jardin.

Ces conditions sont proposées aux auteurs de procédés de désinfection; ils doivent déclarer préalablement à toute expérience s'ils peuvent satisfaire à toutes ces conditions ou à quelques-unes d'entre elles.

On est ainsi renseigné sur l'efficacité du procédé au point de vue de la destruction des germes pathogènes. Il faut aussi l'être sur les quantités de l'antiseptique à employer, sur la durée de l'opération pour atteindre les objets dont on se propose la désinfection, dans toute leur épaisseur ou dans toute leur étendue, sur le degré d'altération que peuvent subir les objets à désinfecter suivant leur nature. Et ces diverses conditions ne sont pas moins indispensables les unes que les autres pour émettre un avis qui autorise l'emploi du procédé dans la pratique de la désinfection obligatoire.

Il convient en effet de ne pas oublier que si la loi nouvelle est de nature à donner une plus grande extension aux mesures de désinfection, elle crée aussi, pour les services publics, pour les entreprises de désinfection, comme pour les administrations, une responsabilité considérable. Le Comité se trouve ainsi engagé à ne donner son approbation aux procédés de désinfection qu'autant qu'il aura pu se rendre parfaitement compte, non seulement de leur efficacité, mais aussi de leurs conditions de fonctionnement et des conséquences de celui-ci.

Dans l'exposé sommaire qui précède, nous avons eu soin de ne désigner aucun appareil ni procédé de désinfection. M. le Ministre nous demandait cependant de dresser la liste des procédés actuellement en usage et qui répondent aux conditions requises. Nous ne saurions établir une pareille liste; car nous ne connaissons aucun procédé en usage depuis plus ou moins longtemps, pour lequel il ne soit indispensable de préciser les diverses conditions ci-dessus rappelées, conditions sans lesquelles il nous paraît difficile, sinon impossible, au Comité d'émettre un avis motivé et qui puisse avoir les conséquences qu'a spécifiées et voulues la loi du 15 février 1902.

Il appartiendra à la section spéciale du Comité et à son laboratoire de déterminer cette liste après expériences nouvelles. Après quoi, les instructions pour la prophylaxie des maladies transmissibles tiendront compte des résultats obtenus et des avis émis en pleine connaissance de cause, de façon à ce que les maires puissent s'y conformer dans leurs arrêtés portant règlement sanitaire.

En résumé, les procédés de désinfection comportent l'emploi :

1° De substances et agents antiseptiques;

2° D'appareils propres à leur utilisation.

Les uns et les autres doivent assurer la destruction des germes des maladies transmissibles.

Les appareils de désinfection doivent, en outre, assurer cette destruction dans les objets où ils ont mission de faire pénétrer la substance désinfectante.

Le Comité, chargé par la loi du 15 février 1902 de donner son avis sur les procédés de désinfection, confiera cet examen à une section permanente, conformément au décret du 7 mars 1903, constitué par sa deuxième section.

Le laboratoire du Comité a spécialement mission de procéder aux expériences et constatations nécessaires.

L'avis proposé au Comité par la section de désinfection doit comporter, avec la description du procédé, les résultats des expériences faites dans le but d'apprécier son efficacité, ainsi que les conditions spéciales de son fonctionnement, telles que le constructeur les a définies.

Cet avis fera, en outre, connaître les règles à suivre pour que le procédé continue à présenter ces conditions, notamment la durée des opérations, le mode de chargement des objets ou de placement de ceux-ci dans l'enceinte à désinfecter, les modifications que ceux-ci peuvent subir suivant leur nature.

A cet effet un questionnaire spécial, conforme aux indications qui précèdent, est remis aux intéressés, afin de permettre de leur faciliter l'exécution des prescriptions de l'article 3 du décret précité du 7 mars 1893, c'est-à-dire afin qu'ils puissent accompagner leur demande de l'exposé des conditions de fonctionnement des procédés et appareils à expérimenter.

Pour le surplus, application est faite, dans l'examen, la mise en service, la surveillance et le contrôle des procédés et appareils de désinfection, des dispositions générales du décret du 7 mars 1903.

Les procédés et appareils, employés à la désinfection obligatoire dans les villes de 20 000 habitants et au-dessus et dans les communes de 2 000 habitants qui sont le siège d'un établissement thermal, seront soumis à une surveillance permanente exercée par le bureau d'hygiène. Dans toutes les autres communes, leur contrôle sera organisé par arrêté préfectoral.

L'emploi de ces appareils sera suspendu, à titre temporaire ou définitif s'il est établi qu'ils ne fonctionnent plus dans les conditions prévues par le certificat de mise en service, ou que les détériorations constatées ne permettent plus leur fonctionnement normal.

Conclusions approuvées par le Comité consultatif d'hygiène publique de France, en assemblée générale, le 6 avril 1903.

C

Notice relative à l'examen des procédés et appareils de désinfection par application de l'article 7 de la loi du 15 février 1902.

Les procédés de désinfection doivent être approuvés par le ministre de l'Intérieur, après avis du Comité consultatif d'hygiène publique de France (loi du 15 février 1902, art. 7).

Aucun appareil ne peut être employé à la désinfection avant d'avoir été l'objet d'un certificat de vérification délivré par le ministre de l'Intérieur, après avis du Comité consultatif d'hygiène publique de France, au point de vue de l'efficacité des opérations à y effectuer (décret du 7 mars 1903, art. 1er et 2).

En conformité de ces dispositions, les demandes d'approbation de procédés ou de vérification d'appareils doivent être adressées au ministre de l'Intérieur accompagnées des indications, notices et pièces mentionnées ci-après.

Les expériences nécessaires sont effectuées par les soins du laboratoire du Comité consultatif d'hygiène publique de France, sous la direction et le contrôle de la section compétente de cette assemblée ; le programme en a été arrêté de la manière suivante :

Les divers objets infectés de micro-organismes seront placés au centre et aux coins des pièces, sur le sol et à diverses hauteurs, quand il s'agira d'expérimenter des procédés pour la désinfection des locaux; sous des épaisseurs diverses d'étoffes, à l'intérieur de matelas et en divers points des appareils, pour l'essai des étuves.

On fera à cet effet usage de :

Papiers stérilisés chargés de cultures peu résistantes et de cultures très résistantes, sporulées, exposées directement à l'action du désinfectant;

Étoffes chargées de diverses cultures placées dans les mêmes conditions;

Cultures sur papier exposées à nu et dans des enveloppes de papier;

Cultures sur étoffes exposées dans des enveloppes d'étoffes;

Expositions de blocs de bois à rainures profondes de 1 à 10 millimètres et à trous de diverses profondeurs, ayant reçu, après stérilisation, des poussières et des cultures diverses.

Les micro-organismes qui serviront pour ces expériences seront les suivants:

Bacille sec de la tuberculose (crachats desséchés);

Bacille de la diphtérie;

Bacille typhique;

Staphylocoque doré;

Spores de charbon;

Spores de subtilis;

Germes des poussières et de la terre de jardin.

Les intéressés préciseront en conséquence à l'appui de leur demande et, selon le cas, pour chaque procédé ou appareil proposé :

a. Sa description et sa destination ;

b. Son mode d'application ou de fonctionnement, comportant notamment la nature et les quantités d'antiseptiques à employer, la durée nécessaire pour assurer la désinfection effective des objets, suivant leur nature, dans toute leur épaisseur ou leur étendue; le mode de chargement ou de placement des dits objets; les précautions à prendre pour en prévenir l'altération; le degré et la constance de la température; les appareils enregistreurs permettant de contrôler la régularité des opérations pratiquées;

c. Les conditions dans lesquelles seraient applicables les expériences précitées.

Ces indications feront l'objet de notices détaillées et, s'il s'agit d'appareils, seront accompagnées de plans (décret du 7 mars 1903, art. 3).

ANNEXE XIII

ADDUCTIONS D'EAU POTABLE

(ARTICLES 9 ET 10 DE LA LOI DU 15 FÉVRIER 1902).

A

Rapport à M. le président du Conseil, ministre de l'Intérieur et des Cultes, sur l'instruction des projets de captage et d'adduction d'eaux, sur le droit d'usage, l'acquisition et la protection des sources, sur les conditions dans lesquelles des travaux d'assainissement semblent devoir être imposés aux communes.

Monsieur le Président,

Par arrêté en date du 10 avril 1899, vous avez institué auprès de votre département une commission [1] composée de représentants des

1. Cette commission est composée de :

MM. Jules Legrand, député, *président*;

    Brouardel, membre de l'Institut, doyen de la Faculté de médecine de Paris, président du Comité consultatif d'hygiène publique de France;

    Mastier, conseiller d'État, directeur de l'administration départementale et communale;

    Henri Monod, conseiller d'État, membre de l'Académie de médecine, directeur de l'assistance et de l'hygiène publiques;

    Dr Pouchet, professeur a la Faculté de médecine, membre du Comité consultatif d'hygiène publique de France;

    Liard, directeur de l'enseignement supérieur au ministère de l'Instruction publique;

    Munier-Chalmas, professeur de géologie à la Faculté des sciences de Paris;

    Dr Vaillard, médecin principal de 1re classe, professeur au Val-de-Grâce;

    Dr Descour, médecin-major de 1re classe, attaché à la 7e direction du ministère de la Guerre;

ministères de la Guerre, de l'Instruction publique, de l'Agriculture, des Travaux publics et de l'Intérieur. Cette commission était chargée :

1° De rechercher quelles mesures peuvent être prises pour abréger les délais dans l'instruction des projets de captage et d'amenée des eaux destinées à l'alimentation publique;

2° D'étudier les moyens les plus propres à assurer la protection des sources, notamment des sources dites vauclusiennes.

Depuis un certain nombre d'années, la science a mis en lumière le rôle important de l'eau de boisson dans la propagation de plusieurs maladies transmissibles, particulièrement de la fièvre typhoïde.

En 1887, à Vienne, dans la séance d'ouverture du Congrès international d'hygiène, M. Brouardel avait prononcé un discours qui eut un grand retentissement, et dont, depuis lors, l'expérience n'a cessé de justifier les conclusions :

Les germes de la fièvre typhoïde, disait M. Brouardel, ont pour véhicule l'eau, l'air, les linges des malades et les mains de leurs gardes. Mais, au point de vue du tribut que les populations payent à cette maladie, l eau est le distributeur qui la porte 90 fois sur 100. Quand une source ou une fontaine est polluée par des bacilles typhiques, elle empoisonne une famille s'il s'agit d'un puits, un groupe de maisons quand il s'agit d'une source, une ville tout entière quand c'est la rivière ou une des sources canalisées qui a eté infectée.

Ayant montré le mal, M. Brouardel indiquait le remède :

Or, en hygiène, heureusement, il nous est plus facile de placer l'eau d'une ville à l'abri de toute souillure que d'empêcher l'air de lécher une déjection immonde....

Il peut être onéreux de capter une eau pure et de la distribuer à une population, mais cela est possible. N'a-t-on pas dit, répété, avec raison, que rien ne coûte cher comme une épidémie? N'est-il pas vrai qu'une maladie qui tue mille, deux mille personnes tous les ans, frappe au point de vue économique plus cruellement une population que l'impôt qui aurait permis d'epargner la vie de quelques milliers de citoyens fauches de quinze à vingt-cinq ans, à l'âge où l'on a dejà beaucoup coûté et rien rapporté à sa patrie?

Pourvoir les agglomérations d'eau potable pure et mise à l'abri de toute souillure est donc une des principales tâches de l'hygiène publique.

> Dr Descour, médecin-major de 1re classe, attaché à la 7e direction du ministère de la Guerre;
> Michel Lévy, membre de l'Institut, ingénieur en chef des mines, directeur du service de la carte géologique de France;
> Babinet, ingénieur en chef des ponts et chaussées;
> Genty, inspecteur de l'hydraulique agricole;
> Philippe, directeur de l'hydraulique agricole au ministère de l'Agriculture;
> Dr Faivre, secrétaire.

Cet effort a été fait sur bien des points de la France ; il a été fait, avec énergie, par le ministère de la Guerre ; il a eu pour résultat la diminution de la mortalité par fièvre typhoïde tant dans la population civile que dans la population militaire. M. Brouardel a soumis à la commission un important travail intitulé : *Mortalité par fièvre typhoïde; résultats obtenus par les amenées d'eau*. Le travail de notre président confirme et renforce au point de vue de la fièvre typhoïde les constatations générales précédemment soumises au Comité d'hygiène [1].

Dans les villes dont la statistique sanitaire est régulièrement établie, on a observé que l'amenée d'une eau pure a pour conséquence la diminution, sinon la suppression de la fièvre typhoïde. Lorsque, dans une telle ville, pourvue d'eau de source, cette maladie a reparu à l'état épidémique, l'on a presque invariablement constaté que cette eau de source, pure à son origine, était, soit au point de captage, soit sur son trajet, exposée à des souillures.

Dans les casernes où des filtres Chamberland ont été installés et où des mesures ont été prises pour que ces filtres fussent exactement entretenus et que les soldats ne pussent pas boire d'autre eau que celle ayant passé par ces filtres, la fièvre typhoïde a disparu. Quand elle s'est de nouveau montrée, l'on a presque invariablement constaté que les soldats buvaient au dehors une eau contaminée.

Le décret du 30 septembre 1884 a attribué au Comité consultatif d'hygiène publique de France compétence dans les questions relatives au « régime des eaux au point de vue de la salubrité ». La circulaire explicative du 20 octobre suivant donnait aux préfets les instructions nécessaires. Elle disait :

Lorsque des projets de cette nature seront à l'étude dans votre département, vous devrez ne pas manquer de me les communiquer, afin qu'ils puissent être soumis à l'examen du Comité consultatif d'hygiène, et les travaux ne devront être définitivement autorisés qu'après que je vous aurai fait connaître l'avis du Comité.

Les conseils d'hygiène publique et de salubrité, institués dans chaque arrondissement par l'arrêté du chef du pouvoir exécutif du 18 décembre 1848, peuvent déjà, aux termes de l'article 10 dudit arrêté, être appelés à donner leur avis sur les travaux de cette nature ; il conviendrait qu'à l'avenir vous les consultiez toujours à ce sujet, afin que le Comité consultatif, lorsqu'il aura à se prononcer sur les projets de distribution d'eau, trouve dans le dossier un rapport circonstancié du conseil d'hygiène de l'arrondissement.

Les prescriptions de cette circulaire furent assez régulièrement observées. Depuis 1884, presque tous les projets d'amenée d'eau

---

1. Voir *L'alimentation publique en eau potable devant le Comité consultatif d'hygiène publique de France*, par Henri MONOD, RECUEIL DES TRAVAUX DU COMITÉ, t. XXI.

ont été soumis au Comité consultatif d'hygiène publique, et il est hors de doute que c'est à cette pratique, ainsi qu'au soin scrupuleux avec lequel le Comité se livra à l'étude de chaque dossier, que sont dus les progrès que nous avons signalés et une baisse notable dans la mortalité par fièvre typhoïde.

Un élément essentiel de l'étude des projets par le Comité est évidemment l'analyse de l'eau proposée. Quand les documents fournis et les justifications faites paraissent suffisants pour éclairer le Comité sur la qualité des eaux et sur la valeur des travaux à exécuter pour les préserver de toute souillure, le Comité statue favorablement. Mais, dès les premières années qui suivirent son institution, il s'aperçut que les analyses faites dans les officines locales étaient souvent inexactes ou insuffisantes. L'on fut ainsi conduit à créer auprès du Comité consultatif un laboratoire destiné à contrôler, à reviser et souvent à reconstituer les analyses défectueuses. Cette création eut lieu il y a dix ans, en 1889.

Grâce aux travaux du Comité, à sa propagande incessante, la notion de la propagation de maladies par l'eau de mauvaise qualité se répandit. Sous la pression de l'opinion, un nombre de plus en plus grand de communes se préoccupèrent de s'assurer le bienfait d'une eau potable inoffensive. Les projets affluèrent au Comité, et du Comité furent envoyés au laboratoire. En 1889, il n'y eut que 32 analyses faites par celui-ci; il y en eut 122 en 1892, 180 en 1895, 200 environ en 1898. Ni en locaux, ni en personnel, le laboratoire n'est suffisamment muni pour faire face aux nécessités actuelles.

Les retards forcés que subirent plusieurs projets soulevèrent des réclamations; quelques-unes furent très vives. On en arriva à reprocher au Comité non seulement ses lenteurs, mais encore ses exigences; les unes et les autres n'étaient pourtant motivées que par le souci de défendre, avec les armes dont le Comité disposait, les intérêts de la santé publique contre les impatiences ou contre les ignorances locales.

Dans la séance du Sénat du 30 mars 1899, l'honorable M. Paul Strauss posa à ce sujet une question au ministre de l'Intérieur. Il dénonça, comme excessives, les formalités administratives auxquelles est astreinte la demande en autorisation d'une adduction d'eau. « Il est de notoriété publique, disait il, que des dossiers d'amenée d'eau potable, surtout des dossiers soumis à l'analyse chimique et bactériologique, subissent des lenteurs non seulement de plusieurs mois, mais de plusieurs années, par suite de l'encombrement qui se produit d'une manière chronique et régulière au laboratoire du Comité consultatif d'hygiène publique de France. » Il conclut en demandant que l'analyse des eaux fût faite dans les laboratoires des facultés de province, et que, toutes les fois que la chose serait possible, la décision fût remise au conseil départemental d'hygiène.

M. Jules Legrand, sous-secrétaire d'État, répondit à M. Strauss. Il exposa la procédure actuellement suivie, exprima l'intention du gouvernement de donner satisfaction, sous certaines conditions, aux deux vœux émis par M. Paul Strauss, et annonça la nomination d'une commission qui serait chargée de rechercher les moyens d'exécution.

Cette commission fut en effet constituée, et c'est elle, Monsieur le Président, qui a l'honneur de vous soumettre le résultat de ses études.

Y a-t-il lieu d'introduire des réformes dans la procédure suivie pour instruire les demandes en autorisation d'amenée d'eau? Y a-t-il lieu d'en introduire dans les moyens employés pour protéger les eaux distribuées aux habitants? Telles sont les deux questions posées à la commission par l'arrêté du 10 avril dernier. Ce rapport s'occupera donc en premier lieu de l'instruction des projets d'adduction d'eau potable, en second lieu de l'acquisition et de la protection des sources.

I. — DISPOSITIONS SCIENTIFIQUES ET ADMINISTRATIVES A PRENDRE POUR L'EXAMEN DES PROJETS D'ADDUCTION D'EAU POTABLE.

Le principe qui a guidé la commission dans ses travaux est celui-ci : toutes les simplifications, toutes les mesures de décentralisation doivent être adoptées, qui sont compatibles avec la protection de la santé publique.

L'instruction des affaires se présente sous un double aspect, le point de vue scientifique, le point de vue administratif. Nous les examinerons successivement.

§ 1er. — *Travail scientifique.*

Le premier résultat, assez inattendu, de notre étude fut de montrer que les garanties actuellement données à la protection de la santé publique dans l'instruction des affaires d'adduction d'eau sont insuffisantes et doivent donc être étendues.

M. Jules Legrand avait fort bien indiqué au Sénat les trois éléments qui composent en cette matière une instruction complète :

D'après les plus récents travaux scientifiques, disait-il, il est établi que l'analyse chimique ne suffit pas. Il faut joindre l'analyse microbiologique, et, en outre, utiliser les données fournies par la géologie sur la nature des terrains traversés par les eaux.

Ce troisième élément, les données géologiques, a été jusqu'ici, non pas omis, mais un peu négligé, relégué au troisième plan. Il a paru à votre commission qu'il devait passer au premier.

L'examen géologique doit en effet précéder l'analyse, car celle-ci est inutile si celui-là est défavorable. A quoi sert l'assurance qu'une eau est excellente au point de vue chimique, qu'on n'y trouve aucun microbe pathogène, si cette eau est captée dans des terrains tels que sa composition est sujette à d'inévitables variations? si, à certains endroits de son parcours, ou sous l'influence de certaines circonstances, par exemple à la suite de grandes pluies, elle est exposée à recevoir des infiltrations de marécages, de bourbiers, de mares ou d'autres milieux infectés?

La commission a donc émis l'opinion que l'examen géologique doit être placé au seuil de toute instruction.

Par qui cet examen doit-il être fait?

Il est très désirable qu'il soit fait sur place, l'étude des lieux offrant infiniment plus de garanties que l'étude d'une carte, si excellente que soit celle-ci. Il ne faut pas songer à envoyer pour chaque affaire un spécialiste de Paris. Un des membres de la commission, M. Michel Lévy, directeur du service de la carte géologique de France, a proposé de confier ce travail préliminaire aux collaborateurs du service de la carte, personnes occupant le plus souvent des situations élevées dans le monde scientifique, notamment la plupart des chaires de géologie dans les facultés des sciences. L'étude pourrait être faite rapidement et à peu de frais. Ces collaborateurs de la carte sont en ce moment au nombre de soixante-cinq. Le tableau des géologues affectés à telle ou telle région serait dressé par le ministre de l'Intérieur, sur la proposition du directeur du service de la carte et après avis du Comité consultatif d'hygiène publique de France. La commission a adopté avec empressement une combinaison aussi avantageuse aux intérêts dont elle est chargée.

Si l'étude géologique du terrain ne donnait pas des résultats nettement défavorables à l'eau proposée, l'instruction serait poursuivie par l'analyse chimique et l'analyse bactériologique.

On ne saurait s'entourer ici de trop de précautions. L'expérience de chaque jour est faite pour nous mettre sur nos gardes. Les dossiers qui arrivent au ministère de l'Intérieur sont souvent insuffisants et incohérents. La commune envoie plusieurs analyses qui sont contradictoires. Ou bien l'on découvre que l'analyse envoyée n'est pas de celle de l'eau qu'il s'agit de capter. Il est même arrivé que le laboratoire du Comité a reçu, pour y être analysés, des échantillons d'eau bouillie ou filtrée. Étrange aberration! C'est dans le seul intérêt de la santé des habitants que le Comité examine leur projet, et les habitants s'ingénient à tromper le Comité.

Dans les cas graves, pour les projets très importants, le Comité envoie un expert faire le prélèvement. Mais ce ne peut être là qu'une exception. La commission s'est demandé si l'on ne pourrait pas, pour les analyses comme pour l'examen géologique, utiliser les ressources scientifiques locales, marcher résolument dans la voie ouverte par la circulaire du ministre de l'Intérieur en date du 8 janvier 1897 [1].

Elle a reconnu cependant qu'il n'était pas possible de charger, dès à présent, tous les laboratoires de chimie des facultés des sciences ou des écoles de médecine de procéder à ces analyses. Il pourrait se trouver dans ces laboratoires des praticiens mal outillés, ou peu compétents, ou usant de méthodes qui paraîtraient inexactes ou incomplètes.

Si donc il semble désirable que l'on constitue en province un corps de chimistes et de bactériologues, analogue au corps des géologues dont il vient d'être parlé, il semble en même temps nécessaire de s'assurer que ceux qui composeront ce corps offriront des garanties. C'est en vue d'obtenir ces garanties que la commission estime que les analystes devraient être préalablement agréés par le ministre de l'Intérieur, sur l'avis du Comité consultatif.

Assurément, si des professeurs de chimie des facultés de province, dont les travaux sont connus et la réputation acquise, consentent à faire ces analyses, le Comité et le ministre les agréeront aisément et sans conditions. Mais, à côté des professeurs de faculté, il y a des chefs de laboratoire, des préparateurs, savants distingués, mais dont les études n'ont pas été nécessairement spécialisées dans le sens de l'analyse des eaux potables. M. le Prof[r] Pouchet estime qu'il suffirait à un expérimentateur déjà habitué aux manipulations chimiques de passer trois mois au laboratoire du Comité pour se mettre au courant de la technique des analyses chimique et surtout bactériologique. Ces préparateurs auraient sans doute intérêt à faire ce stage à notre laboratoire qui leur serait largement ouvert, et à recevoir ensuite un titre leur permettant d'opérer, au nom du Comité, des analyses en province. Peu à

1. *Extrait de la circulaire du 8 janvier 1897* : « ... M. le ministre de l'Instruction publique a appelé mon attention sur un vœu tendant à ce que les laboratoires des facultés des sciences et des écoles de médecine puissent prêter leur concours aux travaux des conseils d'hygiène des départements pour les analyses chimiques et bactériologiques.

« Le Comité consultatif d'hygiène publique de France a eu trop souvent l'occasion de constater que les analyses jointes aux dossiers renvoyés à son examen étaient incomplètes.

« L'intervention des facultés des sciences et des écoles de médecine constituerait donc un véritable progrès, le Comité restant toujours juge des analyses qui seraient produites à l'appui des projets soumis à son approbation.

« Je vous prie, en conséquence, de faire connaître aux municipalités de votre département que, lorsqu'elles auront à instruire des projets d'amenée d'eau, elles pourront, pour l'analyse des eaux qu'elles se proposeraient d'utiliser, s'adresser aux laboratoires des facultés des sciences et des écoles de médecine... »

peu, le territoire serait couvert comme d'un réseau de géologues et d'analystes, offrant par leur résidence prochaine de grandes facilités aux communes, et par leur savoir constaté des garanties complètes au Comité.

Ainsi se trouverait réglée, dans le sens d'une décentralisation sérieuse, de celle qui développe la vie locale sans sacrifier les exigences légitimes de l'intérêt général, 'a partie scientifique de l'instruction des projets d'amenée d'eau.

Avant de quitter ce sujet, la commission exprime le vœu que le paiement des indemnités qui seront la conséquence obligée de l'examen géologique et des analyses soit à la charge de l'État. Ce serait la part de celui-ci, part bien faible, dans une œuvre qui intéresse le pays tout entier. La commission propose que l'État choisisse des praticiens dont la science lui offre les garanties nécessaires : si c'est lui qui les choisit, il serait juste que ce fût lui qui les payât. Il en conserverait plus d'autorité sur eux, et ceux-ci en conserveraient plus d'indépendance à l'égard des influences locales. L'État prenant les frais à sa charge, les communes hésiteraient moins à s'engager dans une voie au bout de laquelle est l'assainissement du pays. Beaucoup d'entre elles reculeraient, au contraire, devant une dépense préliminaire qui, si minime qu'elle soit, constituerait pour leur petit budget une lourde charge, et pourrait en fin de compte se trouver inutile. Elle ne serait jamais inutile pour l'État, qui peu à peu constituerait ainsi au point de vue de la salubrité des eaux le cadastre sanitaire de la France. Cette dépense, d'ailleurs, ne serait pas considérable. Les précédents permettent de prévoir chaque année deux cents projets d'amenée d'eau. La dépense pour l'examen géologique et pour les analyses peut, dans l'opinion de la commission, être évaluée à 200 francs, soit de ce chef une dépense totale de 40 000 francs. Comme la dépense supplémentaire qu'occasionnerait la réorganisation du laboratoire en vue du stage des analystes ne dépasserait pas 10 000 francs [1], il suffirait d'inscrire au budget de l'État un crédit de 50 000 francs, ce qui est une somme infime si l'on envisage l'importance du but à atteindre.

§ 2. — *Travail administratif.*

Le terrain où l'eau jaillit étant reconnu favorable, les deux analyses ayant fourni de bons résultats, à qui doit-il appartenir de donner l'autorisation nécessaire à l'exécution des travaux : au

---

1. « Je me suis préoccupé, comme il convenait, de la dépense probable. Le D' POUCHET m'a remis un devis; on arriverait à faire tout le nécessaire avec une dépense qui n'excéderait pas 8 à 10 000 francs. Très probablement nous inscrirons au projet de budget de 1900 cette petite somme. » (Discours au Sénat de M. JULES LEGRAND, sous-secrétaire d'État au ministère de l'Intérieur, le 30 mars 1890.) Voir Annexe I, la note de M. le Professeur POUCHET.

ministre de l'Intérieur, ou bien au préfet? Sur l'avis de quel corps technique : du Comité consultatif d'hygiène publique de France? ou du conseil départemental d'hygiène? ou du conseil d'hygiène d'arrondissement?

Lorsque, par suite de circonstances particulières, le ministre des Travaux publics, ou celui de l'Agriculture, ou tous deux, sont intéressés, est-il possible de simplifier les formalités actuelles, lesquelles exigent des circuits et occasionnent des retards qui ont soulevé de si vives protestations?

A. *Qui doit accorder l'autorisation?* — Nous avons rappelé qu'en vertu du décret du 30 septembre 1884, c'est actuellement dans tous les cas le ministre de l'Intérieur qui, sur l'avis du Comité consultatif, accorde les autorisations en amenée d'eau. M. le sous-secrétaire d'État a rappelé à la commission qu'il a pris une sorte d'engagement devant le Sénat de décentraliser cette partie du service. La commission pense qu'en effet, si les dispositions qu'elle préconise pour l'examen géologique du terrain et pour les analyses de l'eau sont adoptées, il peut être fait dans le sens de la décentralisation un pas très important.

Mais formulons d'abord les restrictions nécessaires.

La commission n'a pas cru qu'il fût possible de remettre la décision, ou du moins l'avis sur lequel la décision sera prise, au conseil d'hygiène d'arrondissement. Mais elle insiste pour que, ainsi que le demandait la circulaire du 29 octobre 1884 rappelée plus haut, celui-ci soit dans tous les cas consulté. Il est près des lieux; il les connaît ou peut facilement les connaître; il est d'ailleurs utile d'associer le plus possible les conseils d'hygiène d'arrondissement à l'œuvre d'hygiène générale.

En second lieu, la commission n'a pas jugé qu'il fût possible de laisser l'avis définitif au conseil départemental, et la décision au préfet, lorsque les conclusions, soit du géologue, soit de l'analyste, seraient défavorables au projet. Un grand nombre de conseils départementaux — les délibérations que le Comité consultatif rencontre dans les dossiers le démontrent — n'ont pas encore en cette matière une compétence suffisante pour qu'ils doivent être chargés d'une aussi grave responsabilité. De plus, en cas de désaccord entre la commune et l'homme de science, le chef-lieu du département est trop près des parties pour que l'on n'ait pas à craindre des influences auxquelles la protection de la santé publique serait étrangère. La commission estime en conséquence que, lorsque, soit le géologue, soit l'analyste, auront donné un avis opposé à l'exécution du projet et que néanmoins la commune persistera dans la présentation de ce projet, c'est le Comité consultatif d'hygiène publique de France qui devrait examiner la question, et le ministre de l'Intérieur qui devrait la trancher, comme il est procédé actuellement.

Enfin, la commission a maintenu la nécessité de l'autorisation ministérielle pour les villes. En effet, dès que l'on se trouve en présence d'une agglomération importante, l'intérêt national se manifeste avec force, et l'intervention du pouvoir central s'impose. L'épidémie qui sévit dans une ville est une menace immédiate pour toutes les campagnes environnantes et, de proche en proche, peut s'étendre très loin. En outre, beaucoup de ces villes possèdent des garnisons, et il importe que l'autorité militaire ayant assuré au prix de grands efforts et de grandes dépenses une distribution d'eau pure dans les casernes, ces efforts et ces dépenses ne soient pas rendus inutiles par la contamination de l'eau que nos soldats boivent en ville. La commission propose en conséquence que le régime actuel soit conservé pour les communes de plus de 5 000 habitants. Elles sont au nombre de 584.

Les 35 586 autres communes de France seraient soumises au régime nouveau, c'est-à-dire que pour elles, au cas d'avis favorable du géologue et de l'analyste, c'est le conseil départemental d'hygiène qui serait compétent pour donner son avis, et le préfet qui serait compétent pour statuer.

Il ne faudrait pas croire que le conseil départemental serait ainsi réduit à un rôle d'enregistreur. D'autres questions sont à étudier, dans un dossier d'adduction d'eau, que celles de la composition de l'eau et de la constance de cette composition. Il faut examiner le mode de captage, chose essentielle. Il faut se rendre compte des dispositions adoptées pour mettre l'eau, soit au point du captage, soit sur son parcours, à l'abri de toute contamination possible. Il faut aussi — et le Comité consultatif n'a jamais négligé ce point — rechercher si la quantité d'eau qui sera obtenue par les travaux projetés correspondra à la population desservie. Tous ces chefs sont d'extrême importance, si importants que la commission a émis l'avis qu'il devrait exister une sorte d'appel contre l'avis émis par le conseil départemental, que si, après avis favorable de ce conseil, un tiers des membres qui le composent garde des doutes et en appelle au Comité consultatif, le renvoi devant le Comité consultatif et le ministre de l'Intérieur doit être de droit.

On a médit des conseils d'hygiène; on leur a reproché leur peu d'activité. Ils sont pourtant le plus souvent, surtout ceux constitués aux chefs-lieux de département, composés d'éléments excellents. Ils pourraient d'ailleurs être renforcés : l'article 4 du décret du 18 décembre 1848 permet au ministre de l'Intérieur de le faire. La commission exprime le vœu que, pour autant que les résidences le permettront, le conseil départemental compte dans son sein un géologue correspondant du service de la carte et un analyste agréé par le ministre de l'Intérieur. Cette adjonction tendrait évidemment à établir de l'harmonie entre les différentes parties du service sanitaire. En outre, la commission espère que le régime proposé donnera une utile impulsion aux conseils départementaux d'hygiène, ceux-ci devant sans doute mettre leur honneur à exercer avec clairvoyance et prudence des attributions nouvelles qui intéressent tellement la sauvegarde de la santé publique.

Voici donc l'instruction administrative telle que la commission la conçoit :

La commune, qui a fait choix d'une eau qu'elle se propose d'utiliser comme eau potable, fait connaître au préfet son dessein;

Le préfet charge le géologue désigné, comme il a été dit ci-dessus, par le ministre de l'Intérieur, de visiter les lieux, et de lui adresser un rapport sur les conditions de pureté de l'eau et sur ses chances de contamination;

Si le rapport du géologue est défavorable, le préfet le communique à la commune;

Si le rapport du géologue est favorable, le préfet charge l'analyste agréé par le ministre de l'Intérieur de procéder à l'analyse de l'eau. Celui-ci s'entend avec le maire pour le prélèvement des échantillons; l'analyste adresse au préfet les résultats de l'analyse chimique et de l'analyse bactériologique de l'eau (lorsque le géologue aura constaté que le terrain est favorable, et qu'ensuite l'analyste aura constaté que l'eau est mauvaise, il est désirable que les deux praticiens se concertent pour rechercher si la mauvaise qualité de l'eau ne tient pas à des causes accidentelles qu'il serait facile de supprimer);

Le préfet envoie l'avis du géologue et celui de l'analyste au maire de la commune en l'engageant, s'il y a lieu, à faire dresser un projet complet;

La commune fait dresser ce projet par qui elle l'entend et l'envoie au sous-préfet;

Le sous-préfet provoque l'avis du conseil d'hygiène de l'arrondissement, et envoie le dossier au préfet avec la délibération de ce conseil;

Si la commune intéressée a plus de 5 000 habitants, ou si l'avis, soit du géologue, soit de l'analyste est défavorable au projet et que cependant la commune y persiste, le préfet envoie le dossier au ministre de l'Intérieur qui statue après avis du Comité consultatif d'hygiène publique de France;

Si la commune a moins de 5 000 habitants et si les avis du géologue et de l'analyste sont favorables, le préfet statue après avis du conseil départemental d'hygiène;

Néanmoins, si la délibération du conseil départemental est favorable à l'exécution du projet, et qu'un tiers des membres qui composent ce conseil demandent que l'affaire soit soumise au ministre de l'Intérieur, le préfet transmet le dossier à celui-ci, qui statue après avis du Comité consultatif d'hygiène publique de France.

B. *Des complications résultant de l'intervention du ministère des Tra-*

vaux publics ou de celui de l'Agriculture. — Comment les choses se passent-elles actuellement ?

Si les travaux de canalisation doivent avoir une certaine importance, s'ils exigent une déclaration d'utilité publique, si des ouvrages d'art doivent être exécutés, si le captage de la source projeté doit modifier le régime des eaux dans la vallée parcourue par le cours d'eau, si la commune, en même temps qu'elle fait une adduction d'eau potable, veut se servir de l'eau pour l'arrosage et demande une subvention sur les crédits de l'hydraulique agricole, il va de soi que l'avis du Comité consultatif d'hygiène n'est pas suffisant, car celui-ci ne se prononce que sur la salubrité de l'eau. Son avis a jusqu'ici été placé le premier, par la raison que si l'eau n'est pas salubre, tout devient inutile. Mais l'eau proposée reconnue salubre, il est nécessaire de prendre à d'autres points de vue l'avis des conseils techniques compétents.

Il arrive donc que le dossier, après avoir été examiné par le Comité consultatif, est transmis du ministère de l'Intérieur à celui des travaux publics, où il est soumis au Conseil général des ponts et chaussées, — que, de ce dernier ministère, il passe à celui de l'Agriculture, où il est soumis à la Commission consultative de l'hydraulique agricole. De là, il devra encore, le plus souvent, aller au Conseil d'État.

L'opinion des représentants, dans le sein de la commission, du ministère des Travaux publics, est que des simplifications sont quelquefois possibles en ce qui touche le service des ponts et chaussées. La commission pense avec eux que si les travaux à effectuer nécessitent l'avis technique de ce service, le rapport de l'ingénieur en chef du département, rapport que le préfet doit toujours joindre au dossier, peut suffire, même lorsque l'importance des travaux doit nécessiter la déclaration d'utilité publique. Il suffira à éclairer le préfet quand il s'agira de travaux faits dans des communes de moins de 5 000 habitants. D'ailleurs, dans nombre de cas, l'affaire devra quand même aller à la Commission de l'hydraulique agricole, où elle trouvera les mêmes juges qu'elle eût trouvés au Conseil général des ponts et chaussées.

En ce qui concerne le ministère de l'Agriculture, un des membres de la commission, M. Genty, inspecteur de l'hydraulique agricole, a, dans une note qui fait suite au présent rapport [1] et dont les conclusions ont été adoptées, indiqué les moyens de remédier au retard résultant de l'examen des dossiers par la commission consultative de l'hydraulique agricole. Là aussi, la commission indique que l'instruction hydraulique pourrait se faire concurremment avec les autres. Il suffirait que la commune fît à ce point de vue un dossier distinct, dont la note de M. Genty indique les éléments « Cette

[1] Annexe II.

simplification, dit-il, suffirait à elle seule pour abréger de deux ou trois mois la durée totale de l'instruction. »

II. — ACQUISITION ET PROTECTION DES SOURCES.

S'il est de première importance pour la santé publique que les habitants soient pourvus d'une eau de boisson irréprochable, il faut rechercher les moyens de généraliser ce bienfait. La fourniture aux communes d'une bonne eau potable rencontre des obstacles dans l'ignorance et la parcimonie locales, d'où des résistances qu'il faut pouvoir vaincre; elle en rencontre, même lorsque les communes sont de bonne volonté, dans les complications actuelles de la procédure qu'il faut s'efforcer de simplifier.

Examinons d'abord ce second point.

Le 31 octobre 1891, M. Constans, ministre de l'Intérieur, a présenté à la Chambre des députés un projet de loi réglant les droits des communes sur les sources d'eau potable situées dans leur territoire. Ce projet a paru à la commission se rattacher à son étude.

Il a, en effet, pour but : — de réduire les formalités exigées pour l'acquisition par une commune d'une source; — de régler le droit d'usage des sources par les communes, en leur facilitant l'acquisition de ce droit d'usage; — de donner à la municipalité des armes pour défendre la source contre les causes de pollution, même lorsque la commune n'a qu'un droit d'usage.

La commission a fait sien le projet de 1891; elle estime que l'adoption de ce projet rendrait notablement plus aisée leur œuvre aux petites communes disposées à s'assainir.

Mais nombre de communes ne sont nullement dans ces bonnes dispositions. L'on rencontre là des résistances qu'ont rencontrées toutes les tentatives faites en faveur de la santé publique. Dans le premier rapport du *Local Government Board*, rapport publié en 1872, on lit ces paroles qui peuvent s'appliquer aussi bien à la France qu'à la Grande-Bretagne :

Tandis que sur certains points l'on ne reculait pas devant de larges dépenses pour réaliser les améliorations sanitaires, ailleurs les autorités locales, inertes, ne s'occupaient que d'entretenir les chemins, avant tout soucieuses de ne pas compromettre leur popularité par des augmentations d'impôts.... C'est dans les campagnes que l'on trouve le plus d'obstacles. Là, l'impatience des impôts et l'ignorance des vérités les plus élémentaires de l'hygiène sont portées à l'extrême... Comme les travaux à faire sont coûteux et doivent entraîner un accroissement de taxes, ils rencontrent nécessairement une opposition acharnée de la part de ceux qui craignent plus les impôts que les maladies, et il y a bien des chances pour que dans les communes rurales ceux-là soient la majorité[1].

1. *First report of the Local Government Board*, pp. 13 à 16.

Le même fait peut être relevé dans tous les pays, comme il l'a été par le Dr A.-J. Martin pour la Belgique [1].

Cependant cette inertie des communes n'est pas dangereuse pour elles seules. Elle peut devenir un grave péril pour les communes voisines. Le pouvoir central doit donc, au moins dans certains cas, être armé pour contraindre ces communes à faire les travaux d'hygiène indispensables.

Le gouvernement et les deux Chambres législatives ont reconnu la nécessité de cette contrainte. Le gouvernement a déposé un projet de loi pour la protection de la santé publique où les mesures de contrainte étaient prévues et réglementées. Ce projet a été voté par la Chambre des députés le 27 juin 1893. Il n'est venu en discussion devant le Sénat que le 2 février 1897, et le Sénat y a demandé des modifications importantes, mais il a voté en première lecture un certain nombre d'articles, notamment ceux qui, « lorsque l'état sanitaire d'une commune nécessite des travaux d'assainissement », permettent de lui imposer l'exécution des travaux.

La commission propose de détacher du projet de loi actuellement soumis aux délibérations du Sénat quatre articles qui ont été votés par celui-ci et de les joindre aux trois premiers articles du projet de 1891 (sauf quelques modifications dont j'indiquerai la portée), d'ajouter à ces sept articles deux articles nouveaux, et de faire ainsi un projet d'ensemble qui pourrait sans doute être voté assez rapidement par les deux Chambres. Le texte de ce projet clôt le présent rapport.

Les trois premiers articles de ce projet, ai-je dit, sont empruntés à celui déposé en 1891. L'exposé des motifs justifiait alors celui-ci dans les termes suivants :

Depuis quelques années, l'attention des hygiénistes s'est portée, d'une manière toute particulière, sur les dangers que la mauvaise qualité des eaux potables fait courir à la santé publique. Des observations nombreuses ont établi que certaines maladies qui déciment périodiquement nos populations et, en particulier, la fièvre typhoïde, ont le plus souvent leur germe dans ces eaux.

Pour remédier à cet état de choses, un certain nombre de nos grandes villes ont fait exécuter des travaux importants. Elles ont trouvé dans leurs services techniques le moyen de les étudier avec soin, dans leurs ressources budgétaires celui d'en supporter la dépense, et dans la législation actuelle celui de lever toutes les difficultés qui pouvaient faire obstacle à des œuvres d'une aussi évidente utilité publique.

Il n'en est pas de même des communes rurales. Leur alimentation en eau potable est généralement abandonnée à la convenance des habitants qui y pourvoient comme ils peuvent, le plus souvent fort mal. Les mesures de salubrité les plus simples, les moins dispendieuses, qui ne causeraient

---

1. A.-J. MARTIN, *Étude de l'administration sanitaire civile à l'étranger et en France*, t. I, p. 283.

de dommage à personne et profiteraient à tout le monde, sont absolument négligées et la santé publique se trouve compromise par des causes qu'il serait facile de supprimer.

On pourrait en citer d'innombrables exemples tirés des pays les mieux dotés par la nature à ce point de vue, notamment des pays granitiques où les sources sont pures, abondantes, et devraient fournir aux habitants une excellente alimentation. Certains de ces pays sont neanmoins periodiquement dévastés par la fièvre typhoïde par suite du mauvais aménagement et de la pollution des sources. Cela tient à diverses causes dont nous nous bornerons à indiquer les principales.

1° Aucune des sources n'est couverte. Les animaux sauvages et domestiques peuvent venir y boire, s'y baigner et les souiller de toute façon

2° Les fontaines sont souvent accolées à des lavoirs ou situées à proximité et en contre-bas des édifices de ferme. Aucune précaution n'est prise pour empêcher les eaux sales et même les purins de venir, par infiltration, se mêler aux eaux potables.

3° Un grand nombre de fontaines se trouvent dans les prés ou les pâtures et constituent, aux termes du Code civil, des propriétés privées, bien que les habitants en jouissent de temps immémorial et qu'elles leur soient absolument nécessaires. Les intéressés ne peuvent prendre aucune mesure de préservation ou d'entretien à l'égard de ces sources; ils ne sont pas autorisés à les curer, ni à assurer l'écoulement de leurs eaux. Les propriétaires, dans un intérêt d'irrigation, souvent fort minime, peuvent retenir ces eaux, transformer les fontaines en cloaques et même en interdire complètement l'accès aux habitants.

Le gouvernement pense qu'il y a lieu d'appeler très sérieusement l'attention des municipalités rurales sur cette situation et sur le devoir qui leur incombe d'assurer la salubrité publique (art. 91 et 97 de la loi du 5 avril 1884), particulièrement en ce qui concerne l'alimentation en eau potable. Mais cela ne suffirait pas; il faudrait, en outre, leur faciliter la tâche en précisant leurs droits et en les armant de pouvoirs que la législation actuelle ne leur confère pas.

Il est certain, en effet, qu'une commune rurale ne saurait songer, dans la plupart des cas, à recourir, pour assurer l'alimentation de quelques centaines d'habitants, aux mesures qu'emploient les grandes villes dans l'intérêt de populations considérables : déclaration d'utilité publique par décret ou même par loi, expropriation dans les formes de la loi du 3 mai 1841, etc. Ces mesures sont au-dessus des forces des administrations locales qui devraient les appliquer; elles sont d'ailleurs hors de proportion avec les intérêts en cause.

Il ne s'agit point ici, en effet, de dériver les eaux à de grandes distances et d'en priver les populations qui en jouissent. Il ne s'agit même pas, dans bien des cas, de modifier, d'une manière appréciable, les conditions de jouissance de ces eaux. Il s'agit simplement de les réglementer et d'y introduire, au point de vue de la salubrité, des garanties véritablement essentielles.

Si le législateur a cru devoir simplifier, en ce qui concerne les chemins vicinaux, les dispositions légales que comporte l'exécution des travaux publics, il semble qu'il ne saurait se refuser à simplifier également, dans un intérêt aussi important que celui de la santé publique, les dispositions qui doivent régler les droits des communes sur les sources d'eau potable *situées dans leur territoire.*

Les mesures à prendre dans cet ordre d'idées sont de deux sortes. Les premières, sans déposséder le propriétaire de la source et sans impliquer de derivation, auraient simplement pour objet de consacrer et de définir le droit des habitants à l'usage des eaux dont ils jouissent souvent de temps immémorial. Les secondes auraient pour but de faciliter aux communes l'acquisition des sources situées sur leur territoire...

Le droit à l'usage des eaux conférerait à la commune celui de prendre toutes les mesures nécessaires pour en assurer la salubrité, notamment celui de la curer, de la couvrir, de la munir d'une pompe, d'en assainir les abords, etc., mais non celui d'en dériver les eaux. Le propriétaire conserverait donc la jouissance de toutes celles qui excéderaient les besoins de l'alimentation.

Il faut cependant prévoir le cas où il y aurait un intérêt sérieux pour la commune à dériver les eaux de la source pour les amener plus à proximité des agglomérations. Il serait nécessaire dans ce cas de recourir à l'expropriation; comme il a été dit plus haut, il conviendrait de simplifier à cet égard la procédure actuelle.

Du moment qu'il ne s'agit point de dériver les eaux en dehors du territoire de la commune, un simple arrêté préfectoral serait suffisant pour déclarer d'utilité publique l'acquisition de la source. Cet arrêté serait pris sur la demande du conseil municipal et l'avis favorable du conseil d'hygiène, après une enquête *de commodo et incommodo*. L'indemnité due au propriétaire serait réglée dans les formes prescrites par l'article 16 de la loi du 21 mai 1836 [1].

Il peut toutefois arriver que, tout en restant dans les limites de la commune, la dérivation, à raison, soit de son importance, soit des conditions de son établissement, cause un préjudice très sérieux aux intérêts privés. Dans ces cas, la législation actuelle devrait être maintenue. C'est ce que décide le projet de loi quand le débit moyen de la source à acquérir est supérieur à deux litres par seconde et aussi quand l'expropriation doit porter sur des maisons, cours, jardins, ou enclos attenant à des habitations. Ces réserves paraissent suffisantes pour sauvegarder, dans une juste mesure, les intérêts privés.

Il est probable d'ailleurs qu'une fois qu'elles seront armées par la loi des moyens d'améliorer sérieusement leur alimentation en eau potable, les communes rurales trouveront dans bien des cas, chez des particuliers, des concours importants pour accomplir cette œuvre et arriveront

---

1. Loi du 21 mai 1836, *sur les chemins vicinaux : Art. 16.* — Les travaux d'ouverture et de redressement des chemins vicinaux seront autorisés par arrêté du préfet.

Lorsque, pour l'exécution du présent article, il y aura lieu de recourir à l'expropriation, le jury spécial chargé de régler les indemnités ne sera composé que de quatre jurés. Le tribunal d'arrondissement, en prononçant l'expropriation, désignera, pour présider et diriger le jury, l'un de ses membres ou le juge de paix du canton. Ce magistrat aura voix délibérative en cas de partage.

Le tribunal choisira, sur la liste générale prescrite par l'article 29 de la loi du 7 juillet 1833, quatre personnes pour former le jury spécial, et trois jurés supplémentaires. L'administration et la partie intéressée auront respectivement le droit d'exercer une récusation péremptoire.

Le juge recevra les acquiescements des parties.

Son procès-verbal emportera translation définitive de propriété.

Le recours en cassation, soit contre le jugement qui prononcera l'expropriation, soit contre la déclaration du jury qui réglera l'indemnité, n'aura lieu que dans les cas prévus et selon les formes déterminées par la loi du 7 juillet 1833.

ainsi, promptement et sans frais pour elles, à transformer une situation qui réclame, au plus haut point, la sollicitude des pouvoirs publics.

Ces considérations sont le commentaire des trois premiers articles de notre projet. Quelques-uns des changements apportés par la commission au texte de 1891 sont de pure forme. Un autre a été rendu nécessaire par l'intervention de la loi du 8 avril 1898 (nouvel art. 642 du Code civil) :

Celui qui a une source dans son fonds peut toujours user des eaux à sa volonté dans les limites et pour les besoins de son héritage. Le propriétaire d'une source ne peut plus en user au préjudice des propriétaires des fonds inférieurs qui, depuis plus de trente ans, ont fait et terminé, sur le fonds où jaillit la source, des ouvrages apparents et permanents destinés à utiliser les eaux ou en faciliter le passage dans leur propriété. Il ne peut pas non plus en user de manière a enlever aux habitants d'une commune, village ou hameau, l'eau qui leur est nécessaire; mais si les habitants n'en n'ont pas acquis ou prescrit l'usage, le propriétaire peut réclamer une indemnité, laquelle est réglée par experts.

La commission propose en outre d'ajouter à l'article 2 du projet un deuxième paragraphe ainsi rédigé : « Un règlement d'administration déterminera, s'il y a lieu, les conditions dans lesquelles ce droit d'usage pourra s'exercer. » L'on a fait observer que l'exercice du droit nouveau reconnu aux communes soulèvera probablement dans la pratique de nombreuses difficultés, en raison de l'occupation momentanée des terrains qu'il nécessitera, de la privation temporaire du droit de jouissance qu'il imposera au propriétaire, etc., d'où des demandes d'indemnité et peut-être des procès. Certes, il est indispensable de donner aux communes le droit de protéger l'eau dont elles font usage, mais il importe de régler par avance la faculté qui leur sera ainsi accordée, et aussi d'éviter, si possible, les lenteurs de la procédure ordinaire particulièrement fâcheuses lorsque l'intérêt de la santé publique est en jeu. La commission a donc pensé qu'il serait sage de laisser au Conseil d'État le soin de prévenir les difficultés par un règlement d'administration publique, qui d'ailleurs ne lui serait demandé qu'au cas où le besoin en deviendrait manifeste.

Les changements introduits dans l'article 3, la possibilité pour la commune de n'acquérir qu'une partie du débit de la source, ou la référence pour l'enquête à l'ordonnance du 23 août 1835, s'expliquent d'eux-mêmes.

Les articles 4 et 5 sont empruntés au projet de loi sur la protection de la santé publique actuellement soumis aux délibérations du Sénat, mais avec des modifications profondes.

L'article 4 est la reproduction de l'article 17, avec quatre additions sur lesquelles il est utile d'arrêter un moment l'attention.

Première addition. — Le texte primitif disait que la décision déclarant d'utilité publique l'acquisition d'une source ordonnerait les mesures nécessaires pour protéger la source contre toute pollution ; le texte adopté dit : « ....., les mesures nécessaires pour protéger la source, *notamment* contre toute pollution ». L'idée d'une protection générale est ainsi substituée à celle d'une protection limitée à des cas spécifiés. Un compte rendu succinct de la délibération sur ce point fera comprendre la valeur de ce changement.

La suite du paragraphe laisse à la décision d'utilité publique la faculté de « déterminer un périmètre de protection de la source ». Un des membres de la commission avait fait observer à ce propos qu'il y avait lieu de donner aux communes qui font parfois de grandes dépenses pour assurer leur alimentation en eau des garanties plus complètes, en leur accordant dans tous les cas ce périmètre de protection. Si, pour les besoins d'une grande industrie, disait-il, un puits est creusé près et en amont de la prise d'eau de la commune, celle-ci pourra voir diminuer tellement la nappe d'eau qui la dessert que les sacrifices qu'elle aura faits se trouveront inutiles. Il va de soi que l'établissement d'un périmètre de protection léserait les propriétaires, mais ce serait à la commune à les indemniser. L'intérêt public doit ici prévaloir sur les intérêts particuliers.

On a répondu que ces intérêts particuliers, surtout quand ils étaient ceux de l'industrie, avaient aussi le caractère d'intérêts publics ; qu'il ne fallait y porter atteinte, non plus qu'en général au droit de propriété, qu'en cas de nécessité démontrée ; que la généralisation à toutes les communes du système proposé aboutirait à comprendre le territoire entier dans un vaste périmètre de protection, ce qui n'était pas défendable.

La commission a reconnu néanmoins que, dans certains cas, il pourrait être utile de protéger la source, non seulement contre les causes de contamination, mais encore contre une diminution de son débit. Elle a pensé que c'était là une question d'espèce dont il fallait laisser la solution à l'autorité chargée de déclarer l'utilité publique, et c'est dans cette intention qu'elle a ajouté au premier texte le mot *notamment*.

Deuxième addition. — C'est le second paragraphe de l'article : « Il est procédé dans les mêmes formes si de nouvelles mesures de protection sont reconnues nécessaires. »

L'on pouvait se demander si, pour la déclaration d'utilité publique, la situation de la commune serait à tout jamais fixée ; s'il ne se révélerait pas quelquefois, postérieurement à cette déclaration, des périls ou de contamination de la source, ou de diminution excessive de son débit, contre lesquels la commune ne serait pas armée. Bien que l'on pût soutenir qu'il est de règle qu'une décision est modifiable dans la forme où elle a été rendue, la commission a estimé qu'il importait de ne laisser subsister aucune obscurité sur ce point, et elle a voté le paragraphe additionnel.

Troisième et quatrième additions. — Lorsqu'il aura paru nécessaire de déterminer un périmètre de protection, le texte soumis au Sénat interdit, dans les limites de ce périmètre, l'épandage des engrais humains et le forage des puits. Cette double interdiction a paru insuffisante à la commission. Serait-il donc permis de polluer l'eau destinée à l'alimentation par d'autres moyens? Serait-il permis, dans ce sol dont la conformation et la composition sont telles qu'un périmètre de protection a été reconnu nécessaire, d'épandre, sinon des engrais humains, du moins des engrais provenant d'animaux? Serait-il permis de percer dans ce sol des trous, sinon pour y forer un puits, du moins pour y créer un réceptacle destiné à recevoir des charognes, des résidus et des débris de toute sorte, au risque de contaminer la nappe souterraine, et par elle la source? La commission a pensé que la loi devait prohiber toute pollution, mais en insistant sur le danger particulier que présente l'introduction des matières fécales, qu'aucune fouille ne devait être faite dans les limites du périmètre sans une autorisation administrative, que telles étaient les conséquences nécessaires de la constitution du périmètre; elle a donc complété sur ces deux points le texte primitif et a rédigé le troisième paragraphe de l'article 4 comme suit : « Il est interdit de polluer les terrains compris dans ce périmètre ou d'y introduire aucune matière fécale. Il est également interdit d'y pratiquer des excavations sans l'autorisation du préfet. »

Le quatrième paragraphe décide que les indemnités dues aux propriétaires, soit pour acquisition de terrains, soit en compensation des servitudes dont seraient frappés les terrains compris dans le périmètre de protection, suivront le même sort que celles dues pour l'acquisition de la source elle-même, que, par conséquent, elles seront, suivant les cas, réglées conformément à la loi de 1830 ou bien conformément à la loi de 1841. Ce paragraphe a donné lieu à une observation qu'il peut être utile de rappeler, bien qu'elle ne tende pas à modifier le texte. Autrefois, en cas d'acquisition d'une source, l'indemnité à payer par l'acquéreur était double, l'une revenant au propriétaire de la source, l'autre aux intéressés d'aval. Aujourd'hui le Code civil ne reconnaît de droits au propriétaire du terrain où jaillit la source, qu'autant qu'il peut établir qu'il est lésé. Supposez la source assez abondante pour qu'il ne souffre pas du prélèvement d'eau que fera la commune, il ne lui sera rien dû de ce chef. I pourra donc se présenter des cas où ce prélèvement par une commune d'une partie de l'eau d'une source ne donnera lieu pour le propriétaire à aucune indemnité, les droits des usagers inférieurs étant seuls en cause.

L'article 5 est de beaucoup le plus important de ceux qui sont détachés du projet de loi soumis au Sénat. C'est le plus important du projet actuel. Il indique la procédure à suivre pour reconnaître la nécessité des travaux d'assainissement à exécuter dans une commune, pour persuader la commune de les exécuter, pour l'y contraindre si décidément elle s'y refuse. Sans doute, en parlant de l'évacuation des eaux usées, cet article dépasse un peu le mandat de la commission. Mais celle-ci a pensé qu'il y avait connexité entre la pureté de l'eau d'alimentation et la souillure inévitable du sol par l'absence de moyens d'évacuation, et qu'il y avait un intérêt sanitaire incontestable à respecter ici le texte déjà voté par le Sénat.

L'article a cependant subi quatre changements dont je vais donner les raisons.

Premier changement. — Quels moyens d'information aura l'administration pour savoir qu'une commune est dans des conditions sanitaires telles, qu'il y a lieu de faire application de l'article? Le projet du Sénat dit que le préfet agit *sur le rapport de l'inspection sanitaire.* Mais le Sénat a rejeté l'institution, prévue dans le projet du gouvernement et acceptée par la Chambre, d'une inspection sanitaire. L'article ne peut donc pas être maintenu tel qu'il est. La commission propose de substituer au rapport de l'inspection sanitaire une enquête faite par le conseil départemental d'hygiène. Elle estime que le conseil départemental devra faire cette enquête toutes les fois que dans une commune la mortalité aura, pendant trois années consécutives, atteint un chiffre de nature à inspirer sur la salubrité de la commune des alarmes légitimes. Cette indication donnée par le taux de la mortalité a l'avantage qu'elle résulte d'un fait authentique, et ne laisse place à aucun soupçon de partialité ou d'arbitraire.

La moyenne de la mortalité générale en Angleterre, de 1880 à 1896, pendant dix-sept années, a été de 18,88 décès pour 1 000 habitants, le chiffre le plus élevé étant 20,5 (1880), et le plus bas 16,6 (1896). A Londres, la plus grande agglomération qui existe, de 1880 à 1890 (onze années : je n'ai pas les chiffres officiels depuis lors, mais je crois savoir qu'ils ne se sont guère modifiés), la moyenne de la mortalité a été de 20,07 décès par 1 000 habitants, le chiffre le plus élevé ayant été 21,7 (1880), et le plus faible 17,5 (1889). En France, de 1887 à 1898 (douze années), la moyenne de la mortalité a été de 21,61 par 1 000 habitants, la mortalité la plus élevée ayant frappé la France en 1890, 1891 et 1892, où le résultat a été le même, 22,8 décès par 1 000 habitants, et le chiffre le plus bas, 19,6, ayant été obtenu en 1897,

Une mortalité de 22 pour 1 000 habitants est donc une mortalité supérieure à la moyenne. C'est à ce chiffre que s'est arrêtée la commission. Elle a pensé que, lorsque pendant trois années consécutives le fait d'une mortalité dépassant 22 pour 1 000 habitants s'est produit dans une commune, il est bon de s'en inquiéter. Non pas que, sur cette seule constatation, on doive exercer une pression quelconque sur la commune. Mais l'indication est suffisante pour qu'on y aille voir. Si l'enquête ne révèle rien d'anormal, on s'en tiendra là. Si, au contraire, elle révèle que « la commune n'est pas pourvue d'eau potable, ou que les eaux usées y restent stagnantes au milieu des habitations », c'est-à-dire que la commune se trouve dans l'une des deux conditions condamnables prévues au texte du Sénat, alors l'élévation persistante de la mortalité qui frappe la commune trouve son explication, l'état d'insalubrité où vivent ses habitants est indéniable, le danger permanent qui en résulte pour eux et pour les habitants des communes voisines est manifeste, et l'intervention de l'autorité pour mettre un terme à l'insalubrité est justifiée.

Deuxième et troisième changements. — D'après le texte voté par le Sénat, le préfet peut mettre une commune en demeure d'exécuter des travaux et de les exécuter, en cas de résistance, d'office et à ses frais, sur le seul avis du conseil départemental d'hygiène. Il a paru à la commission qu'il fallait donner une garantie de plus à la commune, et ne la contraindre aux dépenses, souvent considérables, qu'entraîneront les travaux sanitaires, qu'à la suite d'un examen et d'un avis conforme du Comité consultatif d'hygiène publique de France.

En outre, elle exprime le vœu qu'avant la mise en demeure qui suivra l'avis émis par cette assemblée, les résultats de l'enquête soient affichés dans la commune. Elle espère que les faits étant ainsi portés à la connaissance de tous les habitants, avec la force que prêtera à la constatation l'impartialité évidente de l'autorité scientifique du Comité, le conseil municipal sera le plus souvent convaincu ou du moins amené à cesser toute résistance sous la pression de l'opinion publique.

Quatrième changement. — A la suite de la mise en demeure, le projet du Sénat prévoit, pour aboutir à l'exécution de travaux qui souvent seront extrêmement urgents, des procédures compliquées et fort longues. Il faudrait, d'après ce projet, un décret délibéré en Conseil d'État pour ordonner les travaux et une loi pour en imposer la dépense. La commission a cru qu'il était plus pratique de se référer à une loi existante, souvent appliquée, celle du 16 septembre 1807 sur le desséchement des marais, et de dire, avec l'article 35 de cette loi, que les travaux reconnus nécessaires seront « ordonnés par le gouvernement et les dépenses supportées par les communes intéressées ». Il y aurait là une simplification et l'avantage d'avoir recours à des formalités déjà éprouvées.

L'article 6 est nouveau. Il n'a pas besoin de longs commentaires. Une commune peut être obligée de recourir, pour s'alimenter en eau potable, non pas à une source, mais à une nappe souterraine dont elle amènera l'eau à la surface du sol au moyen de puits ou de galeries. Ses droits à l'égard de cette eau doivent être les mêmes qu'à l'égard de l'eau jaillissante, et l'article n'a d'autre but que d'assimiler cette eau à une eau de source au point de vue de l'application des cinq premiers articles du projet.

L'article 7 est également nouveau. Son objet est de défendre les eaux qui alimentent une commune contre les souillures de la nappe souterraine causées par les immondices jetées dans des excavations quelconques. Une loi toute récente, celle du 21 juin 1898, a donné anx maires, par ses articles 22 et 23, les moyens de supprimer les mares qui compromettent la salubrité publique. Mais cette faculté est limitée aux mares. Un puits absorbant peut être, beaucoup plus qu'une mare, nuisible à la santé publique. Mais contre lui le maire est désarmé. Un arrêté municipal ordonnant la suppression d'un puisard autour duquel fleurit la fièvre typhoïde se heurte à la juris-prudence de la Cour de cassation qui le déclare illégal. Le maire est expressément chargé par la loi de veiller à ıa salubrité publique, de prendre les précautions convenables pour prévenir les épidémies, mais, sauf contre les mares, depuis la loi de 1898, il est dépourvu de tout moyen d'action efficace. Ce moyen d'action, que la loi vient de lui donner contre les mares, la commission estime qu'elle doit le lui donner contre les puisards et les bétoires. Le maire hésite-t-il à remplir son devoir? La loi de 1898 (art. 22), ne faisant d'ailleurs qu'appliquer un principe général de la loi municipale, donne au préfet la faculté d'agir à sa place et rend obligatoires pour la com-mune les dépenses qui résulteraient de cette action. Il doit en être de même pour la suppression des puits absorbants. Quelques pré-cautions que l'on ait prises d'ailleurs, on a grande chance en les supprimant de faire disparaître des dangers d'infiltration et, par l'infiltration, de pollution des eaux destinées à l'alimentation des habitants.

C'est pourquoi la commission demande que les puits, puisards, puits absorbants, bétoires et gouffres, auxquels elle a ajouté pour les cas assez rares, mais possibles, où ils sont susceptibles de con-taminer les eaux potables, les sources et les abreuvoirs, soient, *en cas d'insalubrité constatée*, assimilés aux mares pour l'application des articles 22 et 23 de la loi du 21 juin 1898.

Mais auparavant la commission a voulu insérer dans le projet de loi une interdiction générale de souiller ces excavations par le jet de débris animaux. On sait aujourd'hui que bien souvent elles sont en rapport avec des cours d'eau souterrains[1]. En y jetant des bêtes mortes dont ils désirent se débarrasser, les paysans s'exposent donc à contaminer peut-être à de grandes distances, des eaux qu'en raison de leur provenance on avait toute raison de croire pures. Les propriétaires de ces excavations tirent parfois un revenu de la faculté cédée à leurs voisins d'y jeter des animaux morts. Cette pratique a paru à la commission devoir être condamnée d'une manière absolue à cause du danger qu'elle présente. Les habitants devront prendre l'habitude d'enterrer les débris animaux. Tel est

____

1. Voir Annexe III, le rapport de M. Babinet sur les sources dites vauclusiennes.

le but qu'elle s'est proposé en rédigeant le premier paragraphe de l'article 7.

Le second paragraphe concerne l'assimilation des excavations aux mares, comme il a été expliqué ci dessus.

Le troisième corrige, en faveur des propriétaires privés par l'exécution du paragraphe 2 de l'usage de leurs puisards, la rigueur de l'article 23 de la loi de 1898. Les travaux de suppression ou d'assainissement de ces puisards sont faits dans l'intérêt des communes qui usent des eaux pour lesquelles on craint la contamination. Il ne serait pas juste de mettre ces travaux à la charge des propriétaires. Il ne serait pas juste non plus de les mettre à la charge de la commune dans laquelle le gouffre est situé, car il se peut que cette commune ne soit en rien intéressée dans la question, l'eau menacée ne servant pas à son alimentation. La solution équitable, et celle que la commission propose, est que la dépense soit partagée entre les communes intéressées à proportion de leur intérêt, c'est-à-dire à proportion de la quantité d'eau que chacune d'elles dérive des points où la contamination était à craindre.

Les articles 8 et 9 sont l'exacte reproduction des articles 22 et 24 du projet de loi actuellement soumis au Sénat. Ils intéressent directement la défense de la pureté des eaux potables.

On a fait à l'article 8 une critique de forme. On a dit qu'il y a quelque contradiction à viser le fait d'avoir dégradé des ouvrages publics, ce qui paraît impliquer une intervention active, et à supposer à cette dégradation des causes passives, telles que « la négligence ou l'incurie ». La commission n'a pas cru que cette contradiction, plus apparente que réelle, dût l'empêcher de se rallier au texte adopté par la commission sénatoriale.

En résumé, Monsieur le Président, l'avis de la commission, sur les questions qui lui ont été posées, est qu'il y a lieu :

1° d'organiser, sans créer de nouveaux fonctionnaires, mais en utilisant les éléments existants, un corps de géologues et d'analystes qui devront, préalablement à toute instruction administrative, les uns examiner le terrain d'où provient l'eau dont la distribution est projetée, les autres faire l'analyse chimique et l'analyse bactériologique de cette eau, de mettre ces travaux scientifiques à la charge de l'État, et d'inscrire à cet effet au budget une somme de 50 000 francs;

2° de simplifier et décentraliser l'instruction administrative des adductions d'eau dans les cas et dans les conditions expliqués au présent rapport, notamment en supprimant la consultation du Conseil général des ponts et chaussées dans les cas où il y a lieu de consulter la Commission de l'hydraulique agricole, et en adressant aux préfets et aux maires la circulaire prévue au dernier paragraphe de la note de M. Genty;

3° de présenter à l'approbation des Chambres le projet de loi dont le texte suit.

PROJET DE LOI RÉGLANT LE DROIT D'USAGE, L'ACQUISITION ET LA PROTEC-
TION DES EAUX DESTINÉES A L'ALIMENTATION PUBLIQUE.

ARTICLE PREMIER. — Le droit à l'usage d'une source d'eau potable,
c'est-à-dire le droit d'accès et de puisage à cette source, est acquis
à toute commune dont les habitants en jouissent depuis plus de
trente ans.

Si ce droit n'est point acquis par la prescription, la commune
peut l'acquérir conformément à l'article 642 du Code civil (loi du
8 avril 1898) [1].

ART. 2. — Le droit à l'usage d'une source d'eau potable implique,
pour la commune qui le possède, le droit de curer cette source,
de la couvrir et de la garantir contre toutes les causes de pollution,
mais non celui d'en dériver les eaux par des tuyaux ou rigoles. Un
règlement d'administration publique déterminera, s'il y a lieu, les
conditions dans lesquelles ce droit d'usage pourra s'exercer [2].

ART. 3. — L'acquisition de tout ou partie d'une source d'eau
potable par la commune dans laquelle elle est située peut être
déclarée d'utilité publique par arrêté préfectoral quand le débit à
acquérir ne dépasse pas 2 litres par seconde. Cet arrêté est pris sur
la demande du conseil municipal et l'avis du conseil d'hygiène du
département. Il doit être précédé de l'enquête prévue par l'ordonnance du 23 août 1835. L'indemnité d'expropriation est réglée dans
les formes prescrites par l'article 16 de la loi du 21 mai 1836.

Si le débit à acquérir dépasse 2 litres par seconde, si la source est
située hors du territoire de la commune, ou si l'acquisition de la
source nécessite l'expropriation de maisons, cours, jardins ou enclos
attenant à des habitations, la déclaration d'utilité publique doit être
prononcée par décret et l'indemnité d'expropriation est réglée dans
les formes prescrites par la loi du 3 mai 1841 [2].

ART. 4. — La décision déclarant d'utilité publique l'acquisition
de tout ou partie d'une source pour le service d'une commune spécifie, en même temps que les terrains à acquérir, les mesures nécessaires pour protéger la source, notamment contre toute pollution;
s'il y a lieu, elle détermine un périmètre de protection de la source.
Il est procédé dans les mêmes formes si de nouvelles mesures de
protection sont reconnues nécessaires.

Il est interdit de polluer les terrains compris dans ce périmètre
ou d'y introduire aucune matière fécale. Il est également interdit
d'y pratiquer des excavations sans l'autorisation du préfet.

1. Il n'a pas semblé nécessaire de reproduire cet article dans la loi
Le droit commun suffit.
2. C'est le paragraphe 3 de l'article 10 de la loi de 1902.
3. C'est le paragraphe 4 du même article.

L'indemnité due aux propriétaires pour acquisition de terrains et celle qui pourrait leur être due pour les terrains compris dans le périmètre de protection, sont réglées, suivant les cas prévus à l'article 3, dans les formes prescrites, soit par l'article 16 de la loi du 21 mai 1836, soit par le titre IV de la loi du 3 mai 1841 [1].

ART. 5. — Lorsque pendant trois années consécutives le nombre des décès dans une commune a dépassé 22 par 1 000 habitants, le fait est signalé par l'administration départementale au conseil d'hygiène départemental, lequel, soit par lui-même, soit par le conseil d'hygiène d'arrondissement, procède à une enquête sur les conditions sanitaires de la commune.

Si cette enquête établit que l'état sanitaire de la commune nécessite des travaux d'assainissement, notamment qu'elle n'est pas pourvue d'eau potable de bonne qualité ou quantité suffisante, ou bien que les eaux usées y restent stagnantes au milieu des habitations, le préfet invite le conseil départemental d'hygiène à délibérer sur l'utilité et la nature des travaux jugés nécessaires. Le maire est mis en demeure de présenter ses observations devant le conseil départemental d'hygiène.

En cas d'avis du conseil départemental d'hygiène contraire à l'exécution des travaux ou de résistance de la part de la commune, le préfet transmet la délibération du conseil au ministre de l'Intérieur, qui, s'il le juge à propos, soumet la question au Com^l consultatif d'hygiène publique de France. Celui-ci procède à une enquête dont les résultats sont affichés dans la commune.

Sur l'avis conforme du Comité consultatif d'hygiène publique, le préfet met la commune en demeure de dresser le projet et de procéder aux travaux.

Si, dans le mois qui suit cette mise en demeure, le conseil municipal ne s'est pas engagé à y déférer, ou si, dans les trois mois, il n'a pris aucune mesure en vue de l'exécution des travaux, ces travaux sont ordonnés par le gouvernement, et les dépenses, supportées par les communes intéressées, conformément à l'article 35 de la loi du 16 septembre 1807.

Le conseil général statue, dans les conditions prévues par l'article 46 de la loi du 10 août 1871, sur la participation du département aux dépenses des travaux ci-dessus spécifiés [2].

ART. 6. — Les puits ou galeries fournissant de l'eau potable

---

1. C'est, avec de légères modifications, le paragraphe premier du même article.

2. C'est l'article 9 de notre loi avec une modification importante au premier paragraphe. Le législateur a pensé qu'il ne fallait pas lier le sort des travaux d'assainissement à un taux fixe de mortalité, et à ces mots : « lorsque pendant trois années consécutives le nombre des décès a dépassé 22 par 1 000 habitants », il a, très sagement, substitué ceux-ci : « Lorsque pendant trois années consécutives le nombre des décès dans une commune *a dépassé le chiffre de la mortalité moyenne de la France...* »

empruntée à une nappe souterraine sont assimilés aux sources pour l'application des articles 1 à 4 inclus[1].

ART. 7. — L'abandon de cadavres d'animaux, de débris de boucherie, fumier, matières fécales et en général de résidus animaux putrescibles dans les failles, gouffres, bétoires ou excavations de toute nature autres que les fosses nécessaires au fonctionnement d'établissements classés, est interdit sous les peines prévues par les articles 479 et 480 du Code pénal[2].

Les sources, puits, puisards, puits absorbants, bétoires, gouffres, failles et abreuvoirs susceptibles de contaminer les eaux potables sont assimilés aux mares insalubres visées par les articles 22 et 23 de la loi du 21 juin 1898.

Toutefois, par dérogation aux dispositions de l'article 23 susvisé, s'il s'agit d'excavations naturelles et non agrandies de main d'homme, la dépense est à la charge, dans la proportion de leur intérêt, des communes usant pour leur alimentation de l'eau qui risque d'être contaminée.

Les contestations auxquelles la répartition de cette dépense entre plusieurs communes pourra donner lieu, seront portées en premier ressort devant le conseil de préfecture du département où se trouve le point de contamination[3].

ART. 8. — Quiconque, par négligence ou incurie, dégradera des ouvrages publics ou communaux destinés à recevoir ou à conduire des eaux d'alimentation ; quiconque, par négligence ou incurie, laissera introduire des matières excrémentitielles ou toute autre matière susceptible de nuire à la salubrité dans l'eau des sources, fontaines, puits, citernes, conduites, aqueducs, réservoirs d'eau servant à l'alimentation publique, sera puni des peines portées aux articles 479 et 480 du Code pénal. Tout acte volontaire de même nature sera puni des peines portées à l'article 257 du Code pénal[4].

ART. 9. — L'article 463 du Code pénal est applicable dans tous les cas prévus par la présente loi. Il est également applicable aux infractions punies de peines correctionnelles par la loi du 3 mars 1822[5].

Veuillez agréer, Monsieur le Président, l'hommage de mon profond respect.

Le rapporteur,
HENRI MONOD.

Ce rapport a été adopté par la commission dans sa séance du 17 mars 1900.

1. C'est le paragraphe 2 de l'article 10.
2. C'est le paragraphe 2 de l'article 28 de la loi de 1902.
3. Les trois derniers paragraphes de cet article n'ont pas été reproduits dans la loi de 1902.
4. C'est le paragraphe premier de l'article 28 de la loi de 1902.
5. Article 30 de la loi de 1902.

TROIS DOCUMENTS JOINTS

1º NOTE SUR L'ANALYSE DES EAUX PAR LE LABORATOIRE DU COMITÉ CONSULTATIF D'HYGIÈNE PUBLIQUE EN FRANCE

Rédigée par M. le Dr Pouchet, directeur du laboratoire (5 décembre 1898).

1º Nombre d'analyses effectuées depuis le 1er janvier 1878 jusqu'au 30 novembre 1898 : 175.

2· Nombre d'analyses en cours d'exécution et dont les résultats seront fournis d'ici à deux mois : 69.

Il s'agit, bien entendu, d'analyses complètes tant au point de vue chimique qu'au point de vue bactériologique, ce qui représente une somme de travail considérable.

L'analyse bactériologique seule exige un temps et une assiduité tels que, en raison du personnel tout à fait insuffisant pour répondre aux nécessités actuelles, il est absolument impossible d'en exécuter plus de trente concurremment dans un espace de deux mois, terme moyen des recherches nécessitées par ces analyses.

En plus de ce temps, il faut celui nécessaire pour l'exécution de l'analyse chimique.

Il est presque impossible à quelqu'un qui n'est pas au courant de ce genre de recherches de se figurer la somme de travail nécessitée par ces analyses, surtout pour ce qui concerne l'examen bactériologique. Cependant un coup d'œil jeté sur l'ouvrage qui a été exécuté sous ma direction et qui reproduit en détail les procédés utilisés au laboratoire du Comité permettra de juger du nombre et de l'importance de ces opérations, qui ne peuvent être menées à bien qu'au prix d'un temps très long.

Depuis la création du laboratoire du Comité, le nombre des cas dans lesquels son intervention a été sollicitée, non seulement pour des analyses d'eau, mais encore pour toutes sortes de questions afférentes à l'hygiène, n'a fait que s'accroître au point que, depuis plusieurs années, j'ai dû insister à maintes reprises pour faire remarquer l'insuffisance du personnel affecté à un aussi important service. J'ai appelé l'attention, non seulement sur l'insuffisance du nombre des aides attachés au laboratoire, mais encore sur l'insuffisance des traitements alloués à ceux qui y sont actuellement, insuffisance qui se traduit par un changement fréquent dans le personnel, changement des plus préjudiciables au bon fonctionnement du service, les aides quittant le laboratoire au moment où les connaissances spéciales qu'on a eu de la peine à leur faire acquérir pourraient nous être le plus utiles.

Cette pénurie d'aides suffisamment exercés pour qu'on puisse leur confier, sans intervenir autrement que par une simple surveillance, des recherches toujours fort délicates, est cause que le laboratoire ne peut faire face d'une manière continue et régulière aux demandes qui lui sont adressées. En ce moment, par exemple, et en raison de l'entrée en fonctions le 1ᵉʳ décembre courant d'un aide encore inaccoutumé au service et aux procédés de recherches du laboratoire, nous sommes obligés de renvoyer à la fin de janvier les demandes d'analyses qui arrivent aujourd'hui.

Il est absolument et matériellement impossible, avec un personnel composé du directeur, d'un chef de laboratoire, de deux préparateurs, d'un garçon, de faire plus de besogne que celle qui est fournie annuellement.

Il me paraît superflu d'insister sur ce point que les résultats des analyses fournis par le laboratoire doivent être irréprochables à tous les points de vue, ce qui entraîne nécessairement à des vérifications, des contrôles employant un temps assez considérable en plus de celui nécessaire pour les recherches.

Tous les gens compétents, français ou étrangers, qui ont visité en détail le laboratoire du Comité et auxquels on a exposé son fonctionnement, ont été unanimes à manifester leur étonnement du résultat obtenu comparativement avec les moyens qu'il est possible de mettre en œuvre pour l'obtenir.

Depuis quelques années, le nombre des cas dans lesquels des communes demandent l'analyse de nombreux échantillons d'eau, relativement à des questions d'épidémies, devient tellement considérable que cela suffirait actuellement pour occuper tout le temps du personnel.

2° NOTE SUR L'INSTRUCTION DES PROJETS AU MINISTÈRE DE L'AGRICULTURE

Présentée par M. Genty, inspecteur de l'hydraulique agricole, membre de la commission (30 mai 1899).

Les retards que subit l'instruction des projets d'amenée d'eau potable sont dus généralement à ce que les dossiers produits par les communes sont presque toujours incomplets et à ce que les maires ignorent le plus souvent les formalités dont ces projets doivent être l'objet avant de pouvoir être mis à exécution.

Sauf les circonstances très rares où les travaux sont susceptibles d'être subventionnés, le ministre de l'Agriculture n'intervient dans l'instruction des projets de cette nature que lorsqu'il s'agit d'utiliser pour l'alimentation l'eau d'un cours d'eau non navigable ni flottable et que, dès lors, un décret d'utilité publique est indispensable pour donner à la commune le droit de dériver le volume d'eau dont elle a besoin.

Dans ce cas, en effet, une instruction spéciale est nécessaire au point de vue hydraulique pour permettre d'apprécier l'influence de la prise d'eau projetée sur les intérêts généraux de la vallée et d'établir les conditions à stipuler dans le règlement d'eau à intervenir.

Une circulaire du ministre de l'Agriculture, en date du 26 décembre 1884, a fait connaître aux préfets, dans l'un de ses paragraphes, les mesures prises d'un commun accord entre les départements de l'Intérieur et de l'Agriculture pour régler la procédure de cette instruction; elle devra être poursuivie à l'avenir dans les formes qui seront déterminées par un règlement d'administration publique à intervenir, en vertu de l'article 12 de la loi du 8 avril 1898 sur le régime des eaux.

Quoi qu'il en soit, cette partie de l'instruction est très fréquemment négligée et, lorsqu'après la clôture de l'enquête préalable à la déclaration d'utilité publique, le ministre de l'Agriculture est consulté sur l'opportunité du décret et sur les dispositions à y inscrer pour la sauvegarde des intérêts qu'il représente, il arrive qu'il est hors d'état de formuler son avis en toute connaissance de cause et qu'il se trouve ainsi dans l'obligation de prescrire un supplément d'instruction susceptible de retarder pendant un temps plus ou moins long la solution de l'affaire.

Mais, même dans les cas assez rares où les choses se passent régulièrement, les conditions dans lesquelles se fait habituellement l'instruction entraînent certains retards qu'il serait bien facile d'éviter.

Les communes ne produisent généralement qu'un seul dossier comprenant le projet des travaux qu'elles ont en vue et l'indication des voies et moyens auxquels elles se proposent d'avoir recours pour subvenir à la dépense. Ce dossier est adressé au ministère de l'Intérieur et passe ensuite de ministère à ministère suivant les besoins de l'instruction. Il résulte de cette manière de faire qu'en outre du temps perdu par ces diverses transmissions, l'étude de l'affaire se faisant successivement par chacun des départements ministériels intéressés, les délais des formalités nécessaires s'ajoutent l'un à l'autre et allongent démesurément la durée de l'instruction.

Or l'instruction hydraulique, notamment, pourrait très bien se poursuivre concurremment avec celle dont le projet doit être l'objet, soit au point de vue technique, soit au point de vue financier et économique, et, pour réaliser cette simplification qui suffirait à elle seule pour abréger d'au moins deux ou trois mois la durée totale de l'instruction, il suffirait que les communes fussent tenues, dans le cas qui nous occupe, d'adresser au préfet deux dossiers distincts, l'un pour être transmis immédiatement au ministère de l'Intérieur, l'autre destiné à l'instruction par le service de l'hydraulique agricole. Ce dernier serait d'ailleurs beaucoup plus succinct que le premier et pourrait ne comprendre que les pièces suivantes :

1º Une délibération du conseil municipal contenant la demande d'autorisation de la dérivation, faisant connaître le nom de la commune sur laquelle les ouvrages de prise doivent être établis et le cours d'eau qu'ils intéressent, indiquant et justifiant le volume d'eau que la commune se propose de dériver, et portant enfin l'engagement d'indemniser les propriétaires et usiniers d'aval de tous les dommages que la dérivation projetée pourra leur causer ;

2º Un plan et une feuille de dessins indiquant les dispositions adoptées pour la prise d'eau ;

3º Enfin, et pour le cas seulement où la prise d'eau comporte l'établissement d'un barrage noyant les rives, un projet complet du barrage et un mémoire dans lequel on justifiera les dispositions projetées et on fera connaître le mode de fonctionnement de l'ouvrage ainsi que les modifications que son existence apportera au régime actuel du cours d'eau.

Si cette proposition était adoptée par la commission, on en ferait ultérieurement l'objet d'une circulaire qui serait adressée aux préfets et aux maires, afin d'arrêter définitivement le programme des dossiers à constituer et la marche à suivre pour l'instruction des projets d'amenée d'eau potable. On éviterait ainsi la présentation de dossiers incomplets, dont les fréquents renvois sont la principale cause des retards dont on se plaint. En tout cas, les communes qui persisteraient à envoyer des dossiers trop sommaires ne pourraient s'en prendre qu'à elles-mêmes des conséquences de leur négligence, tandis qu'actuellement elles pourraient arguer, avec quelque apparence de raison, que leur attention n'a pas été appelée sur l'importance de cette question, et qu'elles ignoraient au moment de la rédaction du projet comment le dossier doit être constitué.

3º RAPPORT SUR LA DÉFENSE DES SOURCES DITES « VAUCLUSIENNES »

Présenté par M. Babinet, ingénieur en chef des ponts et chaussées, membre de la commission.

Une source peut être dite *vauclusienne* lorsqu'elle est alimentée par des écoulements superficiels, même assez éloignés, à travers des terrains dont les fissures sont trop larges pour en assurer l'épuration dans des conditions satisfaisantes.

Il ne peut être question de chiffrer la durée minima du passage des eaux dans un sol perméable pour que leur filtration puisse être considérée comme irréprochable. Mais, en ce qui concerne les sources les plus pures, cette période est assurément très longue. La quantité d'eau qu'elles fournissent augmente lentement, après plusieurs semaines, sinon plusieurs mois, de pluies abondantes.

Les filtres naturels considérés comme parfaits conservent cet avantage grâce à deux particularités : 1° leur faible débit par unité de surface, qui correspond à une hauteur annuelle de 2 mètres au maximum, soit trois ou quatre cents fois moins que pour les filtres artificiels; 2° les sécheresses intermittentes qui aèrent les pores où sont oxydées les matières organiques en suspension.

Pour protéger les sources vauclusiennes contre la contamination qui les menace, il faut savoir tout d'abord de quel côté vient le danger. Même lorsque la disparition sous terre d'un cours d'eau plus ou moins impur, à quelque distance d'une source, fait prévoir une communication entre les deux, le fait ne peut être démontré, dans la plupart des cas, qu'en mêlant à l'eau engouffrée une substance dont l'origine artificielle est facilement reconnue à sa réapparition. L'emploi de matières colorantes et surtout de la fluorescéine, produit dérivé de la houille (chlorophylle des végétaux fossiles), dont quelques grammes donnent une teinte verte bien accusée à plusieurs centaines de mètres cubes d'eau, est déjà fort ancien en pareille circonstance : dès 1877, une expérience de ce genre fut faite par Kop entre le Danube et le lac de Constance. Pour éviter les alarmes que la coloration des eaux cause parfois aux populations riveraines, on peut réduire beaucoup la proportion de matière colorante si l'on se sert d'appareils spéciaux pour la retrouver en aval : le *fluorescope* de M. Trillat, chimiste expert à Paris, décèle (dit-on) la présence d'un gramme de fluorescéine dans 2 000 mètres cubes d'eau. L'usage d'autres teintures, de charbon en poudre ou d'amidon dissous, ne semble pas jusqu'à présent offrir les mêmes chances de succès, mais donnera peut être un jour des résultats équivalents sinon encore plus sûrs.

Des essais intéressants vont être faits dans le bassin supérieur de l'Avre avec certains micro-organismes inoffensifs que ne contiennent jamais les eaux naturelles (levûre de bière, microsperme du vinaigre). L'insuffisance de la filtration des eaux dans les terrains qu'elles traversent semble devoir être ainsi mieux démontrée que par les colorants énergiques dont l'union intime avec l'eau entrée sous terre n'est probablement pas rompue par l'épuration la plus parfaite qu'on puisse imaginer.

On ne peut songer à interdire absolument l'emploi des eaux vauclusiennes, car les sources les plus abondantes, indispensables pour alimenter les grandes agglomérations d'hommes, leur doivent souvent une partie de leur fort débit. Dans les terrains calcaires, c'est le cas général.

Mais lorsque la communication directe d'une source avec la surface du sol est bien prouvée, deux palliatifs efficaces peuvent être recommandés :

1° Capter, autant que possible, les eaux souterraines au-dessus du point d'absorption, si ce dernier n'est pas trop éloigné de l'émergence, et si le débit d'amont est encore suffisant;

2° Combler et boucher les gouffres ou *bétoires* connus, susceptibles de recevoir des matières contaminées.

La recherche des communications dangereuses dont nous venons de parler, dans les environs des sources où elles doivent être soupçonnées, ne manque pas d'intérêt; mais il n'y a d'urgence véritable qu'aux endroits où les eaux suspectes peuvent être utilisées pour l'alimentation publique. Si un crédit annuel était affecté à la reconnaissance des cavités par où s'opèrent ces communications, son emploi devrait être subordonné à l'avis favorable du Comité consultatif d'hygiène, dans chaque cas particulier.

B

Circulaire ministérielle du 10 décembre 1900 sur l'instruction des projets pour l'alimentation en eau des communes.

MONSIEUR LE PRÉFET, une circulaire d'un de mes prédécesseurs, du 23 juillet 1892, a tracé les règles à suivre pour l'instruction des projets d'alimentation en eau présentés par les communes.

Depuis lors, à la suite d'observations qui ont été échangées devant le Sénat le 30 mars 1899, mon administration s'est préoccupée de rechercher quelles mesures peuvent être prises pour abréger les délais dans l'instruction des projets de captage et d'amenée des eaux destinées à l'alimentation publique.

Une commission a été constituée à cet effet et elle a proposé des résolutions auxquelles j'ai donné mon assentiment.

L'instruction des affaires de cette nature se présente sous un double aspect, le point de vue scientifique, le point de vue administratif.

Une eau ne pouvant être utilisée par l'alimentation qu'autant qu'elle a été reconnue salubre, la détermination de la salubrité de l'eau doit précéder l'examen de toutes les autres questions. Or, il résulte des travaux scientifiques les plus récents que, pour apprécier cette salubrité, l'analyse chimique ne suffit pas. Il faut y joindre l'analyse microbiologique et, en outre, utiliser les données fournies par la géologie sur la nature des terrains traversés par les eaux. L'examen géologique doit lui-même précéder l'analyse, car celle-ci est inutile si celui-là est défavorable; on ne peut en effet utiliser une eau, si pure qu'elle soit à l'analyse, si elle demeure sujette à des causes de contamination. Cette étude préliminaire sera confiée aux collaborateurs du service de la carte géologique de France. A cet effet, il sera dressé un tableau des géologues affectés aux différentes régions. Je vous ferai parvenir un exemplaire de ce tableau.

Si l'état géologique du terrain ne donne pas des résultats nettement défavorables à l'eau proposée, l'instruction sera poursuivie par l'analyse chimique et l'analyse bactériologique.

Le Comité consultatif d'hygiène publique de France, dans l'examen des projets d'amenée d'eau qui lui ont été soumis jusqu'à ce jour, a eu trop souvent à constater l'insuffisance, et parfois l'inexactitude manifeste, des analyses jointes aux dossiers de ces projets. On ne saurait ici s'entourer de trop de précautions, et vous apporterez un soin extrême au choix de l'analyste que vous chargerez, à la suite de l'avis du géologue, de procéder aux analyses de l'eau.

Le paiement des indemnités qui seront la conséquence obligée des examens géologique, bactériologique et chimique, et qui ne seront pas élevées (on a calculé qu'en moyenne les indemnités dues au géologue et à l'analyste ne dépasseront pas ensemble cent cinquante francs), sera naturellement à la charge des communes comme les autres dépenses auxquelles les projets d'adduction d'eau donneraient lieu. Les communes ne se plaindront pas d'avoir à acquitter une dépense préalable minime, qui peut avoir pour conséquence de leur éviter les frais beaucoup plus considérables de la confection d'un projet. Quand donc une commune sera dans l'intention d'amener de l'eau potable, elle vous en avisera et vous enverra en même temps une délibération par laquelle elle s'engagera à payer les indemnités qui seraient dues au géologue et au chimiste que vous chargerez des examens géologique, bactériologique et chimique.

L'eau à utiliser ayant été reconnue salubre, à qui doit-il appartenir de donner l'autorisation nécessaire à l'exécution des travaux?

Actuellement c'est le ministre de l'Intérieur qui, sur l'avis du Comité consultatif d'hygiène publique de France, accorde dans tous les cas les autorisations d'amenée d'eau. Il a paru nécessaire de maintenir l'autorisation ministérielle pour les villes de plus de 5 000 habitants. En effet, dès que l'on se trouve en présence d'une agglomération importante, l'intérêt national se manifeste avec force et l'intervention du pouvoir central s'impose. L'épidémie qui sévit dans une ville est une menace immédiate pour toutes les campagnes environnantes et, de proche en proche, peut s'étendre très loin. En outre, beaucoup de ces villes possèdent des garnisons, et il importe que, l'autorité militaire ayant assuré au prix de grands efforts et de grandes dépenses une distribution d'eau pure dans les casernes, ces efforts et ces dépenses ne soient pas rendus inutiles par la contamination de l'eau que nos soldats boivent hors de la caserne. Ces villes sont au nombre de 581.

Les 35 586 autres communes de France pourront obtenir du préfet l'autorisation nécessaire en cas d'avis favorable du géologue, du chimiste et du conseil départemental d'hygiène, le conseil d'hygiène d'arrondissement (en dehors de l'arrondissement chef-lieu) préalablement consulté. Toutefois si un tiers des membres du conseil départemental d'hygiène, malgré l'avis défavorable de ce conseil, croyait devoir en appeler au Comité consultatif d'hygiène publique de France, l'affaire sera renvoyée devant le Comité et le ministre de l'Intérieur.

En résumé, Monsieur le Préfet, les diverses parties de l'instruction d'une affaire d'adduction se poursuivront dans l'ordre que voici :

Lorsqu'une commune voudra s'assurer le bienfait d'une amenée d'eau potable, elle vous en avisera en s'engageant à payer les indemnités de vacation au géologue et à l'analyste;

Vous chargerez le géologue désigné, comme il a été dit ci-dessus, de visiter les lieux, et de vous adresser un rapport sur les conditions de pureté de l'eau et sur ses chances de contamination;

Si le rapport du géologue est défavorable, vous le communiquerez à la commune;

Si le rapport est favorable, vous chargerez l'analyste choisi par vous de procéder à l'analyse de l'eau;

Celui-ci s'entendra avec le maire pour le prélèvement des échantillons, puis vous adressera les résultats de l'analyse chimique et bactériologique de l'eau;

Lorsque le géologue aura constaté que le terrain est favorable, et qu'ensuite l'analyste aura constaté que l'eau est mauvaise, il est désirable que les deux praticiens se concertent pour rechercher si la mauvaise qualité de l'eau ne tiendrait pas à des causes accidentelles qu'il serait facile de supprimer;

Vous enverrez l'avis du géologue et celui de l'analyste au maire de la commune en l'engageant, s'il y a lieu, à faire dresser un projet complet ;

La commune fera dresser ce projet par qui elle l'entendra et l'enverra au sous-préfet, lequel provoquera l'avis du conseil d'hygiène de l'arrondissement et vous enverra le dossier avec la délibération de ce conseil;

Si la commune intéressée a plus de 5 000 habitants, ou si l'avis, soit du géologue, soit de l'analyste, est défavorable au projet et que cependant la commune y persiste, vous m'adresserez le dossier pour être soumis au Comité consultatif d'hygiène publique de France sur l'avis duquel je statuerai;

Si la commune a moins de 5 000 habitants et si les avis du géologue et de l'analyste sont favorables, vous statuerez après avis du conseil départemental d'hygiène. Néanmoins, si la délibération du conseil départemental d'hygiène est favorable à l'exécution et qu'un tiers des membres qui composent ce conseil demandent que l'affaire soit soumise au ministre de l'Intérieur, vous me transmettrez le dossier, pour être soumis au Comité consultatif d'hygiène publique de France;

Si les travaux de canalisation doivent avoir une certaine importance, s'ils exigent une déclaration d'utilité publique, si des ouvrages d'art doivent être exécutés, si le captage de la source projetée doit modifier le régime des eaux de la vallée parcourue par le cours d'eau, si la commune, en même temps qu'elle fait une adduction d'eau potable, veut se servir de l'eau pour l'arrosage et demande une subvention sur les crédits de l'hydraulique agricole, il va de soi que l'avis des comités d'hygiène n'est pas suffisant, car ceux-ci ne prononcent que sur la salubrité de l'eau. Leur avis doit être placé le premier par la raison que si l'eau n'est pas salubre tout devient inutile. Mais, l'eau proposée reconnue salubre, il peut être nécessaire de prendre à d'autres points de vue l'avis des conseils techniques.

Il arrivera donc que le dossier, après avoir été examiné par le conseil départemental ou par le Comité consultatif, devra être transmis par vous ou par le ministère de l'Intérieur à celui des travaux publics, pour être soumis à la commission consultative de l'hydraulique agricole. De là il devra encore le plus souvent aller au Conseil d'État.

Il a été reconnu que des simplifications sont quelquefois possibles en ce qui concerne le service des ponts et chaussées. Si des travaux à effectuer nécessitent l'avis technique de ce service, l'on pourra, même lorsque l'importance des travaux doit nécessiter la déclaration d'utilité publique, se contenter du rapport de l'ingénieur en chef du département, rapport que vous devrez joindre au dossier. Il suffira à vous éclairer quand il s'agira des travaux faits dans les communes de moins de 5 000 habitants. D'ailleurs, dans nombre de cas, l'affaire devra aller quand même à la commission de l'hydraulique agricole, où elle trouvera les mêmes juges qu'elle eût trouvés au Conseil général des ponts et chaussées.

En ce qui concerne le ministère de l'Agriculture, une note jointe à la présente circulaire indique le moyen de remédier au retard résultant de l'examen des dossiers par la commission de l'hydraulique agricole. Il suffisait, pour que l'instruction hydraulique pût se faire concurremment avec les autres, que la commune fît, à ce point de vue, un dossier distinct, dont une circulaire de M. le ministre de l'Agriculture déterminera les éléments.

Vous voudrez bien m'accuser réception de la présente circulaire. Si, pour en assurer l'exécution, il vous paraissait nécessaire d'avoir sur certains points des explications plus complètes, vous pourriez utilement consulter le rapport présenté au nom de la commission qui a établi les bases de cette nouvelle procédure et dont un exemplaire est ci-joint.

J'ajoute que je m'empresserai de vous faire parvenir sans délai les renseignements que vous croiriez devoir me demander. Mais, dès maintenant, j'appelle votre attention sur le rôle important qui va échoir au conseil départemental d'hygiène. Il ne devra pas se borner à apprécier les avis donnés par les géologues et les analystes. D'autres questions sont à étudier dans un dossier d'adduction d'eau que celle de la composition de l'eau et la constance dans cette composition. Il faut examiner le mode de captage, chose essentielle. Il faut se rendre compte des dispositions adoptées pour mettre l'eau, soit au point de vue du captage, soit sur son parcours, à l'abri de toute contamination. Il faut encore rechercher si la quantité de l'eau qui sera obtenue par les travaux projetés correspondra à la population desservie.

On a trop souvent reproché aux conseils d'hygiène de manquer d'initiative et d'activité. Pourtant ces assemblées sont habituellement composées d'hommes intelligents, instruits, dévoués au bien public. Il vous serait possible d'ailleurs, si vous le jugiez utile, de leur adjoindre de nouveaux éléments. L'article 4 du décret du 18 décembre 1848 permet au ministre de l'Intérieur de le faire. Il conviendrait, autant que les résidences le permettront, de comprendre dans le conseil départemental un géologue correspondant du service de la carte et un analyste compétent. Cette adjonction tendrait à établir l'harmonie entre les différentes parties du service sanitaire.

Le régime nouveau institué par la présente circulaire donnera une utile impulsion aux conseils départementaux d'hygiène. Je ne doute pas, en effet, que ceux-ci ne mettent leur honneur à exercer avec clairvoyance et prudence les attributions nouvelles qui leur sont confiées et qui intéressent tellement la sauvegarde de la santé publique.

Le président du Conseil,
ministre de l'Intérieur et des Cultes,

WALDECK-ROUSSEAU.

C

Circulaire ministérielle du 13 mars 1901 sur l'instruction des projets d'adduction d'eau pour l'alimentation des communes : examen géologique.

MONSIEUR LE PRÉFET, aux termes de ma circulaire du 10 décembre dernier [1], les projets d'alimentation en eau présentés par les communes doivent au préalable être l'objet d'un examen géologique du terrain d'où proviennent les eaux à capter. Il m'a paru très désirable que cette étude préliminaire fût, toutes les fois que la chose sera possible, confiée aux collaborateurs de la carte géologique de France.

1. *Recueil des travaux du Comité consultatif,* t. XXX, p. 570.

D'après les indications qui m'ont été fournies, avec l'assentiment de M. le ministre des Travaux publics, par M. le directeur du service de la carte géologique, j'ai fait appel pour l'étude des projets concernant les communes de votre département à M..........

Lorsqu'une commune voudra s'assurer le bienfait d'une amenée d'eau potable, elle vous en avisera en s'engageant à payer les indemnités de vacation au géologue. Vous voudrez bien alors prier M.......... de visiter les lieux et de vous adresser un rapport sur les conditions de pureté de l'eau et les chances de contamination.

Les indemnités dont il vient d'être question seront réglées sur la production de mémoires établis d'après les mêmes bases que ceux concernant le service de la carte géologique, c'est-à-dire dans les conditions les moins onéreuses pour les communes.

En me transmettant la liste de ses collaborateurs auxquels l'administration pourrait s'adresser, M. le directeur de la carte géologique me faisait remarquer que « la plupart des collaborateurs du service de la carte géologique de France lui ont offert bénévolement leur concours; c'est encore à leur dévouement, disait M. Michel Lévy, qu'il convient de faire appel pour les conseils *en somme gratuits* que les communes vont leur demander, puisqu'il a dû être posé en principe que seuls les frais de tournées seront remboursés comme en matières de courses géologiques ».

M. le directeur de la carte géologique ajoutait que plusieurs des collaborateurs de la carte sont des chefs de service et qu'il est nécessaire de leur permettre de se faire aider au besoin par leurs élèves et collaborateurs auxiliaires ou même de transmettre l'affaire à leurs voisins, car les régions naturelles étudiées par chacun d'eux empiètent sur les limites des départements.

C'est dans ces conditions, Monsieur le Préfet, que j'ai sollicité le concours des collaborateurs de la carte de France auquel mon administration attache le plus grand prix.

Je vous prie de m'accuser réception de la présente communication.

Le président du Conseil,
ministre de l'Intérieur et des Cultes,
WALDECK-ROUSSEAU.

D

Circulaire ministérielle du 3 novembre 1902 sur l'examen géologique des projets d'adduction d'eaux potables.

MONSIEUR LE PRÉFET, la circulaire ministérielle du 10 décembre 1900 a déterminé les conditions suivant lesquelles devaient être instruits au point de vue sanitaire les projets ayant pour but l'alimentation des villes ou communes en eau potable.

En tête de cette instruction se trouve placé l'avis d'un géologue, avis confié aux collaborateurs du service de la Carte géologique de France. Le précieux concours qui est ainsi apporté aux administrations municipales ne présente pas seulement toutes les garanties de compétence : il a encore pour effet de ménager autant que possible leurs intérêts financiers, en limitant la dépense nécessitée par cette intervention aux frais de déplacement des géologues dans leurs circonscriptions respectives.

Le rôle dévolu à ces conseils tel qu'il résulte de la circulaire précitée consiste à apprécier, d'après la provenance et l'allure souterraine de l'eau qu'on se propose d'utiliser, les qualités de pureté que doivent remplir sous le rapport chimique et bactériologique les eaux destinées à la consommation. Il ne s'agit pas de procéder à des études ou à des recherches tendant à procurer de l'eau aux communes intéressées, mais bien de dire si l'eau que celles-ci seraient disposées à capter ou à aménager répond aux conditions requises et, sous réserve d'une analyse ultérieure précisant sa composition, se trouve à l'abri de causes de pollution plus ou moins éloignées.

Certaines municipalités n'ont pas compris ainsi la consultation demandée à MM. les collaborateurs de la Carte géolog'que de France et consentie par eux avec le plus louable dévouement. Elles solliciteraient volontiers de leur part soit une véritable enquête sur les eaux de la région qui pourraient convenir à l'alimentation des centres visés, soit une étude leur permettant de faire choix parmi diverses solutions en présence. Ce serait étendre dans une mesure irréalisable la tâche déjà grande qu'ont assumée les géologues désignés et aller bien au delà des intentions de mon administration lorsqu'elle a fait appel à leur concours. Que MM. les maires soient désireux de s'entourer, avant d'entreprendre des dépenses aussi intéressantes pour les finances que pour l'hygiène de leurs administrés, de tous les renseignements techniques que comporte une adduction d'eau potable, c'est assurément leur premier devoir et l'on ne saurait que les féliciter de l'accomplir; cette préoccupation peut se traduire en sollicitant les connaissances d'un spécialiste; celui-ci peut être le géologue même qui plus tard sera officiellement chargé de donner son avis sur l'eau proposée; une instruction bien engagée a d'autant plus de chances d'être menée efficacement et rapidement à bonne fin. Mais il importe d'établir que la consultation du géologue se produisant dans ces conditions est absolument indépendante de son intervention officielle, qu'elle devrait faire l'objet d'une entente spéciale entre la commune et lui et qu'en aucun cas les frais en résultant ne pourraient être confondus avec ceux qui sont expressément prévus par la circulaire du 10 décembre 1900.

D'autre part, et pour des considérations analogues, mon attention a été également appelée sur les retards très regrettables qui sont parfois apportés au règlement des frais de déplacement revenant à MM. les collaborateurs de la Carte géologique. Dans les conditions où ces savants professeurs ou ingénieurs ont bien voulu accepter la mission qui leur était demandée, il serait équitable que la plus grande diligence fût mise au remboursement des avances qu'entraînent leurs déplacements. J'estime qu'il me suffira de signaler ce fait pour éviter à l'avenir de la part soit des administrations locales, soit des comptables, des retards ou des ajournements qui ont pour conséquence d'aggraver les charges supportées.

Vous voudrez bien, Monsieur le Préfet, directement ou par l'entremise de MM. les sous-préfets, porter les observations et recommandations qui précèdent à la connaissance des maires de votre département. Je vous en adresse autant d'exemplaires que celui-ci compte d'arrondissements. Il vous appartiendra de veiller de votre côté, toutes les fois que l'occasion se présentera, à ce que les dispositions relatives tant à l'examen des projets qu'au règlement des frais ne soient pas perdues de vue; vous jugerez peut-être utile d'en faire l'objet d'une communication spéciale aux comptables qu'elles pourraient viser.

Je vous serai obligé de m'accuser réception de la présente circulaire et de mentionner la suite que vous aurez cru devoir y donner pour en assurer l'application.

Pour le président du Conseil,
ministre de l'Intérieur et des Cultes,

Le conseiller d'État, Directeur,

HENRI MONOD.

ANNEXE XIV

SÉRUMS THÉRAPEUTIQUES
ET AUTRES PRODUITS ANALOGUES

A

Loi du 25 avril 1895, relative à la préparation, à la vente et à la distribution des sérums thérapeutiques et autres produits analogues [1].

Le Sénat et la Chambre des députés ont adopté,

Le Président de la République promulgue la loi dont la teneur suit :

ARTICLE PREMIER. — Les virus atténués, sérums thérapeutiques, toxines modifiées et produits analogues pouvant servir à la prophylaxie et à la thérapeutique des maladies contagieuses, et les substances injectables d'origine organique non définies chimiquement, appliquées au traitement des affections aiguës ou chroniques, ne pourront être débités, à titre gratuit ou onéreux, qu'autant qu'ils auront été, au point de vue, soit de la fabrication, soit de la provenance, l'objet d'une autorisation du gouvernement, rendue après avis du Comité consultatif d'hygiène publique de France et de l'Académie de médecine.

Ces produits ne bénéficieront que d'une autorisation temporaire et révocable. Ils seront soumis à une inspection exercée par une commission nommée par le ministre compétent.

ART. 2. — Ces produits seront délivrés au public par les pharmaciens, sur ordonnances médicales. Chaque bouteille ou récipient portera la marque du lieu d'origine et la date de sa fabrication.

· En cas d'urgence, les médecins sont autorisés à fournir à leur clientèle ces mêmes produits.

1. Loi promulguée au *Journal officiel de la République française* du 26 avril 1895 et insérée au *Bulletin des lois*, XII° série, année 1895, 1ᵉʳ semestre, n° 1713, p. 2023.

Lorsqu'ils seront destinés à être délivrés à titre gratuit aux indigents, les flacons contenant ces produits porteront, dans la pâte du verre, les mots : *Assistance publique — gratuit.*

Ils pourront alors être déposés, en dehors des officines de pharmacies et sous la surveillance d'un médecin, dans des établissements d'assistance désignés par l'administration, qui auront la faculté de se procurer directement ces produits.

Toutes ces prescriptions ne s'appliquent pas au vaccin jennérien humain ou animal.

ART. 3. — La livraison des substances mentionnées à l'article premier, à quelque titre qu'elle soit faite, sera assimilée à la vente et soumise aux dispositions de l'article 423 du code pénal et de la loi du 27 mars 1851 [1].

En conséquence, seront punis des peines portées par l'article 423 du code pénal et par la loi du 27 mars 1851 ceux qui auront trompé sur la nature desdites substances qu'ils sauront être falsifiées ou corrompues et ceux qui auront trompé ou tenté de tromper sur la qualité des choses livrées.

ART. 4. — Toutes autres infractions aux dispositions de la présente loi seront punies d'une amende de 16 à 1 000 francs.

La présente loi, délibérée et adoptée par le Sénat et par la Chambre des députés, sera exécutée comme loi de l'État.

Fait à Paris, le 25 avril 1895.

FÉLIX FAURE.

Par le Président de la République :
Le garde des sceaux, ministre de la Justice,

L. TRARIEUX.

Le ministre de l'Intérieur,

G. LEYGUES.

B

Décret du 15 mai 1895 [2], instituant une commission des sérums auprès du ministère de l'Intérieur.

LE PRÉSIDENT DE LA RÉPUBLIQUE FRANÇAISE,

Sur la proposition du ministre de l'Intérieur :

Vu la loi du 25 avril 1895 relative à la préparation, à la vente et à la distribution des sérums thérapeutiques et autres produits analogues,

---

1. Tome XIV du RECUEIL, p. 663.
2. Décret publié au *Journal officiel* du 23 mai.

DÉCRÈTE :

ARTICLE PREMIER. — Il est institué au ministère de l'Intérieur une commission chargée de l'étude de toutes les questions relatives à l'application de la loi précitée.

Cette commission sera chargée notamment de déterminer les conditions suivant lesquelles seront instruites les demandes en autorisation prévues à l'article premier de ladite loi et d'assurer l'inspection prescrite par le même article.

ART. 2. — La commission est composée des membres du Comité de direction des services de l'hygiène institué par décrets des 30 septembre 1884 [1], 3 mai et 23 juin 1893 [2], du secrétaire perpétuel de l'Académie de médecine, de huit membres désignés par le ministre de l'Intérieur et choisis moitié parmi les membres de l'Académie de médecine et moitié parmi les membres ou auditeurs du Comité consultatif d'hygiène publique de France.

La commission sera présidée par le président du Comité de direction des services de l'hygiène.

Un des membres de la commission, désigné par le ministre, sera chargé des fonctions de secrétaire.

ART. 3. — Le ministre de l'Intérieur est chargé de l'exécution du présent décret.

Fait à Paris, le 15 mai 1895.

FÉLIX FAURE.

Par le Président de la République française :

Le ministre de l'Intérieur,
G. LEYGUES.

C

Circulaire ministérielle du 15 mai 1895 aux préfets, sur l'application de la loi du 25 avril 1895.

MONSIEUR LE PRÉFET, la loi du 25 avril 1895, insérée au *Journal officiel* du 26, a déterminé les conditions auxquelles sont subordonnées la vente et la distribution des sérums thérapeutiques et autres produits analogues.

Aux termes de l'article premier de la loi, ces produits doivent être, au point de vue soit de la fabrication, soit de la provenance, l'objet d'une autorisation du gouvernement rendue après avis du Comité consultatif d'hygiène publique de France et de l'Académie de médecine.

Une commission va être constituée pour procéder à l'étude des

1. Tome XIV du RECUEIL, p. 648.
2 Tome XXIII, p. 531.

différentes questions que soulève l'exécution de la loi. Elle sera chargée notamment de déterminer les conditions suivant lesquelles seront instruites les demandes en autorisation prévues par l'article premier. Mais l'examen de cette question peut nécessiter un certain délai. En attendant, Monsieur le Préfet, il conviendrait de prévenir les directeurs des établissements publics ou privés de votre département connus comme fabriquant les produits dont il s'agit qu'ils doivent, dès maintenant, demander l'autorisation prescrite. Mais le danger, et c'est la raison qui a déterminé le vote du Parlement, ne résulte pas tant des produits fabriqués par des établissements connus que des substances sortant d'officines où elles sont préparées dans des conditions inconnues et suspectes. Je ne saurais trop attirer votre attention sur les inconvénients qui peuvent résulter pour les malades de l'injection de semblables produits. En admettant,même qu'ils ne continssent aucune matière toxique et qu'ils fussent simplement inefficaces, ils inspireraient aux médecins et aux malades une confiance trompeuse et les détermineraient peut-être à négliger d'autres modes de traitement.

En conséquence, je vous invite à exercer à cet égard, par les moyens dont vous pourrez disposer, une surveillance aussi efficace que possible, en attendant la mise en application des instructions que mon administration vous adressera ultérieurement. Vous ferez appel dans ce but au concours des inspecteurs des pharmacies de votre département. Par une circulaire en date de ce jour, je vous fais connaître la somme qui sera mise, cette année, à leur disposition. Vous pourriez vous entendre avec eux pour que leur tournée qui, le plus souvent, a lieu au retour de la belle saison, commence le plus tôt possible.

Vous voudrez bien m'accuser réception de la présente circulaire et en porter les dispositions à la connaissance des intéressés.

Recevez, Monsieur le Préfet, etc.

Le ministre de l'Intérieur,
G. LEYGUES.

D

Décret du 19 juillet 1895 [1]. sur l'application en Algérie de la loi du 25 avril 1895.

LE PRÉSIDENT DE LA RÉPUBLIQUE FRANÇAISE,

Vu la loi du 25 avril 1895, relative à la préparation, à la vente et à la distribution des sérums thérapeutiques et autres produits analogues;

1. Décret publié au *Journal officiel* du 28 juillet 1895.

Vu le décret du 14 septembre 1851, portant promulgation dans la colonie de la loi du 27 mars précédent, tendant à la répression de certaines fraudes dans la vente des marchandises;

Vu l'article 4 de l'ordonnance du 22 juillet 1834 et le décret du 26 août 1881;

Sur le rapport du ministre de l'Intérieur, d'après les propositions du gouverneur général de l'Algérie,

Décrète :

Article premier. — La loi susvisée du 25 avril 1895 est rendue exécutoire en Algérie. Elle y sera à cet effet publiée et promulguée à la suite du présent décret, qui sera inséré au *Bulletin des lois* et au *Bulletin* du gouvernement général.

Art. 2. — Le ministre de l'Intérieur est chargé de l'exécution du présent décret.

Fait à Paris, le 19 juillet 1895.

FÉLIX FAURE.

Par le Président de la République :
Le ministre de l'Intérieur,
G. LEYGUES.

E

Conservation et renouvellement du sérum antidiphtérique.

Circulaire du ministre de l'Intérieur, du 3 décembre 1896, aux préfets.

Plusieurs de vos collègues m'ont demandé de leur faire connaître si, par suite d'une trop longue conservation, le sérum antidiphtérique ne perdait pas de ses qualités, notamment en devenant trouble, et à quelles conditions on pourrait obtenir de l'Institut Pasteur le remplacement des flacons qui paraîtraient suspects.

Le Comité de direction des services de l'hygiène, auquel la question a été soumise, a donné son assentiment à un rapport présenté à ce sujet par M. le D\u1d63 Chantemesse, inspecteur général adjoint des services sanitaires, et qui est ainsi conçu :

« L'Institut Pasteur a toujours échangé, par retour du courrier, tous les flacons non limpides qui lui ont été envoyés et il continuera à faire cet échange. Le trouble qui apparaît dans les flacons de sérum antidiphtérique n'est pas un indice d'altération, il se produit à la longue dans tous les liquides albumineux conservés et il ne modifie en rien la valeur thérapeutique du sérum. Ainsi des flacons de sérum antidiphtérique préparés depuis 1894 et devenus troubles se sont montrés très efficaces dans des expériences faites au commencement de 1896. Du sérum expédié dans l'Inde et en Australie et revenu en Europe après dix mois de voyage était encore très actif. Il a été employé à l'hôpital avec plein succès. »

Je crois devoir rappeler, à cette occasion, que le sérum antidiphtérique, pour se trouver dans les meilleures conditions de conservation doit être placé dans un endroit frais et obscur.

Pour le ministre :

Le conseiller d'État,

Directeur de l'assistance et de l'hygiène publiques,

HENRI MONOD.

F

Correspondance télégraphique relative à la délivrance du sérum antidiphtérique pour les malades privés de ressources.

Circulaire du ministre de l'Intérieur, du 22 octobre 1897, aux préfets.

Mon administration s'est préoccupée de l'intérêt qu'il y aurait à ce que les maires pussent correspondre télégraphiquement et en franchise avec le préfet de leur département en vue de la délivrance du sérum antidiphtérique destiné aux malades privés de ressources.

Par un arrêté en date du 24 août 1897, M. le ministre du Commerce, de l'Industrie, des Postes et des Télégraphes a autorisé les maires à télégraphier en franchise au préfet de leur département pour les communications relatives aux demandes de sérum. Cet arrêté accorde, en outre, aux maires des communes non situées dans l'arrondissement chef-lieu la faculté d'adresser les télégrammes de cette nature au sous-préfet de l'arrondissement en même temps qu'au préfet du département.

Cette dernière disposition répond au désir exprimé par mon administration qui a pensé que les sous-préfets chargés dans leur arrondissement de la protection de la santé publique devaient être informés de toutes les manifestations épidémiques qui s'y produisent. La communication des télégrammes adressés à votre préfecture les renseignera sur l'apparition de la diphtérie et leur permettra d'exercer une utile surveillance.

En conséquence, je vous prie, lorsque vous porterez à la connaissance des municipalités les dispositions de l'arrêté précité, d'inviter les maires des communes situées en dehors de l'arrondissement chef-lieu à libeller l'adresse des télégrammes qu'ils auraient à vous expédier de façon qu'un exemplaire en soit envoyé au sous-préfet en même temps qu'à vous.

Vous voudrez bien m'accuser réception de la présente circulaire.

Pour le ministre de l'Intérieur :

Le conseiller d'État, directeur,

HENRI MONOD.

ANNEXE XV

ORGANISATION DÉPARTEMENTALE
(ARTICLES 19, 20 ET 21 DE LA LOI DU 15 FEVRIER 1902).

A

Circulaire ministérielle du 10 mai 1902.

Monsieur le préfet, j'ai l'honneur de vous adresser, ci-joint, pour l'usage de vos bureaux, deux exemplaires d'un tirage comprenant la loi du 15 février 1902 relative à la protection de la santé publique et la reproduction en annexe des différents textes législatifs ou réglementaires qui s'y trouvent visés dans leurs parties essentielles.

En vertu de l'article 34, cette loi n'est exécutoire qu'un an après sa promulgation : celle-ci ayant eu lieu le 19 février 1902, c'est le 19 février 1903 que ses dispositions devront entrer en vigueur.

D'ici là, toutes les mesures préparatoires résultant soit des règlements d'administration publique prévus, soit des délibérations des conseils généraux, soit des arrêtés municipaux portant règlements sanitaires, devront être prises pour être légalement applicables à la date fixée.

Mon administration procède, de concert avec le Comité consultatif d'hygiène publique de France, à l'élaboration, d'une part, des règlements d'administration publique devant assurer le fonctionnement des services institués par les articles 6, 7, 19 et 26, et d'autre part, d'un ou plusieurs types de règlement sanitaire communal devant guider les municipalités dans la mise en pratique des prescriptions de l'article 1er. J'aurai soin, monsieur le préfet, de vous tenir informé des dispositions ainsi arrêtées, au fur et à mesure qu'elles auront reçu la sanction définitive.

De votre côté, et sans attendre le résultat de ces études, il vous appartient de poursuivre l'application de l'article 20 de la loi, en vertu duquel le Conseil général de chaque département doit être appelé à délibérer, dans les conditions prévues par l'article 48, § 5, de la loi du 10 août 1871 et après avis du conseil d'hygiène départemental, sur l'organisation du service de l'hygiène publique. Cette organisation, indépendante des services de désinfection et de vaccination mentionnés aux articles 6 et 7, consiste notamment dans la division du département en circonscriptions sanitaires pourvues chacune d'une commission sanitaire, la composition, le mode de fonctionnement, la publication des travaux et les dépenses du conseil départemental et des commissions sanitaires. Les conditions générales concernant la désignation des membres et les attributions des conseils ou commissions sont formulées dans les articles 20 et 21.

Afin que ces assemblées puissent être constituées et le fonctionnement du service qu'elles impliquent assuré en temps voulu, il est indispensable que la question soit soumise à l'examen des conseils généraux dans leur prochaine session. Je ne puis que vous inviter à prendre à cet effet aussi prochainement que possible l'avis du conseil départemental d'hygiène publique et de salubrité, et de préparer le projet d'organisation visé par les §§ 1 et 2 de l'article 20.

Ainsi qu'il a été fait pour la loi du 15 juillet 1893 sur l'assistance médicale gratuite, la loi sanitaire du 15 février 1902 laisse à l'administration départementale la latitude de déterminer suivant les ressources et les besoins locaux, dans la limite des obligations résultant de la loi, les conditions spéciales applicables au fonctionnement de ce service. Vous apprécierez, je n'en doute pas, Monsieur le Préfet, l'importance qu'il présente pour l'exécution de la loi. Suivant l'autorité et les moyens d'action qui seront donnés aux conseils et commissions sanitaires, les dispositions légales produiront les heureux effets qu'on est en droit d'en attendre pour la salubrité des communes et des habitations, les mesures prophylactiques et l'hygiène générale du pays. En présidant les séances du conseil départemental dans lesquelles sera discutée l'organisation nouvelle, vous vous inspirerez des considérations d'ordre technique plus ou moins particulières aux populations des circonscriptions intéressées, considérations qui ne peuvent manquer de trouver leur écho auprès des membres du conseil général, et qui doivent permettre d'assurer pour l'avenir une action permanente et réellement efficace.

Vous voudrez bien, monsieur le préfet, m'accuser réception de la présente circulaire et me transmettre, dès qu'elle aura été prise, la délibération du conseil général portant organisation du service, accompagnée de l'avis du conseil départemental d'hygiène qui l'aura précédée.

Le président du Conseil,
ministre de l'Intérieur et des Cultes,
WALDECK-ROUSSEAU.

B

Circulaire ministérielle du 19 juillet 1902.

MONSIEUR LE PRÉFET, mon prédécesseur vous a adressé, le 10 mai dernier, une circulaire relative aux conditions de mise en vigueur de la loi du 15 février 1902, sur la protection de la santé publique, et spécialement à l'application de l'article 20 de ladite loi qui soumet aux délibérations des conseils généraux l'organisation du service départemental d'hygiène.

Cette circulaire a soulevé quelques questions d'ordre général; la présente circulaire a pour objet de les résoudre et de vous aider ainsi à réaliser l'organisation nouvelle.

Le premier point vise l'institution des conseils d'hygiène départementaux et des commissions sanitaires. Ces assemblées doivent être considérées comme distinctes l'une de l'autre, de telle sorte que, pour l'arrondissement chef-lieu, le conseil d'hygiène ne saurait, ainsi que l'opinion en avait d'abord prévalu dans l'examen du projet de loi devant le Parlement, tenir lieu de commission sanitaire.

L'article 20 dispose expressément que le département doit être divisé en circonscriptions pourvues chacune d'une commission sanitaire, et l'article 12 détermine, en matière d'immeubles insalubres, une procédure spéciale d'après laquelle ces deux assemblées remplissent respectivement, au point de vue technique, le rôle de juridiction du premier degré et d'appel. Il résulte de ces textes que l'action du conseil d'hygiène doit s'exercer sur l'ensemble du département, tandis que celle de la commission reste limitée à la circonscription qui lui est propre.

Un deuxième point est relatif à l'organisation du service d'hygiène mentionné par l'article 20. En indiquant que cette organisation est indépendante des services de désinfection et de vaccine mentionnés aux articles 6 et 7 de la loi, la circulaire du 10 mai n'a pas entendu exclure ces services d'un ensemble dans lequel ils ont leur place marquée, mais seulement réserver, jusqu'à ce que les règlements d'administration publique aient été approuvés, la part définitive qui doit leur être faite. J'estime que, sous cette réserve, il convient de comprendre dans l'organisation prescrite par l'article 20, non seulement le conseil d'hygiène et les commissions sanitaires spécialement visés, mais encore les services des épidémies et de la vaccine qui fonctionnent déjà et qui constituent des éléments importants de l'organisation générale.

Cette observation présente un grand intérêt pour l'évaluation des dépenses que les conseils généraux auront à déterminer dans leur prochaine session. Sans doute, les services de désinfection ne pourront être organisés qu'après que sera intervenu le règlement d'administration publique prévu par la loi, mais il est des dépenses sanitaires qui peuvent et doivent être inscrites dès maintenant au budget. Ce sont celles afférentes au fonctionnement des médecins des épidémies, du service de la vaccine, des conseils d'hygiène et commissions sanitaires. Il faudra, pour ces assemblées, prévoir, outre les frais de bureau, de bibliothèque et de publications, un fonds suffisant pour allouer aux membres des indemnités de présence et de déplacement, qui peuvent seules assurer leur concours régulier. La validité des délibérations est subordonnée à la présence des deux tiers au moins des membres; cette obligation emprunte aux nouvelles fonctions qui leur sont confiées, notamment en matière d'immeubles insalubres, une importance particulière pour les intérêts généraux comme pour les intérêts privés. Il vous appartient, monsieur le préfet, d'appeler tout spécialement l'attention du Conseil général sur ces considérations.

J'ai été également consulté sur la nature et les conditions de répartition des dépenses entre les communes, les départements et l'État, suivant l'article 26 de la loi. Il ne me paraît pas possible de procéder à cet examen et par conséquent de faire une réponse utile que lorsque les règlements d'administration publique seront intervenus; c'est là une étude fort complexe qui ne pourra être terminée, tant par le Comité consultatif et l'Académie de médecine que par le Conseil d'État, avant l'époque des vacances.

Je vous rappelle que le conseil d'hygiène départemental et les commissions sanitaires doivent comprendre des conseillers généraux élus par leurs collègues. Cette désignation devra être effectuée au cours de la prochaine session de l'assemblée départementale.

Je vous signale enfin, monsieur le préfet, l'article 19 de la loi, qui laisse à votre appréciation le soin d'organiser, d'accord avec le conseil général, un service de contrôle et d'inspection destiné à assurer l'exécution de la loi. Un tel service présenterait des avantages incontestables en centralisant auprès des préfets l'étude, l'application et la surveillance constante des diverses mesures résultant de la législation nouvelle; il y apporterait une unité de vues et de direction qui profiterait largement au bon fonctionnement des institutions à créer, formerait entre elles le lien nécessaire et constituerait pour les communes un précieux guide, tout à la fois technique et administratif.

Je vous prie, monsieur le préfet, de m'accuser réception de la présente circulaire.

Le président du Conseil,
ministre de l'Intérieur et des Cultes,

E. COMBES.

C

Circulaire ministérielle du 20 juillet 1903.

MONSIEUR LE PRÉFET, l'examen des délibérations prises par les conseils généraux, dans leurs sessions d'août 1902 et d'avril 1903, au sujet de l'application de l'article 20 de la loi du 15 février 1902 et notamment de la division des départements en circonscriptions sanitaires, m'a permis de me rendre compte qu'un certain nombre d'assemblées départementales s'étaient bornées à cet égard à adopter, pour la détermination des nouvelles circonscriptions, les limites et le territoire des arrondissements.

Dans cette organisation, les commissions sanitaires de circonscription résultant de l'article 20 se trouvent substituées, purement et simplement, aux anciens conseils d'hygiène d'arrondissement institués par le décret du 18 décembre 1848. Or, la substitution ainsi réalisée aboutit à une conséquence que les conseils généraux n'ont sans doute pas prévue et qui va directement à l'encontre des intentions du législateur.

Les conseils d'hygiène d'arrondissement se composaient, aux termes des dispositions combinées des arrêtés du 18 décembre 1848 et du 15 février 1849, de 10, 12 ou 15 membres. Les nouvelles commissions sanitaires n'en doivent plus compter que 5 à 7 aux termes du § 5 de l'article 20 susvisé.

Il en résulterait que le nombre des personnes appelées à apporter leur concours à la solution des questions intéressant l'hygiène publique dans les arrondissements serait diminué dans une proportion importante, alors que la loi nouvelle a eu précisément pour objet d'augmenter leurs attributions et de constituer sur des bases plus fortes l'organisation des services de protection de la santé publique dans notre pays.

Cette situation a déjà donné lieu dans plusieurs départements à de sérieuses difficultés pour la constitution des commissions d'inspection des pharmacies. Elle ne peut manquer de se traduire incessamment par des difficultés plus graves au fur et à mesure que les différents articles de la loi du 15 février 1903 entreront en application. Pour ne parler que de ceux dont la mise en œuvre doit être immédiatement entreprise, l'examen des arrêtés sanitaires présentés par les maires (art. 1, 2 et 3), le contrôle de la salubrité générale des communes (art. 9), les avis à émettre dans les procédures relatives aux immeubles insalubres (art. 12 et suivants), vont créer aux commissions des obligations auxquelles elles ne pourraient incontestablement faire face si le nombre de leurs membres n'était proportionné à leurs charges. C'est cette répartition que l'article 20 de la loi a envisagée en confiant aux conseils généraux la division des départements en circonscriptions sanitaires. Il me paraît indispensable que pour répondre à cet objet chaque arrondissement comprenne au moins, suivant son importance relative au point de vue urbain, industriel ou agricole, de deux à cinq commissions.

Je crois devoir, monsieur le préfet, vous signaler d'une façon toute particulière, avant l'ouverture de la prochaine session des conseils généraux, l'intérêt de la question; de sa solution dépendra évidemment l'efficacité de la loi dans votre département. Il vous appartient de préparer, après entente avec MM. les sous-préfets et d'accord avec le conseil d'hygiène départemental, un projet de répartition nettement justifié par les considérations locales et de soumettre ce projet à l'agrément du conseil général comme la base préalable et nécessaire de l'organisation sanitaire. Je vous serai obligé de me faire connaître les propositions que vous aurez établies dans ce sens et les résolutions dont elles auront été suivies, dès la clôture de la session.

Pour le président du Conseil,
ministre de l'Intérieur et des Cultes :

Le conseiller d'État, directeur,
HENRI MONOD.

ANNEXE XVI

COMITÉ CONSULTATIF D'HYGIÈNE PUBLIQUE DE FRANCE

(ARTICLE 25 DE LA LOI DU 15 FÉVRIER 1902).

A

Décret du 18 décembre 1902 portant règlement d'administration publique (en vertu de l'article 25 de la loi) sur le fonctionnement du Comité consultatif d'hygiène publique de France, la nomination des auditeurs et la constitution d'une section permanente [1].

LE PRÉSIDENT DE LA RÉPUBLIQUE FRANÇAISE,

Sur le rapport du ministre de l'Intérieur et des Cultes;

Vu la loi du 15 février 1902, relative à la protection de la santé publique et notamment l'article 25, § 8, ainsi conçu : « Un décret d'administration publique réglementera le fonctionnement du Comité consultatif d'hygiène publique de France, la nomination des auditeurs et la constitution d'une section permanente »;

Le Conseil d'État entendu,

DÉCRÈTE :

ARTICLE PREMIER. — Le ministre de l'Intérieur désigne chaque année parmi les membres du Comité consultatif d'hygiène publique de France un président et un vice-président.

Un secrétaire et un secrétaire adjoint nommés par le ministre sont attachés au Comité avec voix consultative.

ART. 2. — Les délibérations du Comité sont prises soit en assemblée générale, soit en section. La présence du tiers des membres composant l'assemblée générale ou la section est nécessaire pour la validité des délibérations.

---

1. Décret publié au *Journal officiel* du 20 février 1903.

Les sections sont au nombre de trois et leurs attributions sont fixées de la manière suivante :

1re Section. — *Salubrité générale*. — Eaux potables. — Évacution des matières usées. — Habitations. — Services d'hygiène départementaux — Conseils d'hygiène et commissions sanitaires.

2e Section. — *Épidémies*. - Médecins des épidémies. — Services départementaux de désinfection. — Bureaux d'hygiène. — Vaccine. — Service sanitaire maritime.

3e Section. — *Hygiène alimentaire*. — Hygiène industrielle et professionnelle. — Exercice de la médecine et de la pharmacie. — Substances vénéneuses. — Sérums. — Eaux minérales.

La réunion de deux sections pour l'examen des affaires présentant un caractère connexe peut être ordonnée par le président du Comité.

L'assemblée générale délibère sur les affaires présentant un caractère général ou réglementaire et sur celles dont le renvoi devant elles a été demandé par le tiers des membres de la section compétente. Les convocations de l'assemblée générale et des sections sont faites sur l'ordre du président.

ART. 3. — La répartition des membres entre les sections est faite annuellement par le ministre sur la proposition du président du Comité. Un membre peut appartenir à plusieurs sections.

Les sections sont présidées par le président du Comité ou, à son défaut, par le vice-président.

ART. 4. — Le président du Comité désigne les rapporteurs. Il peut charger des commissions spéciales, dont il fixe la composition, de présenter un rapport sur les affaires qui leur sont renvoyées, soit devant l'assemblée générale, soit devant la section compétente.

ART. 5. — Les auditeurs sont chargés de présenter des rapports et de remplir les missions jugées nécessaires. Ils ont voix consultative ; leur nombre est fixé par le ministre de l'Intérieur, sur la proposition du Comité.

Ils sont nommés par le ministre sur une liste double de présentation.

Cette liste, préparée par une commission spéciale nommée chaque année à date fixe par le Comité, est dressée en assemblée générale.

Les vacances des places d'auditeurs sont rendues publiques par la voie du *Journal officiel* quinze jours au moins avant la séance de la commission dans laquelle il doit être procédé à l'examen des candidatures.

Le mandat des auditeurs a une durée de trois ans ; il ne peut être renouvelé qu'une seule fois.

La répartition des auditeurs entre les diverses sections est arrêtée annuellement par le président du Comité.

ART. 6. — Une section permanente, composée du président du

Comité, président, du directeur de l'assistance et de l'hygiène publiques au ministère de l'Intérieur, de l'inspecteur général des services sanitaires, de l'inspecteur général adjoint des services sanitaires, du directeur des consulats et des affaires commerciales au ministère des Affaires étrangères, du directeur du travail au ministère du Commerce et du président de la chambre de commerce de Paris, a pour mission de donner son avis sur toutes les questions sanitaires présentant un caractère urgent ou confidentiel, sur lesquelles elle est consultée par le ministre.

Un sous-chef de bureau au ministère de l'Intérieur est attaché à la section permanente en qualité de secrétaire.

ART. 7. — Le chef du bureau de la direction de l'hygiène publique, auquel ressortissent les affaires soumises au Comité, assiste, avec voix consultative, aux séances de l'assemblée générale, des sections, de la section permanente et des commissions.

Les procès-verbaux sont signés du président et du secrétaire présent à la séance.

ART. 8. — Le président du Comité peut, à l'occasion d'une affaire déterminée, appeler à prendre part, avec voix consultative, aux séances de l'assemblée générale, des sections, de la section permanente ou des commissions, les personnes que leurs connaissances spéciales mettraient en mesure d'éclairer la discussion.

ART. 9. — Le titre de membre honoraire du Comité consultatif d'hygiène publique de France peut être accordé par arrêté ministériel aux personnes qui ont fait partie dudit Comité en qualité de membre ou d'auditeur pendant quinze années avec ou sans interruption.

ART. 10. — Le Comité arrête son règlement intérieur, qui ne devient exécutoire qu'après l'approbation du ministre de l'Intérieur.

ART. 11. — Le ministre de l'Intérieur est chargé de l'exécution du présent décret, qui sera publié au *Journal officiel* et inséré au *Bulletin des lois*.

Fait à Paris, le 18 décembre 1902.

ÉMILE LOUBET.

Par le Président de la République :

Le président du Conseil,
ministre de l'Intérieur et des Cultes,

E. COMBES.

B

Composition, au 13 juin 1903, du Comité consultatif d'hygiène publique de France, reconstitué conformément à l'article 25 de la loi du 15 février 1902.

MEMBRES DE DROIT :

Le directeur de l'assistance et de l'hygiène publiques au ministere de l'Interieur : M. Henri Monod, conseiller d'État, membre de l'Académie de médecine.

L'inspecteur général des services sanitaires : M. le prof. Proust, membre de l'Académie de médecine.

L'inspecteur général adjoint des services sanitaires : M. le prof. Chantemesse, membre de l'Académie de médecine.

L'architecte inspecteur des services sanitaires : M. Faure-Dujarric.

Le directeur de l'administration départementale et communale au ministère de l Intérieur : M. Bruman, conseiller d'État.

Le directeur des consulats et des affaires commerciales au ministere des Affaires étrangères : M. Louis (Georges), ministre plénipotentiaire de 1re classe.

Le directeur général des douanes : M. Brunet, conseiller d'État.

Le directeur des chemins de fer au ministère des Travaux publics : M. Pérouse, conseiller d'État, inspecteur général des ponts et chaussées.

Le directeur du travail au ministère du Commerce, de l'Industrie des Postes et des Télégrap : M. Fontaine, ingénieur en chef des mines.

Le directeur de l'enseignement primaire au ministere de l Instruction publique : M. Gasquet.

Le président du Comité technique de santé de l'armée : M. le D Bosseau, inspecteur général.

Le directeur du service de santé de l'armée : M. le Dr Catteau, médecin inspecteur.

Le président du Conseil supérieur de santé de la marine : M. le Dr Auffret, inspecteur général.

Le président du Conseil supérieur de santé au ministère des Colonies : M. le Dr Kermorgant, inspecteur général.

Le directeur général de l'enregistrement, des domaines et du timbre : M. Marcel Fournier.

Le doyen de la Faculté de médecine de Paris : M. le prof. Debove, membre de l'Académie de médecine.

Le directeur de l'École supérieure de pharmacie de Paris : M. Guignard, membre de l'Académie des sciences et de l'Académie de médecine.

Le président de la Chambre de commerce de Paris : M. Derode.

Le directeur de l'administration générale de l'assistance publique à Paris : M. Mesureur.

Le vice-présid nt du conseil d'hygiène et de salubrité du département de la Seine : M. Moissan, membre de l'Académie de médecine.

L'inspecteur général de l'assainissement et de la salubrité de l'habitation, chargé des services techniques du bureau d'hygiène de la ville de Paris : M. le Dr A.-J. Martin.

Le vice président du conseil de surveillance de l'assistance publique à Paris : M. Voisin, conseiller à la Cour de cassation.

L'inspecteur général des écoles vétérinaires : M. Chauveau, membre de l'Académie des sciences et de l'Académie de médecine.

Le directeur de la carte géologique de France : M. Michel Lévy, inspecteur g'néral des mines, membre de l'Académie des sciences.

MEMBRES NOMMÉS [1] :

J

Sur la présentation de l'Académie des sciences : M. le Dr Émile Roux, sous-directeur de l'Institut Pasteur, membre de l'Académie de médecine.

Sur la présentation de l'Académie de médecine : M. le Dr Brouardel, doyen honoraire de la Faculté de médecine, membre de l'Académie des sciences.

Sur la présentation du Conseil d'État : M. Bouffet.

Sur la présentation de la Cour de cassation : M. Fochier.

Sur la présentation du Conseil supérieur du travail : M. Keufer, vice-président du conseil, secrétaire général de la fédération des travailleurs du livre.

Sur la présentation du Conseil supérieur de l'assistance publique de France : M. le Dr Bourneville, ancien député.

II

Par nomination directe du ministre de l'Intérieur : M. Bechmann, ingénieur en chef du service technique des eaux et de l'assainissement de la ville de Paris.

M. le Dr Borne, sénateur.

M. le Dr Charrin, agrégé à la Faculté de médecine, médecin des hôpitaux, professeur au Collège de France.

M. le Dr Cornil, professeur à la Faculté de médec'ne, ancien sénateur, médecin honoraire des hôpitaux, membre de l'Académie de médecine.

1. Membres nommés par arrêté ministériel du 18 février 1903 (*Journal officiel* du 20 février).

M. le Dʳ Galippe, membre de l'Académie de médecine.

M. le Dʳ Gariel, inspecteur général des ponts et chaussées, professeur à la faculté de médecine, membre de l'Académie de médecine.

M. le Dʳ Grancher, professeur à la faculté de médecine, médecin des hôpitaux, membre de l'Académie de médecine.

M. le Dʳ Netter, agrégé à la faculté de médecine, médecin des hôpitaux.

M. Ogier, docteur ès sciences, chef du laboratoire de toxicologie à la préfecture de police.

M. le Dʳ Gabriel Pouchet, professeur à la Faculté de médecine, directeur du laboratoire du Comité consultatif d'hygiène publique de France, membre de l'Académie de médecine.

M. le Dʳ Jules Renault, médecin des hôpitaux.

M. Paul Strauss, sénateur.

M. le Dʳ Thoinot, agrégé à la faculté de médecine, médecin des hôpitaux.

M. le Dʳ Villejean, membre de la Chambre des députés.

M. le Dʳ Wurtz, agrégé à la faculté de médecine, médecin des hôpitaux.

Chef du bureau de l'hygiène publique [1]

M. Paul Roux.

Secrétaires [1] :

M. le Dʳ Deschamps, ancien interne des hôpitaux, *secrétaire*.

M. Albert Bluzet, docteur en droit, *secrétaire-adjoint*.

Auditeurs [2] :

M. le Dʳ Binot, ancien interne des hôpitaux, chef du laboratoire de l'Institut Pasteur.

M. Bonjean, chef du laboratoire du Comité consultatif d'hygiène publique de France.

M. le Dʳ Bordas, assistant au Collège de France

M. le Dʳ Bourges, ancien interne des hôpitaux.

M. le D Georges Brouardel, ancien chef de clinique médicale à la Faculté de médecine.

M. le Dʳ Courtois-Suffit, médecin des hôpitaux, médecin en chef des manufactures de l'État.

---

1. Secrétaire et secrétaire-adjoint nommés par arrêté ministériel du 24 février 1903.

2. Nombre des places vacantes fixé à *quinze* par arrêté ministériel du 23 mars 1903 (*Journal officiel* du 23 mars). — Liste de présentation arrêtée par le Comité en assemblée générale le 11 mai 1903. — Auditeurs nommés par arrêté ministériel du 13 juin 1903.

M. Imbart de la Tour, auditeur au conseil d'État.

M. le Dr Laffite, préparateur du cours d'hygiène à la Faculté de médecine, médecin inspecteur du service des épidémies du département de la Seine.

M. Martel, auteur de travaux sur la spéléologie.

M. Louis Masson, sous-ingénieur des ponts et chaussées, chargé du service des égouts et des travaux sanitaires de la ville de Paris.

M. le Dr Mosny, médecin des hôpitaux.

M. le Dr Thierry, inspecteur général adjoint de l'assainissement et de la salubrité de l'habitation de la ville de Paris.

M. Théodore Tissier, maître des requêtes au conseil d'État.

M. Gaston Trélat, architecte.

M. le Dr Widal, agrégé à la Faculté de médecine, médecin des hôpitaux.

ANNEXE XVII

DÉPENSES SANITAIRES

(ARTICLE 26 DE LA LOI DU 15 FÉVRIER 1902).

A

Récapitulation des recettes et des dépenses sanitaires effectuées de 1873 à 1902 (30 ans).

Les services d'hygiène se divisent, sous le rapport des dépenses qu'ils occasionnent au budget de l'État, en quatre catégories :

I. Service sanitaire maritime et prophylaxie générale des maladies pestilentielles exotiques.

II. Établissements thermaux domaniaux.

III. Inspection des pharmacies, drogueries et épiceries, fabriques et dépôts d'eaux minérales.

IV Dépenses diverses (hygiène, salubrité, épidémies, vaccine, sérumthérapie, eaux minérales) qui ne sont compensées par aucune taxe corrélative.

En appliquant cette division aux trente derniers exercices, soit de 1873 à 1902 inclusivement, le bilan des recettes et dépenses s'établit de la manière suivante :

I. Service sanitaire maritime et prophylaxie des maladies pestilentielles exotiques.

Produit total des taxes sanitaires maritimes [1]...	36 496 525 fr. 04
Montant total des dépenses effectuées [2]..........	16 462 877 93
Excédent des recettes................	20 033 647 fr. 11

[1]. Les recettes ont progressé de 788 872 fr. 55 en 1873 à 1 511 828 fr. 82 en 1902.

[2]. La moyenne annuelle des dépenses ordinaires a été de 381 473 fr. 21, Les 16 millions de dépenses comprennent des dépenses extraordinaires pour une somme de........ ....   5 013 681 fr. 45

Savoir :

1° La reconstruction des lazarets du Frioul (Marseille), de Trompeloup (Pauillac), et du Mindin (Saint-Nazaire) de 1875 à 1888......... ....   1 339 187   59

II. — *Établissements thermaux domaniaux.*

Produit total des six établissements d'Aix, Vichy,
Néris, Bourbonne, Luxeuil, Bourbon-l'Archam-
bault..   12 207 700 fr. 61
    Montant total des dépenses [1].... ....   8 924 492   18

    Excédent de recettes ....   3 283 208 fr. 43

III. — *Inspection des pharmacies, drogueries et épiceries, fabriques et dépôts d'eaux minérales.*

Produit total des taxes [2]...... ....   9 849 094 fr. 00
Montant total des frais de visites annuelles......   7 743 609   55

    Excédent des recettes.....   2 104 484 fr. 45

IV. — *Dépenses diverses non compensées par des taxes ou produits corrélatifs.*

Cette catégorie de dépenses comprend les services d'hygiène générale (comité consultatif d'hygiène publique de France et laboratoire),
des épidémies (missions sanitaires, matériel sanitaire, médailles), de
la vaccine (subvention à l'Académie de médecine, encouragements
et récompenses), de la sérumthérapie (subvention de l'Institut Pasteur) et enfin des eaux minérales (subventions et médailles).

Le montant total de ces depenses [3] s'est elevé à......   2 655 683 fr. 00
y compris les dépenses exceptionnelles motivées par la
suette miliaire en 1887 et les Expositions de 1889 et 1900.   86 709   40
soit, pour les dépenses ordinaires, une somme de......   2 568 973 fr. 60

2° Les mesures exceptionnelles motivées par le choléra, soit dans les ports, soit aux frontières terrestres,
soit dans l'intérieur même du pays :

De 1883 à 1888................ 2 036 215 fr 03 ⎱
De 1890 a 1893......... ......   818 156   71 ⎰ 2 854 371 fr. 74
3° Les mesures exceptionnelles motivées par la peste.   825 121   82

1. Les dépenses ordinaires se sont élevées a. 5 401 334   45
Les dépenses extraordinaires (reconstructions, agran-
dissements ou amélioration des thermes) à.............   3 523 157   73
2. Les recettes ont progressé de 233 060 francs en 1873 à 411 000 francs en
1902, soit une augmentation annuelle de 178 000 francs, dans laquelle entre
pour 54 000 francs le produit de l'inspection spéciale des fabriques et dépôts
d'eaux minérales réorganisée à partir de 1857.
3. La moyenne de ces dépenses était de 1873 à 1893 de 55 632 fr. 44;
elle s'est elevée de 100 000 francs à partir de 1894 en raison de l'attribution à l'Académie de médecine d'une subvention annuelle de 20 000 francs
pour la production du vaccin, et à l'Institut Pasteur d'une subvention de
80 000 francs pour la distribution du sérum antidiphtérique.

RÉCAPITULATION GÉNÉRALE.

Montant total des recettes......	58 553 319 fr. 65
Montant total des dépenses.......	35 786 667 78
Excédent total des recettes...............	22 766 651 fr. 87

Cet excédent se décompose de la façon suivante :

Excédent de recettes des services sanitaire maritime et de prophylaxie des maladies pestitentielles exotiques...	20 033 647 fr. 11
Excédent des recettes des établissements thermaux...	3 283 203 33
Excédent des recettes de l'inspection des pharmacies, etc...............	2 105 181 45
Total............................	25 422 334 fr. 89
déduit e A les dépenses non compensces par des recettes.	2 655 683 02

Différence égale représenta it le produit net réalisé par le Trésor pour l'ensemble des services sanitaires, pendant la période trentenaire 1873 a 1902...............	22 766 651 fr. 87

B

Répartition des dépenses sanitaires suivant les barêmes annexés à la loi de 15 juillet 1893.

EXTRAIT DE LA LOI DU 15 JUILLET 1893 SUR L'ASSISTANCE MÉDICALE GRATUITE.

ART. 27. — Les communes dont les ressources spéciales de l'assistance médicale et les ressources ordinaires inscrites à leur budget seront insuffisantes pour couvrir les frais de ce service, sont autorisées à voter des centimes additionnels aux quatre contributions directes ou des taxes d'octroi pour se procurer le complément des ressources nécessaires.

Les taxes d'octroi votées en vertu du paragraphe précédent seront soumises à l'approbation de l'autorité compétente, conformément aux dispositions de l'article 137 de la loi du 5 avril 1884.

La part que les communes seront obligées de demander aux centimes additionnels ou aux taxes d'octroi ne pourra être moindre de 20 p. 100 ni supérieure à 90 p. 100 de la dépense à couvrir, conformément au tableau A ci-annexé.

ART. 28. — Les départements, outre les frais qui leur incombent de par les articles précédents, sont tenus d'accorder aux communes qui auront été obligées de recourir à des centimes additionnels ou à des taxes d'octroi des subventions d'autant plus fortes que leur centime sera plus faible mais qui ne pourront dépasser 80 p. 100 ni être inférieures à 10 p. 100 du produit de ces centimes additionnels ou taxes d'octroi, conformément au tableau A précité.

En cas d'insuffisance des ressources spéciales de l'assistance médicale et des ressources ordinaires de leur budget, ils sont autorisés à voter des centimes additionnels aux quatre contributions directes dans la mesure nécessitée par la présente loi.

ART. 29. — L'État concourt aux dépenses départementales de l'assistance médicale par des subventions aux départements dans une proportion qui variera de 10 à 70 p. 100 du total de ces dépenses couvertes par des centimes additionnels, et qui sera calculée en raison inverse de la valeur du centime départemental par kilomètre carré, conformément au tableau B ci annexé.

L'État est en outre chargé :

1° des dépenses occasionnées par le traitement des malades n'ayant aucun domicile de secours;

2° des frais d'administration relatifs à l'exécution de la présente loi.

. . . .

BARÈMES ANNEXÉS A LA LOI DU 15 JUILLET 1893.

TABLEAU A

servant à déterminer la part de dépense à couvrir par les communes au moyen des ressources extraordinaires (centimes additionnels et taxes d'octroi) et le montant de la subvention qui doit leur être allouée pour l'assistance médicale gratuite, eu égard à la valeur du centime additionnel.

VALEUR DU CENTIME COMMUNAL	PORTION DE LA DÉPENSE A COUVRIR	
	par les communes au moyen des ressources extraordinaires[1].	par le département au moyen de ses subventions et de celles de l'État
Au-dessous de 20 francs	20 p. 100	80 p. 100
De 20 fr. 01 a 40 francs...	25 —	75 —
De 40 fr. 01 a 60 francs...	30 —	70 —
De 60 fr. 01 à 80 francs	35 —	65 —
De 80 fr. 01 à 100 francs..	40 —	60 .
De 100 fr. 01 à 200 francs.............	50 —	50 —
De 200 fr. 01 à 300 francs...	60 —	40 —
De 300 fr. 01 a 600 francs	70 —	30 —
De 600 fr. 01 a 900 francs...	80 —	20 —
De 900 fr. 01 et au-dessus....	90 —	10 —

1. A interpréter ainsi : « ressources provenant de l'impôt.

TABLEAU B

servant à déterminer le montant de la subvention qui doit être allouée par l'État aux départements pour leur part dans les frais de l'assistance médicale, eu égard à la valeur du centime départemental par kilomètre carré.

VALEUR DU CENTIME DÉPARTEMENTAL par kilomètre carré	COEFFICIENT DE SUBVENTION DE L'ÉTAT	DÉPENSE A COUVRIR PAR LE DÉPARTEMENT
Au-dessous de 2 francs.............	70 p. 100	30 p. 100
De 2 fr. 01 à 2 fr. 50..........	65 —	35 —
De 2 fr. 51 à 3 francs................	60 —	40 —
De 3 fr. 01 a 3 fr. 50.............	55 —	45 —
De 3 fr. 51 à 4 francs..............	50 —	50 —
De 4 fr. 01 à 4 fr. 75................	45 —	55 —
De 4 fr. 76 à 6 francs.	40 —	60 —
De 6 fr. 01 à 9 francs...............	30 —	70 —
De 9 fr. 01 à 15 francs.....	20 —	80 —
Au-dessus de 15 francs........... .	10 —	90 —

ANNEXE XVIII

LE BUREAU INTERNATIONAL
D'HYGIÈNE PUBLIQUE

A

Extrait du discours de M. Henri Monod, conseiller d'État, directeur de l'assistance et de l'hygiène publiques, délégué du gouvernement français, à la séance d'ouverture du Congrès international d'hygiène publique de Bruxelles (2 septembre 1903).

. . . .

... Il est un autre accord que j'appelle de tous mes vœux, et qui, j'en ai la conviction, sera l'œuvre de l'avenir. Une entente s'est établie entre les nations civilisées pour s'opposer à l'invasion des maladies exotiques, et les plus sceptiques sont contraints de rendre hommage aux résultats qu'elle a donnés Pourquoi n'envisagerait-on pas, pourquoi ne préparerait-on pas une entente contre les maladies autochtones évitables, lesquelles, si l'on considère une période un peu longue, font bien autrement de ravages que la peste, la fièvre jaune et le choléra? Pourquoi n'existerait-il pas quelque jour un bureau officiel international d'hygiène publique, auquel toutes les nations apporteraient et emprunteraient des informations utiles, des éléments de progrès sanitaire? En ce cinquantenaire des congrès d'hygiène, il est permis de rêver ce rêve et d'entrevoir une alliance internationale pour la lutte contre les maladies et la mort, qui devraient être, qui seront un jour, nos seuls ennemis....

B

Lettre de M. Emile Combes, président du Conseil, ministre de l'Intérieur et des Cultes, à Monsieur le ministre des Affaires étrangères.

Paris, le 9 octobre 1903.

Monsieur le ministre et cher collègue,

Dans la séance d'ouverture du congrès international d'hygiène qui s'est tenu le mois dernier à Bruxelles, le délégué du gouvernement français, M. Henri Monod, directeur de l'assistance et de l'hygiène publiques à mon ministère, a émis la proposition qu'il fût constitué un bureau international d'hygiène publique.

Cette proposition a mon complet assentiment. Outre que le gouvernement de la République ne peut qu'être sympathique à ce qui tend à un rapprochement pratique et permanent entre les peuples, c'est une tradition chez lui de prendre l'initiative de ce rapprochement dans les questions sanitaires. C'est lui qui, en 1851, provoqua la première conférence internationale contre les maladies exotiques. Il me paraît désirable qu'il provoque aujourd'hui la création d'un organe international officiel pour la lutte contre les maladies autochtones évitables. Toutes les nations ont intérêt à ce que cet organe existe; il n'est sans doute aucun terrain où la solidarité qui lie entre eux tous les hommes soit plus indiscutable qu'en matière sanitaire.

Je vous serai reconnaissant, monsieur le ministre et cher collègue, de vouloir bien étudier la question et rechercher les moyens d'aboutir à une convention analogue à celles en vertu lesquelles furent institués d'autres bureaux internationaux, tels que celui des postes qui a son siège à Berne ou celui des poids et mesures qui a son siège à Paris.

Peut-être la conférence qui va se réunir sous peu de jours à Paris pourrait-elle faciliter la conclusion de cet accord. Jusqu'ici les maladies exotiques, dites pestilentielles, ont été envisagées indépendamment des maladies autochtones; mais les deux questions se touchent par plus d'un point. Les mesures de salubrité, qui sont la meilleure défense contre les premières, sont également les meilleures mesures contre les secondes. Les précautions à prendre contre les provenances d'un pays ou d'une ville que contamine une maladie exotique devraient être différentes suivant que ce pays ou cette ville est ou n'est pas assaini. Il n'en est pourtant pas ainsi, et ces précautions restent les mêmes, qu'une nation n'ayant qu'à tirer parti pour lutter à une autre que l'assainissement de cette dernière ne lui présente pas de garanties telles qu'elle puisse atténuer en sa faveur la rigueur des prescriptions sanitaires. Il en serait autrement s'il ex'stait quelque part une autorité internationale se renseignant et renseignant tous les pays sur la condition sanitaire de chacun d'eux. L'existence d'une telle autorité serait à elle seule un puissant stimulant pour l'assainissement général de toutes les contrées...

C

Lettre de M. Delcassé, ministre des Affaires étrangères, à Monsieur le président du Conseil, ministre de l'Intérieur.

Paris le 11 octobre 1903.

Par votre lettre du 9 octobre, vous avez bien voulu me faire savoir qu'au congrès d'hygiène qui s'est tenu à Bruxelles en septembre dernier, le délégué de votre administration dans cette réunion, M. Henri Monod, directeur de l'assistance et de l'hygiène publiques, a émis une proposition tendant à la constitution d'un bureau international d'hygiène. Vous ajoutez que M. Monod a obtenu pour son projet l'adhésion de plusieurs délégués représentant les administrations d'autres États étrangers et que cette proposition a votre complet assentiment.

En réponse aux considérations que vous avez à ce sujet signalées à mon attention, je suis heureux de vous donner l'assurance du concours de mon département à la réalisation d'un projet dont j'apprécie comme vous le but humanitaire et l'utilité pratique.

Ainsi que vous le savez, la création de l'institution internationale dont il s'agit a été visée dans l'exposé que la délégation française vient de faire à l'ouverture de la conférence sanitaire internationale, actuellement réunie à Paris et qui énumère les questions qu'elle croit devoir soumettre à l'examen des représentants des divers gouvernements.

DELCASSÉ.

D

Conférence sanitaire internationale de Paris.

1º Séance d'ouverture (10 octobre 1903)

a. Extrait du discours de M. Barrère, chef de la délégation française.

... J'arrive au dernier point dont l'examen ne sera pas une des occupations les moins importantes de la Conférence. Un vœu a été présenté par M. Monod au dernier congrès international d'hygiène, en vue de créer un office sanitaire chargé de centraliser les informations et d'exercer une surveillance générale sur l'application des mesures prescrites. Ce vœu, Messieurs, sera reproduit ici. Il y a quelques années il paraissait prématuré ; le moment nous paraît venu d'en aborder la réalisation. Il me sera peut-être permis de dire, ayant quelque expérience des institutions d'ordre international qui fonctionnent et prospèrent, que je n'en connais pas dont la nécessité s'impose aujourd'hui avec plus d'évidence.

La protection de la santé publique présente ce caractère ; et cette protection ne peut atteindre son plus haut degré d'efficacité qu'autant que les renseignements, les avis, la faculté de surveillance sont centralisés par une institution ayant une autorité internationale. Son rôle ne peut être, surtout à ses débuts, que moral ; le souci que chacun a de rester maître chez soi rendrait quelque peu périlleux de lui donner un autre caractère, mais dans cette proportion restreinte un office central de santé aurait une haute portée. La sécurité de ses renseignements, la confiance qu'ils inspireraient tendraient à rassurer l'opinion et à la préserver de ces paniques dont vous parlait tout à l'heure M. le Ministre des Affaires étrangères. Et il n'est pas défendu d'espérer que la confiance dans l'efficacité du régime conventionnel consenti par les Puissances s'étendrait enfin aux États qui n'y ont pas encore adhéré.

La Conférence voudra étudier, j'en ai la conviction, dans un esprit de solidarité, les conditions dans lesquelles cette institution pourrait fonctionner et vivre. Si, après avoir revisé les règlements sanitaires de façon à concilier les intérêts de la santé publique et des échanges, après avoir renforcé les organes d'exécution auxquels il appartient de les appliquer, assuré leur indépendance et pourvu à leurs besoins, cette haute assemblée complète son œuvre en créant une union de santé incarnée dans une autorité internationale fortement constituée, elle aura mérité la reconnaissance universelle.

b. Extrait du discours de M. Santoliquido, chef de la délégation italienne.

..... Il me sera permis de rappeler ici l'initiative assurément féconde prise par M. Henri Monod à l'occasion du récent congrès d'hygiène et de démographie de Bruxelles. M. Henri Monod a proposé, et sa proposition a été adoptée avec empressement par plusieurs délégués officiels, la création d'un bureau international d'hygiène pour la défense commune des États contre l'importation réciproque des maladies infectieuses autochtones. Un organisme semblable ou, mieux, le même organisme — véritable observatoire de la marche des maladies infectieuses de toute nature — ne pourrait-il être chargé d'ordonner, quand besoin serait, en matière de peste, des mesures spéciales de défense dans les pays indemnes, et ne pourrait-il également connaître de l'extension et fixer la durée desdites mesures?

Tout le reste devrait être uniquement du ressort de la police sanitaire intérieure de chaque pays. On aurait ainsi l'avantage de rendre homogène et concordante l'application des textes maritimes de santé à l'égard des bâtiments en provenance d'un port contaminé, tout en sauvegardant les diverses susceptibilités nationales et en resserrant les liens de l'heureuse solidarité qui unit désormais les nations civilisées en cette question de la santé publique, qui, on ne saurait le dire trop haut, est et doit demeurer toujours en dehors et au-dessus de toute question politique.

« Il est évident, en tout cas, que ce bureau international, toujours exactement informé de ce qui se produirait dans le monde relativement aux maladies infectieuses, serait mieux que quiconque en situation de juger sainement la portée véritable du danger, d'y proportionner les mesures de défense et qu'il épargnerait ainsi aux pays atteints tout préjudice économique, non absolument réclamé par les exigences de la sécurité commune. Ce bureau saurait également faire ressortir, le cas échéant, les défauts ou les lacunes éventuels de l'action répressive locale, et proposer les modifications à y apporter. Le seul fait de son existence exciterait tous les pays à perfectionner leur organisation sanitaire individuelle intérieure, condition essentielle d'une bonne prophylaxie ...

2. *Commission des voies et moyens.*

a. Proposition de M. Barrère.

J'ai eu l'honneur, dès la première séance de la conférence, de proposer la création de l'Office international de santé. Je vous demande la permission, comme chef de la délégation de France, de vous exposer comment nous concevons cette institution nouvelle.

Je tiens tout d'abord à marquer nettement que, dans notre pensée, il ne saurait s'agir de créer un organe ayant un pouvoir exécutif quelconque ou une faculté d'immixtion dans les affaires sanitaires intérieures des différents pays. Il ne pourra non plus être question de lui attribuer un droit de contrôle. Personne moins que moi ne se prêterait à la constitution d'une autorité conçue dans un tel esprit. L'Office international projeté, on ne saurait trop le dire, doit exercer une influence exclusivement morale. Son prestige et son autorité doivent naître précisément de ce caractère et son existence n'est possible qu'à ce prix, aucune de ses attributions ne peut et ne doit porter atteinte au droit de souveraineté dont chaque État est si justement jaloux.

Dans cet ordre d'idées, nous estimons que l'Office international de santé aura pour mission de recueillir les renseignements épidémiques, et de recevoir des gouvernements des États participants, par l'intermédiaire de leurs autorités supérieures d'hygiène, toutes les informations relatives aux questions de sa compétence. Cet office aura encore à indiquer les lacunes des règlements édictés par les conventions et dont l'expérience démontrerait les défauts, et à apporter ainsi de l'harmonie et de l'ensemble dans leur application. L'office consignera périodiquement les résultats de son activité dans des rapports officiels qui seront publiés et communiqués par lui aux divers gouvernements.

Telle est, Messieurs, notre conception générale des attributions de l'office proposé. D'aucuns estimeront peut-être qu'elles sont modestes. Je pense au contraire que, même dans ces proportions, l'institution est destinée à rendre à la santé publique les plus considérables services.

Il reste à examiner la forme à lui donner. Les modèles ne nous manquent pas. Plusieurs institutions internationales fonctionnent avec succès et peuvent nous fournir des indications décisives. Il y a d'abord les quatre bureaux internationaux de Berne. Ceux-là sont autonomes et alimentés par les puissances contractantes. Ils sont toutefois placés sous l'autorité du Gouvernement fédéral et sous le contrôle technique d'un des départements gouvernementaux. Les directeurs de ces bureaux sont désignés par le gouvernement fédéral. Ils sont tous, si je ne me trompe, de nationalité suisse, et l'élément étranger entre pour une part restreinte dans la composition de leur personnel. Une telle organisation s'explique par la nature même des travaux des bureaux en question, dont la mission consiste principalement à faciliter les communications et les transports internationaux.

Nous trouvons en deuxième lieu des bureaux internationaux en Belgique (bureaux des tarifs douaniers et de la traite des noirs, fort bien dirigés aussi). Ici, l'organisation est différente. Le bureau est rattaché à un service local; le chef de ce service se trouve être le directeur du bureau. On voit que dans le cas des bureaux belges comme des bureaux suisses, l'autorité locale prend une part consi-

la plus large et la plus complète acception. Le pays où il siège se contente de lui offrir l'hospitalité.

C'est ce type de bureau, Messieurs, qui a nos préférences et qui, j'en ai l'espoir, se recommandera au suffrage de la commission. Nous estimons en effet que seul il est compatible avec le caractère particulier de l'Office de santé projeté. Nous pensons que, comme le Bureau des poids et mesures, l'Office de santé doit être indépendant de l'autorité du pays où il siégera, qu'il doit jouir de son entière autonomie et conserver un caractère rigoureusement international.

(Cet exposé était suivi d'un projet dont le texte est devenu le texte même des résolutions de la commission des voies et moyens, reproduites à la page suivante. Une addition cependant y a été faite à l'article premier, sur la proposition de l'Italie et de la Russie, c'est que le siège du nouveau bureau serait à Paris).

b. *Extrait du rapport de M. le marquis Paulucci di Calboli, rapporteur de la commission.*

En étudiant la réorganisation du système de la défense sanitaire internationale, la commission des voies et moyens n'a fait que parcourir jusqu'ici le chemin tracé par les conférences antérieures, dont elle a, pour ainsi dire, revisé les travaux. Mais notre tâche ne s'est pas bornée là. Votre comité n'a pas hésité à quitter la vieille route pour aborder la discussion d'un grave et nouveau problème.

Le programme de la conférence de Paris de 1903 a un autre point, qui la distingue des autres et qui constitue sa personnalité.

Tous les efforts tendent aujourd'hui à resserrer davantage les liens de fraternité morale et sociale des États, dans un but commun du plus haut idéalisme humanitaire. C'est pour l'atteindre aussi dans le domaine sanitaire qu'on a proposé la création d'un office central, ou bureau sanitaire international, véritable observatoire de la marche des maladies infectieuses. Cet organe devrait être chargé de centraliser les informations ayant trait aux maladies, et d'indiquer en plus les imperfections et les lacunes des règlements et organisations sanitaires. Ce bureau ne serait qu'un office de renseignements d'utilité et de progrès sanitaire. Il ne saurait avoir aucun pouvoir d'immixtion dans les affaires hygiéniques intérieures des différents pays, tout en gardant son caractère strictement international. Mais son autorité n'en serait pas moins grande; elle aurait la force morale et l'influence scientifique qui émanent d'une assemblée éclairée et indépendante. La discussion engagée sur cette proposition a démontré les bienfaits de cette institution. Deux délégations ont toutefois fait des réserves sur la création de ce bureau et une troisième délégation y a donné son assentiment sous la condition que les autres gouvernements seraient d'accord pour l'établir.

Votre commission s'est prononcée, à grande majorité, pour l'adoption en principe de la création du bureau sur le type du Bureau des poids et mesures, avec les modifications réclamées par la différence de ses fonctions. Paris a été désigné comme siège de l'office international sanitaire à établir. La commission a été heureuse de donner ainsi à la France, à qui nous sommes redevables de cette féconde initiative, une preuve de haute confiance internationale et de sympathique déférence.

E

Décisions de la Conférence.

*1° Resolutions de la commission des voies et moyens
(Annexe III de la Convention).*

I

Il est créé un Office international de santé d'après les principes qui ont présidé à la formation et au fonctionnement du Bureau international des poids et mesures. Ce bureau aura son siège à Paris.

II

L'Office international aura pour mission de recueillir les renseignements sur la marche des maladies infectieuses. Il recevra à cet effet les informations qui lui seront communiquées par les autorités supérieures d'hygiène des États participants.

III

L'Office exposera périodiquement les résultats de ses travaux dans des rapports officiels qui seront communiqués aux gouvernements contractants. Ces rapports devront être rendus publics.

IV

L'Office sera alimenté par les contributions des gouvernements contractants.

V

Le gouvernement sur le territoire duquel sera établi l'Office international de santé sera chargé, dans un délai de trois mois après la signature des actes de la conférence, de soumettre à l'approbation des États contrac'ants un règlement pour l'installation et le fonctionnement de cette institution.

2⁰ Article 181 de la Convention internationale du 3 décembre 1903.

La Conférence ayant pris acte des conclusions ci-annexées de sa Commiss'on des voies et moyens sur la création d'un Office sanitaire international à Paris, le gouvernement français saisira, quand il le jugera opportun, de propositions à cet effet, par la voie diplomatique, les États représentés à la Conférence.

TABLE DES MATIÈRES

TABLE DES MATIÈRES.

77807. — Coulommiers. Imp. P. BRODARD. — 2 01

www.ingramcontent.com/pod-product-compliance
Ingram Content Group UK Ltd.
Pitfield, Milton Keynes, MK11 3LW, UK
UKHW020118130726
13696UKWH00001B/99